CME 中国基层医生口袋丛书

中国基层医生心血管疾病实用手册（第2版）

葛均波　于　波　王建安　主编

U0388920

中华医学电子音像出版社
CHINESE MEDICAL MULTIMEDIA PRESS
北　京

图书在版编目（CIP）数据

中国基层医生心血管疾病实用手册/葛均波，于波，王建安主编. —
2版. —北京：中华医学电子音像出版社，2017.10
ISBN 978-7-83005-150-1

Ⅰ. ①中… Ⅱ. ①葛… ②于… ③王… Ⅲ. ①心脏血管疾
病－诊疗－手册 Ⅳ. ① R54-62

中国版本图书馆 CIP 数据核字（2017）第 249289 号

中国基层医生心血管疾病实用手册（第 2 版）

ZHONGGUO JICENG YISHENG XINXUEGUAN JIBING SHIYONG SHOUCE (DI ER BAN)

主　　编：葛均波　于波　王建安
责任编辑：裴　燕
文字编辑：刘　莉
校　　对：张立丽
责任印刷：李振坤
出版发行：中华医学电子音像出版社
通信地址：北京市西城区东河沿街69号中华医学会610室
邮　　编：100052
E - mail：cma-cmc@cma.org.cn
购书热线：010-51322675
经　　销：新华书店
印　　刷：北京顶佳世纪印刷有限公司
开　　本：787 mm x 960 mm　1/32
印　　张：13.25
字　　数：295 千字
版　　次：2017 年 12 月第 2 版　　2020 年 4 月第 3 次印刷
定　　价：50.00 元

内 容 提 要

　　《中国基层医生心血管疾病实用手册》（第2版）是由中华医学会心血管病学分会与中华医学会中华医学电子音像出版社共同组织编写的一本"中国基层医生口袋中的书——心血管疾病临床诊疗工具书"。本书由多位全国知名的心血管专家和具有多年基层实践经验的心血管医生组成编写队伍，将国内外最新心血管疾病诊疗指南、新进展和基层医生的实际情况结合在一起，经过多次沟通研讨编撰而成，旨在为基层医生更好地掌握心血管疾病知识和技能提供"指明灯"，具有极强的实用性和可操作性。本书主要读者对象是三级乙等以下医院的内科或心内科医生，同时可以作为住院医生和实习医生及轮转医生的参考用书。

《中国基层医生心血管疾病实用手册（第2版）》编委会

主　　编　葛均波　于　波　王建安

名誉主编　霍　勇

联合主编　韩雅玲　马长生　张　运
　　　　　　　杨跃进　张　澍　黄从新

责任编委　（按姓氏拼音排序）

曹克将	陈　红	陈纪言	陈韵岱	程晓曙
董吁钢	方唯一	傅国胜	傅向华	高　炜
高传玉	葛均波	光雪峰	郭　涛	郭文怡
韩雅玲	黄从新	黄德嘉	黄　岚	季晓平
江　洪	孔祥清	雷　寒	李　浪	李　凌
李南方	刘梅林	马爱群	马依彤	马长生
宋治远	孙英贤	万　征	王邦宁	王继光
王建安	王乐民	伍伟锋	杨杰孚	杨新春
杨延宗	杨跃进	叶　平	于　波	张　澍
张　运	张　钲	赵世华	周玉杰	曾　智
朱建华				

编　　委　（按姓氏拼音排序）

曹雪滨	陈章荣	陈宗宁	丁振江	范　珊
范忠才	付世全	顾成圻	郝应禄	胡厚祥
李　卫	李德才	刘　涛	刘利军	柳永华
罗　俊	潘三葱	任　晖	孙志刚	王　彬
王朝富	王恒亮	王志方	魏庆民	吴新华
徐　强	徐细平	薛玉增	杨东伟	于海初
袁正强	张爱元	张宁汝	郑海军	

目前因心血管疾病死亡占到了居民总死亡的41%，居各种死因之首，因此心血管疾病的防治工作依然任重而道远。基层医生处于为广大人民群众提供健康服务的第一线，他们常常要面对心血管疾病中复杂和高风险的情况。因此，基层医生对疾病诊治的认知和水平，直接关系到中国心血管疾病防治工作的成败。鉴于我国基层医生培训缺少标准化培训资料的现状，我们于2014年组织编写了《中国基层医生心血管疾病实用手册》（第1版），并于2016年7月启动了第2版的编写工作。编委团队中吸纳了30多位耕耘在各地区的基层培训师，他们在过去几年中利用工作之余下到基层，培训基层医生、传递最新临床信息、搭建技术帮扶网络，他们最了解基层医生的培训需求，他们的加入大大提升了这本教材的针对性和实用性。

本书由中华医学会主导，中华医学会心血管病学分会、中华医学电子音像出版社全力组织编写。全书共14章，以循证医学为依据，结合国内外最新进展，系统、全面地介绍心血管常见疾病的诊断和治疗。第一至三章简要介绍了心血管系统的临床表现、体格检查与常用检查手段；从第四章起则系统地介绍了各种心血管常见疾病的定义、诊断与鉴别诊断、治疗和转诊等。本书结合基层医生的实际情况，对基层医生所要注意的重点内容进行了强调和归纳，具有极强的实用性和可操作性。

本书由全国知名医院的心血管专家作为责任编委，对稿件进行严格的审核和修改，保证了内容的准确性和权威性。责任编委与编委团队于百忙中拨冗，结合国内外最新诊疗指南和新进展，以及自身多年的临床与培训经验，经过多次沟通研讨后撰写本书，旨在为基层医生更好地掌握心血管疾病诊疗知识和技能提供"指明灯"。本书可作为基层医生培训巡讲教材，与基层医生培训项目密切配合，以达到"统一巡讲水平，提高巡讲实用性"的目的。本书主要读者对象是三级乙等以下医院的内科或心内科医生，同时可以作为住院医生和实习及轮转医生的参考用书。

我们真诚地希望《中国基层医生心血管疾病实用手册》（第2版）能够成为基层医生的良师益友和应对心血管疾病的利器。同时，也希望广大读者提出宝贵的意见。

葛均波　于波　王建安

2017年7月

CONTENTS 目 录

在临床诊疗活动中，完善的病史采集是诊断的基础。心血管疾病的临床表现各异，症状多种多样，但常见的症状主要有呼吸困难、胸痛、咳嗽、咯血、头晕、心悸、乏力、水肿等。对症状的全面描述应该包括症状的起始与持续时间、性质、发作频率与程度、诱因、缓解方式和伴随症状。

【呼吸困难】

呼吸困难是指呼吸不适感，发生在休息时或一般不至于引起呼吸困难的轻微体力活动时。常见于多种心、肺、胸壁和呼吸肌疾病、焦虑症和神经功能紊乱，可分为心源性呼吸困难、肺源性呼吸困难及其他原因呼吸困难（表 1-1）。

表 1-1　不同疾病类型引起呼吸困难的特点

类型	呼吸困难原因	病理生理	辅助检查
心源性	心力衰竭	心肌收缩或舒张功能不全	胸部 X 线片，超声心动图，脑钠肽
	心肌缺血	冠状动脉供血不足或氧耗增加	ECG，运动负荷试验，Holter，ECT，CTCA，CAG，FFR
	瓣膜病	瓣膜狭窄或关闭不全	超声心动图
	心包疾病	心脏压塞或缩窄	超声心动图
	心肌病	心脏射血分数和心输出量降低	超声心动图

（待续）

（续表）

类型	呼吸困难原因	病理生理	辅助检查
肺源性	慢性阻塞性肺疾病	气道机械性限制	胸部 X 线片，肺功能检测
	哮喘		肺功能检测，气道激发试验
	肺炎		胸部 X 线片
	气道阻塞		胸部 X 线片，支气管镜
	胸腔积液	通气功能受限制	胸部 X 线片，超声
	气胸		胸部 X 线片
	肺纤维化	通气弥散功能受限制	胸部 X 线片，CT，肺活检
	肺动脉高压	部分生理无效腔增加	超声心动图，右心导管检查
	肺栓塞		肺动脉 CT，ECT
其他	贫血	携氧能力减低	血常规
	膈肌麻痹	通气功能受限制	胸部 X 线片，肺功能检测
	肥胖	身体做功增加，通气功能受限制	排除上述器质性病变的检查
	焦虑症或癔症	过度通气和（或）通气不足	
	去适应	长期缺乏活动使有效体循环血流再分布，调节能力降低	

注：ECG，心电图；Holter，动态心电图；ECT，发射型计算机断层扫描；CTCA，CT 冠状动脉造影；CAG，冠状动脉造影；FFR，血流储备分数；CT，电子计算机断层扫描

【胸痛】

胸痛是心血管疾病的常见症状，常为一种不适感，而不是确实的疼痛感，可以是烧灼感、缩窄感、压榨感、窒息感、闷塞感，有时候患者难以准确描述（表 1-2）。

1

表 1-2 各种胸痛的特点

疾病	时限	性质	部位	诱发	缓解	辅助检查
心绞痛	5～15min	压榨感	胸骨后或心前区	劳力或情绪波动	休息、硝酸甘油	心电图、运动负荷试验
心肌梗死	30min 以上	剧烈的压榨感	胸骨后或心前区	自发或情绪激动	休息和硝酸甘油不能缓解	心电图、肌钙蛋白、心肌酶
主动脉瓣狭窄	5～15min	压榨感	胸骨后	劳力或情绪波动	休息	超声心动图
主动脉夹层	数小时	撕裂样、迅速达高峰	胸骨后，向肩胛部或腰背部发散	不明确	控制血压、β-受体阻断药、止痛药如吗啡、盐酸曲马多	胸部 X 线片见纵隔增宽、CTA 见内膜撕裂
心包炎	数小时至数日	锐痛	左侧胸部	无	坐起并前倾位	心电图、超声心动图
急性肺栓塞	30min 以上	紧压感	胸骨后	自发性	溶栓	CT 肺动脉造影（CTPA）
肺炎	数秒至数分钟	锐痛	胸背部	咳嗽或深呼吸	休息、支气管扩张剂	胸 CT

（待续）

（续表）

疾病	时限	性质	部位	诱发	缓解	辅助检查
自发性气胸	30min以上	尖锐痛或刀割痛	较广泛，可涉及胸、腹、背	咳嗽或屏压突然升高或自发	穿刺抽气	胸部X线片
食管反流	10~60min	烧灼感	胸骨后深部	平卧或空腹	进食，制酸剂	内镜
食管痉挛	10~60min	紧缩感	胸骨后深部	自发或进冷食	硝酸甘油	内镜
肌肉骨骼病变	变异较大	表浅锐痛	胸前点状或多处	动作或触摸、按压	止痛剂	无
带状疱疹	持续性	烧灼痛	沿神经分布区域	身体抵抗力下降时	止痛剂	疱疹渗液检查
过度通气/焦虑	3~5min	压榨感或锐痛	不固定	情绪激动，呼吸过快	消除诱因，抗焦虑药物	无

【水肿】

水肿可为全身性或局部性，是由于组织间隙有液体积聚而导致组织肿胀。引起水肿的原因主要为钠、水潴留，毛细血管滤过压或通透性增加，胶体渗透压减低及静脉、淋巴回流受阻（表 1-3）。

表 1-3　水肿的分类与特点

水肿类型		开始部位	进展速度	水肿性质	伴随症状或体征
全身性	心源性	双侧踝部、骶部	较缓慢	移动性小，压凹性	呼吸困难
	肾源性	眼睑、颜面	常迅速	移动性较大，压凹性	常伴高血压、肾功能改变
	肝源性	常先出现腹腔积液	缓慢	较坚实	黄疸
	营养不良性	双侧足部	缓慢	质软，压凹性	消瘦、皮肤干燥
	黏液性	胫前，对称性	缓慢	非压凹性	皮肤厚硬，表面不平
局部性	静脉阻塞	单侧肢体	缓慢或迅速	压凹性	静脉曲张，色素沉着
	淋巴回流受阻	单侧肢体	较缓慢	非压凹性	皮肤增厚、粗糙、坚韧如象皮

【头晕】

头晕是患者感觉头胀、头重脚轻、身体或周围物体晃动或旋转的感觉障碍，是脑部功能性障碍，一般无意识障碍，可由内耳迷路、前庭、前庭神经、小脑或脑干病变，以及其他系统性疾病引起，如高血压、贫血、心力衰竭、脑动脉硬化等。常见于以下几类疾病。

1. 神经系统　脑动脉粥样硬化、椎-基底动脉供血不足、小脑病变、脑部损伤、部分脑部肿瘤、癫痫、自主神经功能紊乱、神经症。

2. 耳部疾病　梅尼埃病、迷路炎、前庭神经元炎、药物中毒及晕动病。

3. 内科疾病　高血压或低血压、心力衰竭、心律失常、贫血、急性发热性疾病、中毒、低血糖、尿毒症等。

4. 颈椎退行性病变或损伤。

【心悸】

心悸是一种自觉心脏跳动的不适感或心慌感。多数人在运动、紧张或有精神压力时能感觉到，在左侧卧位时也容易感觉到，因此常为一种良性症状，只有少数情况下是某些疾病的表现。心律失常是导致心悸的常见原因，伴有乏力、呼吸困难或头晕。期前收缩常被描述为一种"落空感"，而心房颤动则为不规则的心跳，室上性心动过速表现为一种快速、规律、突发突止的感觉，室性心动过速可伴有头晕甚至晕厥。心悸还可见于主动脉瓣反流或甲状腺功能亢进症等疾病，伴有胸痛者需警惕冠心病的存在。

【咯血】

喉及其以下呼吸道及肺的任何部位出血，并经口咯出体外即为咯血。心血管疾病所致咯血最常见于二尖瓣狭窄，咯出的是来自肺静脉黏膜下鲜红色的静脉血，其次是肺动脉高压，由于肺毛细血管起始部微血管瘤破裂，而肺栓塞时咯出的多为暗红色血痰或血块。急性肺水肿时咳粉红色泡沫痰，如果短时间内咯大量鲜血见于主动脉瘤或心脏某腔室破入支气管。呼吸系统疾病如支气管扩张、肺癌、肺结核及肺脓肿是另一类常见咯血原因，表现为痰中带血丝或血痰，严重者大量咯血。部分血液病及免疫风湿系统疾病亦可致咯血。

【咳嗽】

咳嗽是心脏疾病常见症状之一，需与肺部疾病相鉴别。心血管疾病最常引起咳嗽的是肺静脉高压、间质性或肺泡性肺水肿、肺梗死和气道受压。刺激性干咳常见于左心衰竭，伴粉红色泡沫痰表明出现肺水肿。肺心病的咳嗽伴有劳力性气喘。咳嗽伴哮鸣音常为支气管哮喘所致。

【乏力】

乏力表现为虚弱和疲乏，不是心血管疾病特异性症状，可由许多疾病导致，最常见者为抑郁和紧张、贫血、甲状腺功能亢进和慢性消耗性疾病。心脏疾病中，大量利尿后患者易感到乏力，尤其伴有低血钾或低血压时；应用 β-受体阻断药、非二氢吡啶类钙通道阻断药时也常引起乏力和精神不振；乏力伴胸痛应注意可能是严重心肌缺血所致。

（编委：曹雪滨）

（责任编委：光雪峰 戴雪龙）

【心脏体征】

（一）视诊

1. 心尖搏动

心尖搏动向左下移位并呈弥散性

——左心室扩大

心尖搏动向左或左上移位，心前区搏动呈弥散性

——右心室扩大

心尖呈抬举性搏动 ——左心室肥厚

心前区呈抬举性搏动 ——右心室肥厚

心尖搏动增强且范围较大 ——甲状腺功能亢进症、发热、严重贫血

心尖搏动减弱 ——心肌病变、肺气肿

心尖搏动消失 ——大量心包积液、左侧胸腔大量积气或积液

负性心尖搏动（心脏收缩时心尖反向内陷）

——缩窄性心包炎

剑突下搏动 ——右心室搏动（心脏垂位或右心室肥大）

[注意] 腹主动脉搏动（正常或腹主动脉瘤）可引起剑突下搏动，与右心室搏动深吸气时增强不同，腹主动脉搏动深吸气时减弱。

2. 心前区隆起 ——自幼患心脏疾病

（二）触诊

1. 震颤 是器质性心脏病的特征性体征之一（表 2-1）。

［注意］有震颤一定能听到杂音，听到杂音不一定能
触及震颤。

表2-1 心前区震颤的临床意义

时期	部位	常见病变
收缩期	胸骨右缘第2肋间	主动脉瓣狭窄
	胸骨左缘第2肋间	肺动脉瓣狭窄
	胸骨左缘第3～4肋间	室间隔缺损
舒张期	心尖部	二尖瓣狭窄
连续性	胸骨左缘第2肋间	动脉导管未闭

2. 心包摩擦感 胸骨左缘第4肋间，坐位前倾及呼
气末更明显。

［注意］心包渗出液增多时可消失，但不会因暂停呼
吸而消失。

（三）叩诊

心脏相对浊音界，反映心脏的实际大小（表2-2）。

表2-2 正常心脏相对浊音界

右（cm）	肋间	左（cm）
2～3	Ⅱ	2～3
2～3	Ⅲ	3.5～4.5
3～4	Ⅳ	5～6
	Ⅴ	7～9

注：左锁骨中线距前正中线8～10cm

1. 心界向左下扩大 左心室增大，主要见于主动脉
瓣关闭不全、高血压性心脏病等，呈"靴形心"。

2. 心界向左扩大 右心室增大，主要见于肺源性心
脏病等。

[注意]大量腹腔积液或腹腔巨大肿瘤导致膈肌抬高，心脏呈横位，可引起心界向左扩大。

3. 心界向两侧扩大　左、右心室增大，主要见于扩张型心肌病、重症心肌炎、全心衰竭。

4. 心界向两侧扩大且随体位改变　主要见于心包积液，呈"烧瓶心"。

5. 心界变小　主要见于胸壁较厚、肺气肿等。

6. 胸骨左缘第3肋间心浊音界向外扩大　左心房增大，主要见于二尖瓣狭窄，呈"梨形心"。

7. 第1、2肋间心浊音界增宽　主动脉扩张、升主动脉瘤。

[注意]心脏邻近存在胸腔积液或积气、肺浸润或实变、肺部肿块、纵隔淋巴结肿大等影响心脏浊音区判断。

（四）听诊

心率和节律的变化见"第八章　心律失常"。

1. 心音　心音的特点见表2-3。

（1）健康人可闻及 S_1、S_2。

（2）某些健康儿童和青少年有时可闻及较弱的 S_3，40岁以上患者出现 S_3 常提示左心功能受损、房室瓣反流或其他导致心室充盈速度和量增加的情况；生理性 S_3 站立位可消失。

（3）S_4 一般听不到，多为病理性，见于高血压、主动脉狭窄、肺动脉狭窄、肥厚梗阻型心肌病、缺血性心肌病和二尖瓣反流时，多数急性心肌梗死伴窦性心律的患者能听到 S_4。

表2-3　心音的特点

心音	形成原因	音调	性质	强度	历时	最响部位
S_1	主要因二尖瓣和三尖瓣关闭、瓣膜振动所致	低	较钝	较响	较长（0.1s）	心尖部

（待续）

（续表）

心音	形成原因	音调	性质	强度	历时	最响部位
S_2	主要因主动脉瓣和肺动脉瓣关闭、瓣膜振动所致	高	较 S_1 清脆	较弱	较短（0.08s）	心底部
S_3	可能系心室舒张早期血流自心房突然冲入心室，使心室壁、乳头肌和腱索紧张、振动所致	低	重浊低钝	弱	短（0.04s）	心尖部内上方
S_4	与心房收缩，房室瓣及其相关组织突然紧张、振动有关	低	沉浊	很弱		心尖部及内侧

2. 心音的变化　常见原因见表2-4。

（1）心音性质变化：钟摆律、胎心律、胎心样心音，是心肌严重受损的重要体征，见于大面积急性心肌梗死、重症心肌炎等。

（2）第一心音分裂：心尖部最明显。

1）生理情况下：只有少数儿童和青年可以闻及。

2）病理情况下：①电活动延迟如完全性右束支传导阻滞；②机械活动延迟如肺动脉高压、肺动脉瓣狭窄等。

（3）第二心音分裂：肺动脉瓣区最明显。

1）生理性分裂：多在生理情况下出现，尤其是儿童和青年，深吸气时明显。

2）通常分裂：见于完全性右束支传导阻滞、肺动脉瓣狭窄、二尖瓣狭窄时，深吸气时明显。

3）固定分裂：见于房间隔缺损，不受呼吸影响。

4）反常分裂：见于完全性左束支传导阻滞、主动脉瓣狭窄、重度高血压等，呼气末明显。

[注意]以上前三者均为肺动脉瓣关闭迟于主动脉瓣关闭，反常分裂反之。

表2-4　心音变化的常见原因

心音强度变化	常见原因
S_1增强	（1）二尖瓣狭窄 （2）PR间期缩短 （3）心动过速或心室收缩力加强 因主动脉内压增高所致：如高血压、动脉粥样硬化
S_1减弱	（1）二尖瓣关闭不全 （2）PR间期延迟 （3）其他心室过度充盈的情况，如主动脉瓣关闭不全 （4）心肌炎、心肌病、心肌梗死、左心衰竭等致心肌收缩力下降的原因 因主动脉内压降低所致：如主动脉瓣狭窄、主动脉瓣关闭不全、主动脉瓣粘连或钙化
S_1、S_2同时增强	（1）运动、情绪激动 （2）贫血 （3）甲状腺功能亢进症等 因肺动脉内压增高所致：①肺淤血、肺气肿、肺纤维化等；②伴有左向右分流的先天性心脏病（房间隔缺损、室间隔缺损、动脉导管未闭等）
S_1、S_2同时减弱	（1）心肌严重受损和休克等循环衰竭时 （2）肥胖、心包积液、左侧胸腔大量积液、肺气肿、胸壁气肿等 因肺动脉内压降低所致：如肺动脉瓣狭窄、肺动脉瓣关闭不全

3. 额外心音　表2-5。
4. 心脏杂音　表2-6～表2-7。

表 2-5 几种主要的额外心音比较

种类	形成原因	听诊部位	性质	时间	呼吸的影响	临床意义
舒张早期/室性奔马律	由于舒张期心室负荷过重、心室壁顺应性降低、血液快速注入心室使室壁振动形成	心尖部	音调较低钝、声音较响、心率较快	舒张期、S_2后约 0.15s	呼气末较响	反映左心室功能低下、舒张期容量负荷过重、心肌功能严重障碍
舒张晚期/收缩期前/房性奔马律	左心房为克服增大的心室充盈阻力而加强收缩所致	心尖部稍内侧	音调较低、强度较弱	舒张晚期、S_1前 0.1s	呼气末较响	反映心室收缩后负荷过重、应性降低
开瓣音	舒张早期血流自左心房快速流入左心室、二尖瓣迅速开放又突然停止所致	心尖部及其内上方	音调高、清脆短促、呈拍击样	舒张早期、S_2后 0.07s	呼气末较响	二尖瓣狭窄
心包叩击音	由于心包增厚、心室快速充盈时、心室舒张受限骤然停止所产生	心尖部和胸骨下段左缘	较响、短促	舒张早期、S_2后 0.1s		缩窄性心包炎

（待续）

2

（续表）

种类	形成原因	听诊部位	性质	时间	呼吸的影响	临床意义
收缩早期喀喇音	主、肺动脉压力增高或主、肺动脉瓣狭窄导致	主动脉瓣区或肺动脉瓣区	音调高、清脆短促，呈爆裂样	收缩早期，S_1后0.05~0.07s	肺动脉喀喇音呼气末较响，主动脉喀喇音不受影响	主动脉瓣狭窄或肺动脉高压等
收缩中晚期喀喇音	二尖瓣叶收缩中晚期凸入左心房，或腱索、瓣膜、乳头肌在收缩期突然被拉紧所致	心尖部及其内侧	高调短促较强，部分伴收缩晚期吹风样杂音	S_1后0.08s或以上		二尖瓣脱垂

表2-6　各种心脏杂音的特点

听诊区	功能性杂音 收缩期	功能性杂音 舒张期	器质性杂音 收缩期	器质性杂音 舒张期	相对性杂音 收缩期	相对性杂音 舒张期
二尖瓣区	有	无	有	有	有	无
三尖瓣区	一般无	无	极少见	有	多见	无
主动脉瓣区	无	无	有	有	有	无
肺动脉瓣区	多见	无	有	少见	有	有（Austin-Flint）

表 2-7　常见心脏杂音的特点及临床意义

疾病	听诊部位	时期	性质	传导	呼吸体位影响	临床意义
二尖瓣狭窄	心尖部	舒张中晚期	音调较低、隆隆样、常伴震颤及 S_1 亢进或开瓣音	局限，不传导	呼气末、左侧卧位明显	主要见于风湿性心脏病，亦可见于老年人退行性病变、结缔组织病等
二尖瓣闭不全	心尖部	全收缩期	音调较粗糙，吹风样，强度常在 3 级或以上	向左腋下或左肩胛下区传导	呼气末、左侧卧位明显	主要见于风湿性心脏病、二尖瓣脱垂、乳头肌功能失调等
三尖瓣闭不全	三尖瓣区	收缩早期，合并肺动脉高压为全收缩期	音调较柔和，吹风样	可向心尖区传导	吸气时增强	多为相对性；器质性很少见，器质性性质同二尖瓣关闭不全
主动脉瓣狭窄	主动脉瓣第一听诊区更明显	收缩中期	喷射样或吹风样杂音，性质粗糙，常伴震颤，伴 A_2 减弱	向颈部传导，也可沿胸骨下及心尖区传导	呼气时增强	见于风湿性心脏病、退行性钙化性病变等；主动脉瓣相对性杂音见于高血压、主动脉粥样硬化等，较柔和，伴 A_2 亢进

（待续）

（续表）

疾病	听诊部位	时期	性质	传导	呼吸体位影响	临床意义
主动脉瓣关闭不全	主动脉瓣第二听诊区更明显	舒张早期，严重时为全舒张期	叹气样杂音，较粗糙	沿胸骨左缘下传，可达心尖部	前倾坐位及呼气末屏住呼吸更明显	主要见于风湿性心脏病
肺动脉瓣狭窄	肺动脉瓣区	收缩期	喷射性，粗糙而响亮，常伴震颤	向四周及背部传导	吸气时增强	功能性多见；器质性少见，可见于先天性肺动脉瓣狭窄
肺动脉瓣关闭不全	肺动脉瓣区	舒张期	吹风样或叹气样	向胸骨左缘第3肋间传导	吸气或平卧时增强	多为相对性，由肺动脉扩张引起，见于肺源性心脏病、原发性肺动脉高压等

注：三尖瓣狭窄很少见，极少单独存在，常伴关闭不全，二尖瓣和主动脉瓣病损，最常见病因为风湿性心脏病

（1）功能性杂音：产生杂音处无器质性病变，常见于发热、贫血、甲状腺功能亢进症等。

（2）相对性杂音：由于心室扩张、瓣环扩大引起的瓣膜狭窄或关闭不全。

5. 心包摩擦音

（1）整个心前区均可闻及，胸骨左缘第3、4肋间最响，坐位前倾时更明显，与呼吸无关。

（2）粗糙呈搔抓样，心房收缩、心室收缩、心室舒张均出现，但有时仅在收缩期听到。

（3）见于感染性心包炎（结核性、化脓性等），非感染性心包炎（尿毒症性、肿瘤性、创伤性、放射性、风湿性疾病）和心肌梗死后综合征。

【口唇发绀】

发绀是指血液中还原血红蛋白增多使皮肤和黏膜呈青紫色改变的一种表现；心力衰竭、呼吸衰竭等引起低氧血症和右→左分流先天性心脏病可出现口唇发绀。

【血管的体征】

（一）颈部血管

1. 颈静脉

（1）正常人去枕平卧时颈静脉充盈，若看不到，应排除是否存在低血容量。

（2）正常人半坐位或坐位颈静脉塌陷，否则为异常征象。

（3）根据颈静脉搏动点测量颈静脉压的方法：患者取半坐位或坐位，医生用手指在锁骨上方轻压颈外静脉，待压迫点以上静脉充盈后，放开手指，测量颈静脉搏动点与经过胸骨角水平线的距离。>4cm 时则估计中心静脉压>9cmH$_2$O，即静脉压升高，见于右心衰竭、缩窄性心包炎、心包积液、上腔静脉阻塞综合征及胸腹压力增加的情况。

[注意]颈静脉与右心房的压力改变在右侧颈部更明显，从左侧颈部推测可能导致错误。

2. 颈动脉

（1）正常人颈动脉搏动在剧烈活动后心搏出量增加时可见。

（2）安静状态下出现颈动脉明显搏动，见于主动脉瓣关闭不全、高血压、甲状腺功能亢进及严重贫血。

（二）常见血管杂音

1. 静脉杂音　腹壁侧支循环静脉扩张，血流增快，在脐周围或上腹部可闻及连续的静脉嗡鸣声，见于肝硬化门静脉高压患者。

2. 动脉杂音

（1）甲状腺功能亢进症时，甲状腺上、下极有时可闻及连续性杂音。

（2）多发性大动脉炎致血管狭窄，在累及两侧锁骨上、颈后三角区或背部等可闻及收缩期杂音。

（3）动静脉瘘的病变部位可听到连续性杂音。

（4）腹部血管（腹主动脉、肾动脉、髂总动脉、股动脉）狭窄时，可于相应部位听到收缩期杂音。

（三）周围血管征

周围血管征见于脉压增大的疾病，如甲状腺功能亢进症、主动脉瓣关闭不全、严重贫血等。

1. 颈动脉搏动增强　可见增强的颈动脉搏动或伴点头运动。

2. 水冲脉　脉搏迅速上升又突然下降，有如潮水冲涌。

3. 枪击音　在四肢动脉处听到的一种短促的如同开枪时的声音。

4. 杜柔双重音　于股动脉上稍加压力，在收缩期、舒张期皆可听到吹风样杂音。

5. 毛细血管搏动征 用手指轻压指甲末端，或用清洁的玻片轻压口唇黏膜，引起局部变白，出现随心脏搏动而有规则的红白交替现象。

【水肿】

（一）水肿类型与特点

见"第一章 心血管疾病常见症状及临床意义"。

【注意】心源性水肿为压凹性，首先出现于低垂部位。

（二）肺部啰音

1. 湿啰音 表 2-8。

（1）吸气时气体通过呼吸道内的稀薄分泌物时形成的水泡破裂而产生的声音。

（2）由于小支气管壁因分泌物黏着而陷闭，当吸气时突然张开重新充气所产生的爆裂音。

表 2-8 肺部湿啰音的临床意义

分布	临床意义
满布双肺	急性肺水肿，严重支气管肺炎
两侧肺底湿啰音	心力衰竭所致肺淤血、支气管肺炎
局限性湿啰音	局部病变、结核、支气管扩张

【注意】心力衰竭引起的湿啰音与体位有关，首先出现于低垂部位，并可随体位改变（约 1h 后）而变化（由于呼吸道内的分泌物渗出与吸收需要一定时间）。

2. 干啰音 心源性哮喘时可闻及哮鸣音，应与支气管哮喘鉴别，见"第六章第二节 急性左心衰竭与肺水肿"。

（编委：丁振江 张晶）

（责任编委：刘梅林）

第三章

心血管疾病常用检查、操作与急救技术

第一节　心　电　图

【心电图非常规导联连接】

胸导联的探测电极安放的位置见图 3-1，肢体导联的探测电极安放的位置见图 3-2。

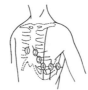

图 3-1　胸导联的探测电极安放的位置

注：①胸骨右缘第 4 肋间；②胸骨左缘第 4 肋间；③为②～④的中点；④左锁骨中线与第 5 肋间交点；⑤为④水平与左腋前线交点；⑥为④水平与左腋中线交点

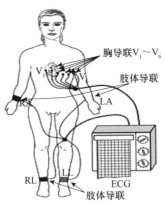

图 3-2　肢体导联的探测电极安放的位置

注：LA，左上肢；RA，右上肢；LL，左下肢；RL，右下肢；ECG，心电图

V₇：左腋后线与 V₄ 同一水平

V_7：左腋后线与 V_4 同一水平

V_8：左肩胛下线与 V_4 同一水平

V_9：左脊柱旁线与 V_4 同一水平

$V_3R \sim V_5R$：右胸部与 $V_3 \sim V_5$ 对称

［注意］①下肢的两个电极不可放置在同一侧。②胸导联电极：电极线的末端有颜色标记及字母表示。红、黄、绿、褐、黑、紫，分别代表 $V_1 \sim V_6$ 导联，特殊病例加做十八导联。

【成人 P-QRS-T 正常值及临床意义】

（一）心电图各波段

1. 四波　P 波、QRS 波、T 波和 U 波（图 3-3）。

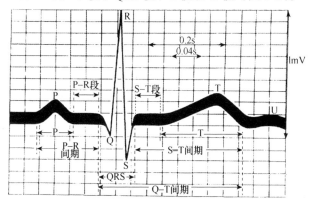

图 3-3　心电图各波段

（1）P 波：心房除极波。

（2）QRS 波：心室除极波。

（3）T 波：心室快速复极波。

（4）U 波：后继电位（浦肯野纤维复极波）。

2. 四段　PR 间期、QRS 时限、ST 段和 QT 间期。

（1）PR 间期：从 P 波开始到 QRS 波开始，代表心房除极开始到心室除极开始的时间。

（2）QRS时限：从Q波开始到S波结束，代表心室除极时限。

（3）ST段：从S波结束到T波开始，代表心室除极后早期复极的电位和时间。

（4）QT间期：从Q波开始到T波结束，代表心室除极和复极的总时间。

（二）心电图正常值

1. P波

（1）形态：Ⅰ、Ⅱ、aVF、$V_4 \sim V_6$ 直立，aVR倒置。

（2）时限：<0.11s，双峰时，峰间距<0.04s。

（3）电压：<0.25mV（肢体导联）、<0.20mV（胸导联）。

2. PR间期

（1）心律正常时，成人PR间期为0.12~0.20s。

（2）幼儿及心动过速时，PR间期相应缩短。

（3）老年人及心动过缓时，PR间期可略延长，但不超过0.22s。

3. QRS波群

（1）时限：正常成人<0.11s，多数在0.06~0.10s，平均0.08s，最长不超过0.12s。

（2）电压

1）胸导联

A. 右心室 $RV_1 < 1.0mV$，$RV_1 + SV_5 < 1.05mV$。

B. 左心室 $RV_5 < 2.5mV$；$RV_5 + SV_1 < 4.0mV$（男），<3.5mV（女）。

2）肢体导联

A. 右心室 $R_{aVR} < 0.5mV$。

B. 左心室 $R_{aVL} < 1.2mV$，$R_{aVF} < 2.0mV$，$R_I < 1.5mV$，

$R_{II}+R_{III}<4.0mV$，$R_I+S_{III}<2.5mV$，Q 波 时 限 $<0.04s$，Q 波振幅$<R/4$。

3）QRS 电压：正负向波振幅绝对值相加：肢体导联$>$ 0.5mV，胸导联$>1.0mV$。

4. J 点　QRS 波群终点与 ST 段起始处的交接点。

5. ST 段　心室缓慢复极，时限$<0.15s$，从 QRS 群终点（J 点）到 T 波起点。多与等电线在同一水平位上，在等电线以下，称为压低；在等电位线以上，称为抬高。正常范围的抬高：肢体导联、V_4～V_6导联$<0.1mV$，V_1～V_3导联$<0.3mV$；压低：均$<0.05mV$。

6. T 波　心室快速复极。时间为 0.1～$0.25s$，电压为 0.1～$0.8mV$。

（1）方向：多数导联与 QRS 主波方向一致，Ⅰ、Ⅱ、V_4～V_6向上；aVR 向下；T 波如果在 V_1直立，V_2～V_6不应倒置。

（2）振幅：同一导联：肢体导联$\geq R/10$，胸导联$\geq R/8$。

（3）形态：顶端圆滑，前后支不对称，前支慢长，后支陡直。"冠状 T 波"：双支对称，高耸或倒置改变。

7. QT 间期　从 QRS 波群起点到 T 波终点，是心室肌除极和复极的总时间。正常值为 0.32～$0.44s$，矫正 QT 间期$\leq 0.44s$。

8. U 波　胸导联易出现，在 T 波之后 0.02～$0.04s$，方向与 T 波一致。振幅一般$<$同导联 T/4，U 波高尖见于高血钾。

【波形异常及临床意义】

心电图 P-QRS-T 波形异常多数为非特异性，尚存在年龄、体形、呼吸、运动等因素影响，必须紧密结合临床，探讨其临床意义。

【常见疾病典型心电图识别要点】

（一）房室肥大心电图

1. **右心房肥大**　P波高尖（肺型P波），Ⅱ、Ⅲ、aVF最明显。肢体导联≥0.25mV，V_1直立≥0.15mV。实例见图3-4。

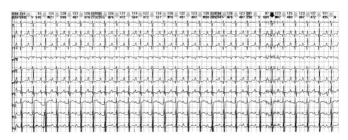

图3-4　女性，28岁，先天性心脏病，图示：Ⅱ、Ⅲ、aVF导联
　　　　P波高尖，电压>0.25mV，QRS电轴右偏

2. **左心房肥大**　P波增宽≥0.12s（二尖瓣型P波），双峰，峰间距≥0.04s。（Ⅰ、aVL最明显），后峰高于前峰可靠。

参考：$Ptfv_1$（绝对值）≥0.04mm·s。（左心房负荷过重），实例见图3-5。

3. **双心房肥大**　兼具二者特点。

4. **左心室肥大**（前两条为主要条件）

（1）电轴左偏：大多在−10°以上，逆钟转向。

（2）QRS波群电压改变：

R_{V_5}或R_{V_6}>2.5mV；

$R_{V_5}+S_{V_1}$>4.0mV（男性）或>3.5mV（女性）；

R_I>1.5mV，R_{aVL}>1.2mV，R_{aVF}>2.5mV，R_I+S_{III}>2.5mV。

（3）继发性ST-T改变：

V_5、V_6、aVL或aVF导联ST段下移≥0.05mV；

3

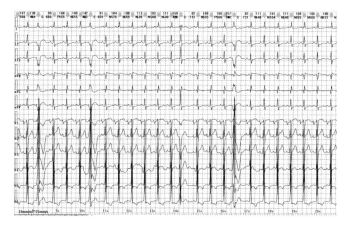

图 3-5　男性，78 岁，冠心病，图示：Ⅰ、aVL 导联 P 波
增宽，出现双峰，峰间距≥0.04s，V_1 导联 P 波呈双向，
$Ptfv_1$（绝对值）≥0.04mm·s

T 波低平、双向或倒置；

T_{V_5} 或 T_{V_6} 低于同导联 R 波的 1/8；

V_1 导联 ST 段上移，T 波多高耸或直立。

（4）QRS 间期及 R 峰时间的变化：

QRS 间期＞0.10s；

V_5 或 V_6 的 R 峰时间＞0.05s。实例见图 3-6。

5. 右心室肥大

（1）电轴右偏：大多在＋90°以上，顺钟转向。

（2）QRS 波群电压改变：

V_1 R/S＞1，V_5 R/S＜1；

R_{aVR}＞0.5mV；aVR R/S＞1；

R_{V_1}≥1.0mV；$R_{V_1}+S_{V_5}$＞1.20mV；V_1 呈 qR 型。

或者，呈显著顺钟向转位，V_1～V_4 甚至 V_6 均呈 rS 波
（肺源性心脏病引起右心室肥大者）。

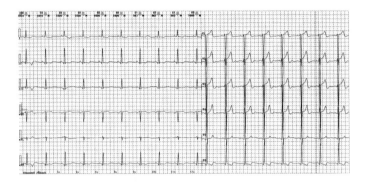

图3-6　男性，53岁，高血压30年余，图示：R_{V_5}＞2.5mV，
　　　$R_{V_5}+S_{V_1}$＞4.0mV，V_6导联ST段压低，T波倒置

（3）ST-T改变：V_1～V_3ST段下移≥0.05mV，T波倒置，Ⅱ、Ⅲ导联ST段下移及T波低平或倒置，V_5导联ST段上移及T波高耸直立。

（4）QRS间期及R峰时间的变化：QRS间期多正常；右心室壁显著肥厚者，QRS间期＞0.10s；V_1R峰时间＞0.03s。实例见图3-7。

6. 双心室肥大　可表现为以下3种形式。

（1）相互抵消，电压正常化：仅有QRS稍宽，ST-T异常等非特异性改变。

（2）仅显示一侧心室肥大：多为左心室肥大表现，右心室肥大很显著时也可仅示右心室肥大。

（3）双室肥大同时显示：既有左心室高电压，又有右心室高电压。

（二）心肌缺血心电图

ST-T改变属于中性诊断名词，包含三层含义：①见于正常人群；②见于心脏病患者；③见于非心脏病患者。

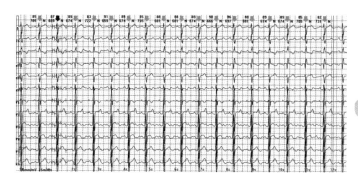

图 3-7　女性，35 岁，先天性心脏病，图示：V_1 导联呈 R 型，R 波 >1.0mV，T 波倒置，额面 QRS 电轴右偏

　　临床工作中常用心电图来评价患者是否存在心肌缺血以及缺血程度，但必须结合临床病史。

　　心肌缺血时的 T 波变化：①心外膜下心肌缺血：T 波深倒置。②心内膜下心肌缺血：T 波直立高耸。

（三）心肌损伤心电图

　　1. ST 段偏移

　　（1）心外膜下：面向损伤区的导联出现 ST 段抬高。

　　（2）心内膜下：面向损伤区的导联出现 ST 段下降。

　　2. ST 段形态改变

　　（1）抬高的 ST 段：可以凹面向上或者凹面向下。

　　（2）下降的 ST 段：多为凹面向上，但也可呈水平型下降。实例见图 3-8。

（四）心肌梗死心电图

　　1. 心肌梗死的图形演变及分期

　　（1）超急性期（损伤期）：急性心肌梗死后数分钟至数小时。

　　A. ST 段上斜型抬高，T 波高耸；

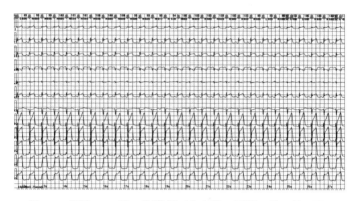

图 3-8   男性，35 岁，胸腹部刀伤入院，图示：Ⅰ、Ⅱ、Ⅲ、
aVF、V_2～V_6 导联 ST 段凹面向下抬高，
aVR 导联 ST 段水平型下移

B．无病理性 Q 波。实例见图 3-9。

（2）急性期：急性心肌梗死发生后数小时至数日。

A．ST 段弓背或水平型抬高；

B．T 波对称性倒置；

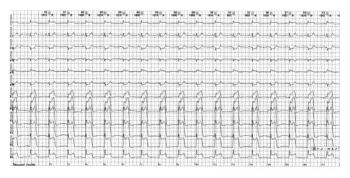

图 3-9   男性，67 岁，胸痛 2h 就诊，Ⅰ、aVL、V_1～V_6 导联 ST
段上斜型抬高，与 T 波升支融合，T 波高耸，Ⅲ、aVF 导联 ST
段水平型压低

C．出现病理性 Q 波。实例见图 3-10。

（3）亚急性期：急性心肌梗死发生后数日至数周。

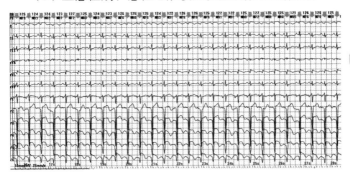

图 3-10　男性，52 岁，胸痛 6h 入院，图示：I、aVL、V$_2$～V$_6$
导联病理性 Q 波，ST 段弓背或水平型抬高，T 波倒置

A．ST 段恢复到基线；

B．对称性倒置 T 波由深变浅；

C．病理性 Q 波依然存在。实例见图 3-11。

（4）陈旧期：急性心肌梗死发生 3～6 个月后。

A．T 波恢复正常或长期无变化；

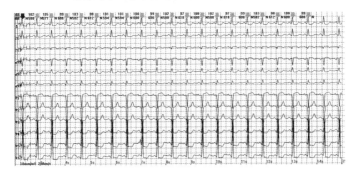

图 3-11　男性，76 岁，冠心病，急性前间壁心肌梗死 PCI 术后，
图示：V$_1$～V$_3$ 导联病理性 Q 波，ST 段基线水平

B．遗留病理性 Q 波。实例见图 3-11。

2．心肌梗死的心电图、定位诊断及梗死相关血管的判断　见"第四章第五节　急性 ST 段抬高型心肌梗死"。

（五）心律失常心电图

心律失常分类见图 3-12。

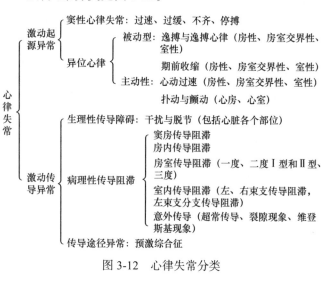

图 3-12　心律失常分类

1．窦性心律及窦性心律失常

（1）窦性心律

1）窦性 P 波：Ⅰ、Ⅱ、aVF、$V_4 \sim V_6$ P 波直立，P_{aVR} 倒置。

2）P 波频率：60～100 次 /min。

3）PP 间期之差同一导联<0.12s。

4）PR 间期≥0.12s。

（2）窦性心动过速

1）窦性 P 波。

2）P 波频率：>100 次 /min，一般 101～160 次 /min，

偶见 180 次 /min。

3）PR 间期≥0.12s。

4）常伴 ST-T 改变。实例见图 3-13。

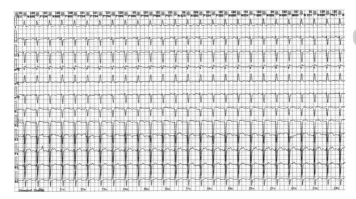

图 3-13 男性，46 岁，冠心病，图示：Ⅰ、Ⅱ、V_5～V_6 导联 P 波直立，aVR 导联 P 波倒置，PP 间期与 RR 间期均呈匀齐，心率 103 次 /min，PR 间期 0.16s

（3）窦性心动过缓

1）窦性 P 波。

2）P 波频率：<60 次 /min。

3）PR 间期≥0.12s。

4）常伴窦性心律不齐。实例见图 3-14。

（4）窦性心律不齐

1）窦性 P 波。

2）P 波频率：60～100 次 /min。

3）PR 间期≥0.12s。

4）同一导联上 PP 间期差异≥0.12s。

5）常见于呼吸性窦性心律不齐，常与窦性心动过缓同时存在。实例见图 3-15。

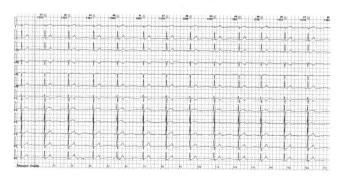

图 3-14　女性，16 岁，腹痛待查，图示：Ⅰ、Ⅱ、V$_5$～V$_6$ 导联 P 波直立，aVR 导联 P 波倒置，心率 45 次 /min，PR 间期 0.12s

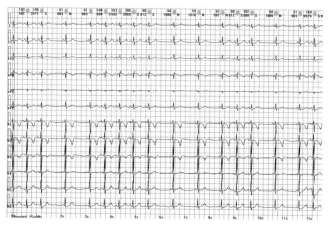

图 3-15　男性，4 岁，上呼吸道感染，图示：Ⅰ、Ⅱ、V$_5$～V$_6$ 导联 P 波直立，aVR 导联 P 波倒置，PP 间期 0.5～1.0s

（5）二度Ⅱ型窦房传导阻滞

1）规则的 PP 间隔中突然没有 P 波，后可出现逸搏心律。

2）长 PP 间期是基本 PP 间期的整数倍。

3）大多数长 PP 间期 >1.6～2.0s。实例见图 3-16。

3

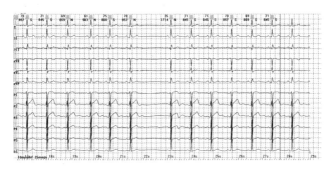

图 3-16 女性，75 岁，冠心病，头晕、乏力待查，图示：基础心律为窦性，PP 间期基本匀齐，第 6 个窦性 P 波后出现一长 PP 间期，长 PP 间期为基本 PP 间期的 2 倍

（6）窦性停搏（窦性静止）

1）规则的 PP 间隔中突然没有 P 波，后可出现逸搏心律。

2）长 PP 间期不是基本 PP 间期的整数倍。

3）大多数长 PP 间期>2.0～3.0s。实例见图 3-17。

（7）病态窦房结综合征

1）缓慢型：恒定严重的缓慢性心律失常，以显著窦

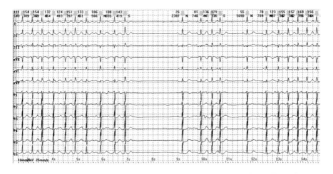

图 3-17 男性，83 岁，冠心病，高血压性心脏病，病态窦房结综合征，图示：长 PP 间期 2.3s，不是基本 PP 间期的整数倍

性心动过缓（<50次/min）、窦性停搏和窦房传导阻滞为特点，伴头昏、乏力和晕厥。

2）慢 - 快型：在显著窦性心动过缓基础上，出现室上性快速心律失常（房性心动过速、心房扑动、心房颤动等），又称为慢 - 快综合征。

3）快 - 慢型：正常窦性心律基础上发生快速房性心律失常，终止后严重窦性停搏（一过性窦房结功能抑制），属于继发性窦房结功能障碍。

2. 期前收缩（早搏）

（1）室性期前收缩

1）提前出现一个宽大、畸形的 QRS-T 波群。

2）QRS 时限≥0.12s。

3）T 波方向多与主波相反。

4）多为完全性代偿间歇。实例见图 3-18。

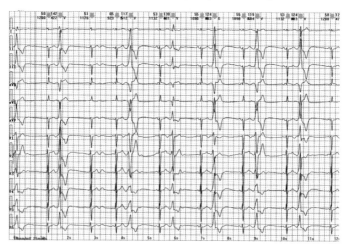

图 3-18　女性，42 岁，胸闷、心悸原因待查，图示：第 1、3、6、8、10、12、14 个 QRS 波群宽大畸形，提早出现

（2）房性期前收缩

1）提前出现异常 P′波。

2）QRS 时限形态与窦性心搏相似。

3）P′R≥0.12s。

4）多为不完全性代偿间歇。实例见图 3-19。

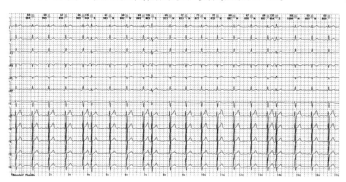

图 3-19　男性，76 岁，冠心病，图示：第 6、10、18 个心搏均提早出现，QRS 时间、形态与窦性心搏一致。仔细观察其前的 T 波与众不同，出现切迹，其内隐藏早期的 P′波

（3）交界性期前收缩

1）提前出现 QRS-T 波群，可见逆行 P′波（P$_{II、aVF}$ 倒置，P$_{aVR}$ 直立）。

2）逆 P 在前 P′R<0.12s，在后 RP′<0.20s。

3）QRS 时限形态与窦性心搏相似。

4）多为完全性代偿间歇。实例见图 3-20。

3. 心动过速

（1）阵发性室上性心动过速

1）突发突止，节律均齐，频率 160～240 次 /min。

2）有房性 P 波者为阵发性房性心动过速，有逆行 P 波或逆行 P 波不清楚者为房室折返性或房室结折返性心动

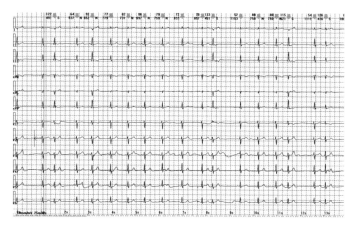

图 3-20　女性，25 岁，心悸待查，图示：第 3、12、16、18 个心搏均提早出现，QRS 波群为室上性，逆传 P′ 波位于 QRS 波群之后

过速。实例见图 3-21、3-22。

（2）阵发性室性心动过速

1）≥3 次室性期前收缩连续发生。

2）突发突止，心室率基本匀齐，频率 150～220 次 /min。

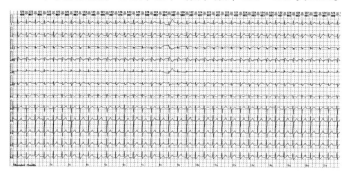

图 3-21　女性，58 岁，心悸待查，图示：顺向型房室折返性心动过速，发作心动过速描记：QRS 时限＜0.10s，RR 间期匀齐，P′ 波在 V$_1$ 导联直立，RP′ 间期＞90ms

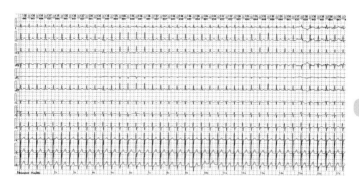

图 3-22 男性，68 岁，心悸待查，图示：慢 - 快型房室结折返性心动过速，发作心动过速描记：Ⅱ、Ⅲ、aVF 导联逆传 P' 波紧接 QRS 波群之后发生

3）QRS 波群形态宽大畸形，时限＞0.12s。

4）可见心室夺获或室性融合波。

5）继发性 ST-T 改变。实例见图 3-23。

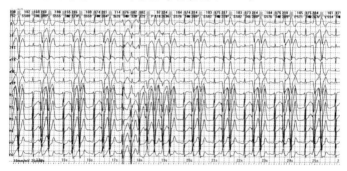

图 3-23 男性，65 岁，扩张性心肌病，图示：室性期前收缩连发或呈短阵室性心动过速，可见室性融合波和心室夺获

（3）非阵发性房性心动过速

1）连续 3 次或 3 次以上加速的房性搏动。

2）心房率 70～130 次 /min。实例见图 3-24。

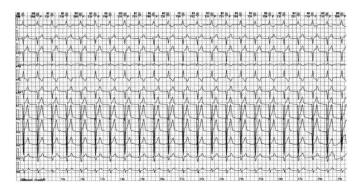

图 3-24　女性，36 岁，胸闷待查，图示：各导联 QRS 时限＞
　　　　　0.12s，心室率 82 次 /min，无相关 P 波

（4）非阵发性交界性心动过速

1）连续 3 次以上加速的交界性搏动，RR 间期规整。

2）频率 70～130 次 /min。

（5）非阵发性室性心动过速

1）连续 3 次以上加速的室性搏动。

2）心室率 60～100 次 /min。

3）RR 间期大多不规则，可有房室分离、心室夺获、
室性融合波。实例见图 3-24。

（6）双向性室性心动过速

1）≥3 次室性期前收缩连续发生。

2）心室率基本匀齐，频率 150～220 次 /min。

3）QRS 波群形态宽大畸形，主波方向上、下交替改变。

（7）尖端扭转型室性心动过速

1）QRS 形态多变，每隔 3～20 个心搏，QRS 尖端围
绕基线逐渐或突然转变方向。

2）心室率 160～280 次 /min。

3）极易复发或转为心室颤动。

4. 扑动与颤动

（1）心房扑动

1）窦性 P 波消失，代之以形态、振幅、间距相似的锯齿样心房波（F 波），以 Ⅱ、Ⅲ、aVF 及 $V_1 \sim V_2$ 导联明显，F 波之间无等电位线。

2）F 波的频率在 250～350 次/min，以 300 次/min 多见。

3）FF 间期大多规则，房室传导多呈 2：1、4：1。实例见图 3-25。

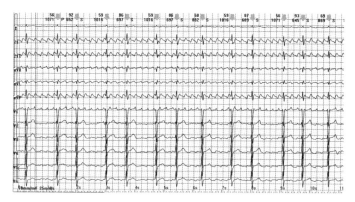

图 3-25　女性，35 岁，甲状腺功能亢进性心脏病，图示：Ⅱ 导联的 F 波呈锯齿形，以负向波为主，无等电位线，F 波频率 300 次/min，房室传导比例（3～5）：1

（2）心房颤动

1）窦性 P 波消失，代之以连续不规则且形态、振幅、间距不同的快速房颤波（f 波），频率 350～650 次/min。

2）RR 间期绝对不规则，QRS 波呈室上性。实例见图 3-26。

（3）心室扑动

1）P-QRS-T 波群全消失，代之以形态、振幅、间隔

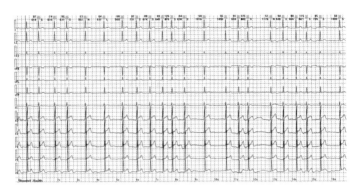

图 3-26　男性，35 岁，风湿性心脏病，图示：f 波大小、形态、
　　　　　间距均不一致，RR 间期长短不一，相差大于 0.2s

较为匀齐的正弦波。

2）频率 150～250 次 /min。

（4）心室颤动

1）P-QRS-T 波群全消失，代之以快慢不等、间隔极
不匀齐、振幅和形态不一的杂乱波。

2）频率 250～500 次 /min。

3）心室颤动波振幅＞5mm 为粗波形心室颤动，电除
颤效果好；颤动波振幅＜5mm 为细波形心室颤动，电除
颤无效。实例见图 3-27。

5. 房室传导阻滞

（1）一度房室传导阻滞：PR 间期＞0.20s，P 波后跟随
QRS 波。实例见图 3-28。

（2）二度房室传导阻滞

1）二度 I 型房室传导阻滞（也称文氏型房室传导阻滞）

A．PR 间期逐渐延长；

B．RR 间期逐渐缩短至 QRS 波群漏搏，房室传导为
3 : 2、4 : 3、5 : 4……此现象周期性出现。实例见图 3-29。

3

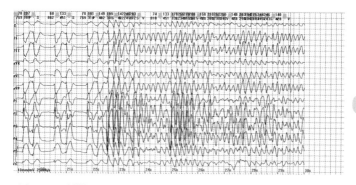

图 3-27 男性，53 岁，急性心肌梗死，图示：室性心动过速后
出现心室颤动，颤动波粗大

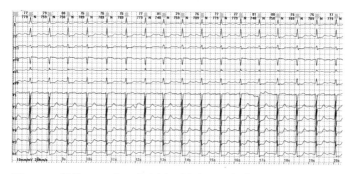

图 3-28 男性，58 岁，高血压，图示：PP 间期和 RR 间期匀齐，
心率 75 次 /min，PR 间期 0.24s

2）二度Ⅱ型房室传导阻滞

A．P 波规律出现，发生周期性 QRS 波群脱落，房室
传导为 2：1、3：1；

B．PR 间期恒定。实例见图 3-30。

（3）高度房室传导阻滞

1）P 波频率大于 QRS 波频率。

2）绝大多数 P 波受阻未下传。

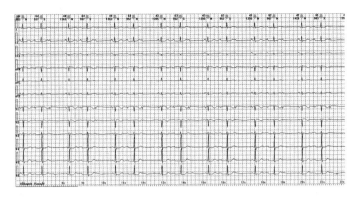

图 3-29　女性，44 岁，心悸待查，图示：出现多个文氏周期，
房室传导比例均为 3∶2

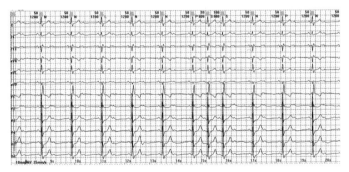

图 3-30　男性，55 岁，冠心病，病态窦房结综合征，图示：P
波为窦性，房室传导比例 2∶1 及 4∶1，PR 间期正常且恒定，
长 RR 间期为短 RR 间期的 2 倍

3）常有 PR 间期延长。实例见图 3-31。

（4）三度房室传导阻滞

1）完全性房室分离，房室各按其固有频率出现，两
者无固定关系。

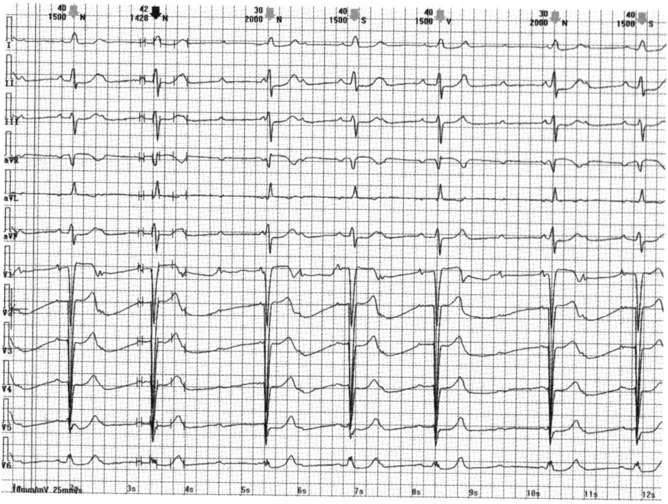

图3-31 男性，86岁，冠心病，图示：P波为窦性，频率88次/min，
开始为2∶1房室传导阻滞，随后连续4个P波未获得下传

2）心房率明显快于心室率，心房率多<130次/min，
心室率多<45次/min。

3）心室自律点在希氏束分叉以下，QRS宽大畸形，
心室率<40次/min；心室自律点在希氏束分叉以上，QRS
波形态正常，心室率≥40次/min。

4）心房颤动时出现缓慢匀齐的心室率。实例见图3-32。

6. 室内传导阻滞

（1）完全性右束支传导阻滞

1）QRS时限≥0.12s。

2）V₁或V₂呈rsR'型或M形，其余导联QRS波终末
部增宽。

3）V₁、V₂导联伴有继发性ST段下移或T波倒置。
实例见图3-33。

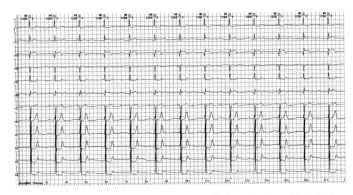

图 3-32　男性，85 岁，冠心病，晕厥待查，图示：P 波为窦性，PP 间期基本匀齐，心房率 83 次 /min，QRS 时限 0.10s，RR 间期匀齐，心室率 48 次 /min，P 波与 QRS 波无固定间距，呈完全性房室分离

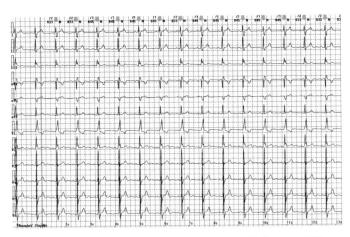

图 3-33　女性，67 岁，心悸待查，图示：各导联 QRS 时限 > 0.12s，V_1 导联呈 rsR' 型，VAT > 0.05s；Ⅰ、aVL、V_5、V_6 导联出现宽 S 波，> 0.04s，V_1 导联 T 波倒置

（2）完全性左束支传导阻滞

1）QRS 时限≥0.12s。

2）V$_1$、V$_2$ 呈 rS 波或 QS 型；QS 宽大切迹。

3）Ⅰ、aVL、V$_5$、V$_6$ 导联 R 波增宽、粗钝或有切迹。

4）Ⅰ、V$_5$、V$_6$ 导联伴有继发性 ST 段下移和 T 波倒置。实例见图 3-34。

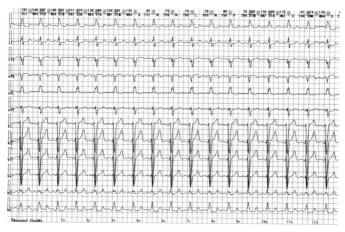

图 3-34　女性，63 岁，心肌病，图示：各导联 QRS 时限＞0.12s，Ⅰ、aVL、V$_5$、V$_6$ 导联出现宽 R 波并有顿挫，ST 段压低，T 波倒置；V$_1$～V$_4$ 导联 ST 段呈斜直型抬高，T 波高耸

（3）左前分支传导阻滞

1）电轴左偏：−45°至−90°。

2）Ⅰ、aVL 呈 qR 型，Ⅱ、Ⅲ、aVF 呈 rS 型，S$_Ⅲ$＞S$_Ⅱ$，R$_{aVL}$＞R$_Ⅰ$。实例见图 3-35。

（4）左后分支传导阻滞

1）电轴右偏：+90°至+180°。

2）Ⅰ、aVL 呈 rS 型，Ⅱ、Ⅲ、aVF 呈 qR 型。

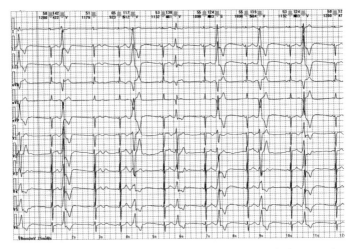

图 3-35　女性，56 岁，心肌病，图示：Ⅰ、aVL 导联呈 qR 型，
Ⅱ、Ⅲ 导联呈 rS 型，$S_{Ⅲ}>S_{Ⅱ}$，$R_{aVL}>R_{Ⅰ}$，电轴左偏 −45° 以左

（5）非特异性室内传导阻滞

1）QRS 时限≥0.12s。

2）QRS 形态既不像左、右束支传导阻滞，又不像分支传导阻滞。实例见图 3-36。

7. 预激综合征

（1）WPW 综合征（典型预激综合征）

1）PR 间期<0.12s。

2）QRS 时限>0.12s。

3）QRS 波起始部粗钝，称为 delta 波（δ 波，又称预激波）。

4）PJ 间期一般正常，约 0.27s。

5）继发性 ST-T 改变，delta 波越大，ST-T 改变越显著。

WPW 综合征分型：①A 型：为左侧旁道，胸导联 $V_1 \sim V_6$ 中 QRS 波的预激波及主波方向向上。②B 型：为

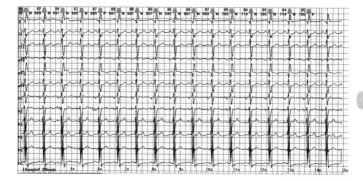

图 3-36 女性，76 岁，扩张型心肌病，图示：各导联 QRS 时限＞0.12s，形态既不像左束支亦不像右束支传导阻滞

右侧旁道，胸导联 V_1、V_2 的预激波及主波向下，V_5、V_6 向上。实例见图 3-37、3-38。

（2）LGL 综合征（短 PR 综合征）

1）PR 间期＜0.12s。

2）QRS 起始无 delta 波。实例见图 3-39。

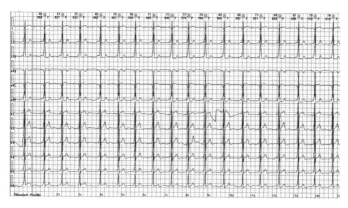

图 3-37 女性，18 岁，常规体检，心电图示 A 型心室预激。图示：各导联均可见 δ 波，V_1 导联 δ 波向上

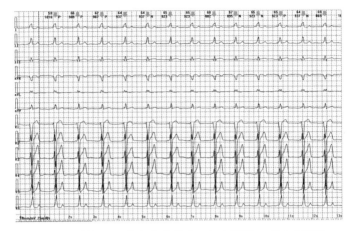

图 3-38　男性，32 岁，胸痛待查，心电图示 B 型心室预激，
图示：各导联均可见 δ 波，V₁ 导联 δ 波向下

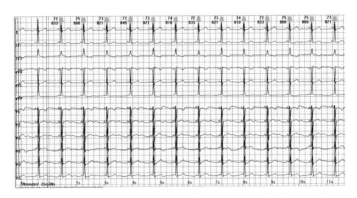

图 3-39　女性，26 岁，胸闷待查，图示：P-R 间期 0.10 秒，
QRS 波正常

（3）Mahaim 型预激综合征

1）PR 间期正常或大于正常值。

2）QRS 起始有 delta 波。

8. 逸搏与逸搏心律

（1）房性逸搏心律

1）窦性 P 波消失，连续 3 次或 3 次以上的房性 P' 波。

2）频率为 50～60 次 /min。实例见图 3-40。

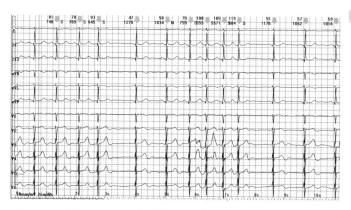

图 3-40　女性，78 岁，心悸待查，图示：Ⅱ、Ⅲ、aVF 导联 P'
倒置，aVR 导联 P' 直立，P'R 间期＞0.12s

（2）交界性逸搏心律

1）窦性 P 波消失，出现 3 次或 3 次以上的 QRS-T 波群。

2）心室率缓慢而匀齐，频率在 40～60 次 /min。实例
见图 3-41。

（3）室性逸搏心律

1）心室率缓慢而规则，频率为 20～40 次 /min。

2）QRS 宽大畸形，时限＞0.12s。实例见图 3-42。

（六）电解质紊乱心电图

1. 高血钾

1）T 波高尖，基底狭窄，两肢对称，呈“帐篷状”。

2）PR 间期延长。

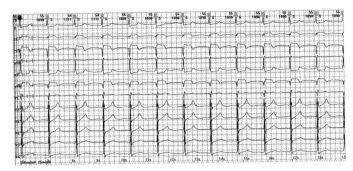

图 3-41　女性，78 岁，急性下壁心肌梗死，图示：QRS 波群为
室上性，心率 55 次 /min，逆传 P' 波位于 QRS 波之后

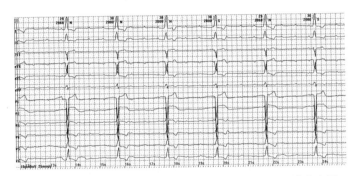

图 3-42　男性，77 岁，冠心病，晕厥待查，图示：P 波为窦性，
频率 103 次 /min，QRS 波群宽大畸形，心室率约 30 次 /min，呈
完全性房室分离

3）P 波增宽、变小至消失。

4）QRS 波增宽畸形、R 波降低、S 波加深。

5）QRS 波常与 T 波融合呈双相曲线。

6）ST 段压低。

7）重症者可出现窦室、窦房传导阻滞，室性心动过速、心室颤动等。实例见图3-43。

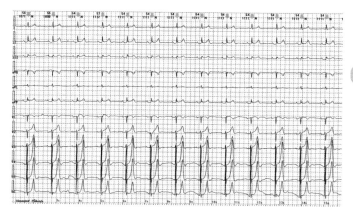

图3-43　男性，88岁，慢性肾病晚期，图示：$V_3 \sim V_6$导联T波
高尖，基底部变窄，呈"帐篷状"

2. 低血钾

1）U波>0.1mV，同导联U>T。

2）T波增宽、变低至倒置，常与U波融合呈双峰状
（驼峰状）或双相曲线。

3）ST段压低。

4）QT或QU间期延长。

5）严重时可引起室性、室上性心律失常和房室传导
阻滞。实例见图3-44。

3. 高血钙

1）ST段缩短或消失，QT间期缩短。

2）重者可出现一至三度房室传导阻滞、期前收缩和心动
过速。

4. 低血钙　ST段平坦延长、QT间期延长。实例见
图3-45。

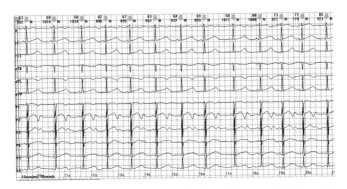

图 3-44　女性，15 岁，腹泻 3 天就诊，图示：U 波增高，T-U
融合，QTU 间期明显延长

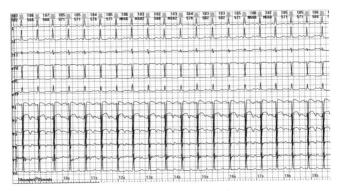

图 3-45　女性，51 岁，甲状腺功能亢进症，图示：多导联 ST 段
水平型延长＞0.20s

【动态心电图】

一、总论

（一）发展史

动态心电图是一种可以长时间连续记录并编集分析人

体心脏在活动和安静状态下心电图变化的方法。

动态心电图又称 Holter，也是 N. J. Holter 留给全人类最伟大、最珍贵的遗产。我国的动态心电图应用始于 20 世纪 70 年代，1973 年，国际著名的心脏病学家、诺贝尔奖获得者 Bernhard Lown 教授与顾复生教授合作记录了中国首例动态心电图。1978 年，由著名心脏病学专家黄大显教授将动态心电图技术引进我国。目前动态心电图已成为临床心血管领域创伤性检查的重要诊断方法之一。

与普通心电图相比，动态心电图可连续记录 24～72h 心电活动的全过程，记录多达 10 万次～30 万次的心电信号，包括休息、活动、进餐、工作、学习、睡眠等不同情况下的心电图资料，能够发现常规心电图不易发现的心律失常和心肌缺血，尤其是对一过性心律失常及短暂的心肌缺血发作的检出率，是临床分析病情、确立诊断、判断疗效重要的客观依据，因此扩大了心电图的临床应用。

（二）研究应用现状

由原来的"3 导联 Holter 系统"到现在的"12 导联全信息动态心电图系统"，并兼具起搏器分析功能、心率变异分析、ST-T 分析、房颤分析、心率震荡分析、心率减速力分析、T 波电交替、QT 间期分析、睡眠呼吸功能检测等。近年来，心电散点图也得到了极大的发展和提高，讨论制定了中国动态心电图工作规范及动态心电图工作指南，对动态心电图的仪器设备、操作技术、分析诊断等提出了统一的标准和规范，促进了我国动态心电图工作的发展。

（三）临床应用局限性

1. 动态心电图软件自动分析识别的准确性有待进一步提高

（1）对P波不能很好识别：如各种期前收缩的识别，室性心动过速和室上性心动过速伴差异性传导的判定，房室传导阻滞、心房颤动的判定。

（2）伴有基线漂移或干扰太大造成图形失真，易判断失误。

（3）改进方法：采用同步12导联记录的动态心电图；找出干扰原因，尽量避免干扰的产生。① 常见干扰原因：局部皮肤处理不当；一次性电极质量低劣，导电性能不佳；电极接触不良或脱落；天气过热患者出汗多或运动导致电极脱落或肌电干扰；导联线老化僵硬；仪器抗干扰能力差。②防止干扰的办法：最大限度地减少干扰的产生，医患双方密切配合。a. 局部皮肤应用酒精脱脂后，用专用细沙纸轻轻擦拭黏贴电极处皮肤，男性胸毛多者应剃去，女性应避开乳房。b. 选用带透气孔的优质电极，正确安放及固定电极。c. 及时更换老化导联线。d. 选用质量较好的碱性电池，保证记录时间不少于24h。e. 患者方面应详细告知佩戴期间注意事项，避免剧烈运动及上肢大幅度活动，避免出汗多，仪器不能接触液体，不靠近强磁场等。f. 优化分析软件及分析流程。

2. 缺乏正常值　在定性、定量标准上缺乏统一公认的中国人标准。

3. 图形　与常规静态12导联心电图相似，但仍有一定差异。

4. 对突发病、急症等不能迅速、即时诊断。

二、动态心电图导联系统

倡议使用 12 导联动态心电图，该系统采用与常规 12 导联同步心电图相似的 10 条导线与电极，将肢体导联移至躯干，胸前导联与常规 $V_1 \sim V_6$ 导联位置相同，应用具有 12 通道心电信号同步采集放大、2G～4G 大容量闪光卡，同步连续采集记录 12 导联动态心电图，回放后由软件进行 12 导联同步的动态心电图检测和分析诊断。现有厂家已开发出 18 导联动态心电图并在临床应用。

三、动态心电图的操作与报告的书写

（一）动态心电图记录器的安装

1. 物品准备　记录器（内含闪光卡），12 导联动态心电图导联线、碱性电池、一次性电极、胶布、75% 乙醇溶液、棉签、专用电极细砂纸、生活日志。

2. 记录器安装

（1）皮肤处理：用酒精棉球擦拭需贴电极的部位，使用专用细砂纸轻轻打磨，减少皮肤阻抗，将电极贴牢。

（2）电极黏贴的位置：RA 右锁骨中线第 2 肋；

　　　　　　　　　　　LA 左锁骨中线第 2 肋；

　　　　　　　　　　　LL 左锁骨中线第 7 肋缘；

　　　　　　　　　　　RL 右锁骨中线第 7 肋缘；

　　　　　　　　　　　$V_1 \sim V_6$ 同常规心电图位置。

（3）固定电极导线：将电极导线扣牢在电极上，用胶布固定。

（4）安装记录器电池。

（5）观察记录器运行：启动记录器后，在记录器小屏幕观察各导联心电波形，基线正常，各波形清楚识别后确认记录。生活日志上记录开始时间，记录器装入盒套后给患者斜肩佩戴。

（6）交代患者应注意的事项：避免剧烈运动及上肢大幅度活动，避免出汗多，仪器不能接触液体，不靠近强磁场等。监测中出现的症状、发生时间及当时活动状态填入日记。按规定时间回医院卸下记录器。

（二）动态心电图回放分析

严格查对制度，确保患者信息准确无误。目前均采用软件自动分析和人工编辑的方式。人工编辑时采集心电图条图确保正确无误，在出报告时要作出的各类心律失常或异常心电图，必须用心电条图作为凭据。患者生活日记记录有不适症状的，提供实时心电条图供临床参考。

（三）动态心电图报告的书写

作为操作与分析者，除有良好的常规心电图基础知识和阅读分析能力外，还需要严谨、细心、耐心的工作态度，尽可能多地给临床提供可靠及丰富的心电资料及诊断线索。报告内容应包括：监测总时间、最快及最慢心率、平均心率及发生时间、总心搏数、心律类别、各种心律失常、ST-T改变、患者有症状时心电图表现的详细描述等，如有起搏器则注明起搏器工作状态。

（四）动态心电图临床应用

1. 12导联动态心电图正常参考值　①心率：24h总心搏数90 000～130 000次，最低心率>38次/min，平均心率>50次/min。②ST段：ST段下降<0.1mV，ST段抬高除V_1～V_3<0.3mV外，其他导联<0.1mV。③T波：以R波为主的导联T波应直立。④房性期前收缩：应<100个/24h。⑤室性期前收缩：应<1000个/24h。

2. 停搏　应用直方图功能可诊断各类停搏，包括窦性、房性、交界性及全心停搏。

3. 期前收缩　应用最新的散点图功能可快速定性诊断各类期前收缩，包括窦性期前收缩、房性期前收缩、交界性期前收缩、室性期前收缩。可对各类期前收缩起源部位作出初步诊断。

4. 心动过速　包括窦性心动过速、房性心动过速、交界性心动过速及室性心动过速。

5. 监测心肌缺血　目前普遍采用"3 个 1"标准诊断冠心病患者发生 ST-T 改变，即相邻两个以上导联 ST 段呈水平型、下斜型压低≥1mm；持续时间＞1min；两次缺血发作间隔时间在 1min 以上。12 导联动态心电图对 ST 段有独特功能，可应用 ST 段彩色趋势图对比扫描，确定心肌缺血发生时间、部位及 ST 段动态改变，明确缺血程度。

6. 评定起搏器功能　带有起搏专用性能分析技术及起搏标记，可准确判定起搏器工作状态，评价起搏器起搏及感知功能，起搏器各种特殊功能的分析，起搏器引起的各种心律失常等多项分析功能。

7. 精确测量 QT 间期离散度　代表心室肌除极与复极过程的离散程度，是判断恶性心律失常的一项指标。

8. 心率变异性分析（HRV）　提供频域、时域、非线性分析指标及全览图。

（编委：郝应禄）

（责任编委：杨延宗）

第二节　超声心动图

【定义】

利用超声的特殊物理学特性检查心脏和大血管的解剖

结构及功能状态的一种首选无创性技术。

【原理】

探头发出超声束，通过心脏各层组织，反射的回波在探头发射超声波的间隙被接收，通过正压电效应转变为电能，再经检波、放大，在荧光屏上显示为强弱不同的光点，超声波脉冲不断穿透组织及产生回波。不同时间反射回来的声波，依反射界面的先后而呈一系列纵向排列的光点显示于荧光屏上。慢扫描电路的水平偏转板使纵向排列的光点在示波屏上从左向右扫描，呈现连续波动的曲线及图形（图3-46）。

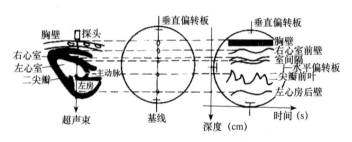

图3-46　超声心动图原理示意图

【种类】

1. **M型超声心动图**　横坐标为时间，心脏各层结构反射的光点随时间而展开，即形成一幅显示距离、时间、幅度及光点强弱的位置、时间曲线图。患者平卧或左侧卧位，平静呼吸。探头置于胸骨左缘第3或第4肋间，涂偶合剂后进行定点，或探头作弧形转动扫查。从心底部扫查到心尖部，必要时在剑突下或胸骨上窝探查。

2. **二维超声心动图**　探头产生的声束进入胸壁后呈扇形扫描，根据探头的部位和角度不同，可得不同层次和方位的切面图。此法能在透声窗较窄的情况下，避开胸骨和肋骨的阻挡，显示较大范围的心内各结构的空间方位，图像比较清晰，是目前主要的检查法。患者采取平卧位或左侧卧位，探头放置部位与 M 型相同。二维超声心动图采用三个直角相交的平面束观察心脏。长轴切面指纵切心脏的探测平面，与前胸壁体表垂直，平行于心脏长轴，相当于患者平卧，由左向右观察。扇尖为前胸壁，扇弧为心脏后部，图右为心尖部，图左为心底部。短轴切面即横断心脏的扫查平面，与前胸体表及心脏长轴相垂直，相当于患者平卧，检查者由心尖向心底部观察心脏横断面。图像的上、下端分别为心脏的前、后侧，图左为心脏右侧，图右为心脏左侧。四腔切面即探测平面与心脏长轴及短轴垂直，而与前胸壁体表近于平行，扇尖为心尖部，扇弧为心底部。心脏体积较大，结构复杂，探头随意置于心前区，即能获得一种图像。

3. 多普勒超声心动图　是在二维及 M 型超声技术的基础上，利用多普勒原理检测心脏及大血管内血流的一种新技术。血液内有很多红细胞能反射和散射超声，当红细胞在心脏或大血管流动时，使散射的声频发生改变。红细胞朝向探头运动时，反射的声频增加，反之则降低。这种红细胞与探头作相对运动时所产生声频的差值称为多普勒频移。多普勒可以显示血流的速度、方向和血流的性质。多普勒超声心动图又分为脉冲多普勒超声心动图、连续波多普勒超声心动图、彩色多普勒超声心动图。

（1）脉冲多普勒超声心动图：可以在二维图像监视定位情况下，描记出心内任何一点血流的实时多普勒频谱图，显示该点的血流速度、方向和性质。据此可以判断各瓣膜口有无狭窄、反流，了解心内有无分流，并且计算心排血量和跨瓣口的压力阶差。

（2）连续波多普勒超声心动图：可以测量过高的血流速度，但不能明确最高流速的具体位置，一般只用于瓣膜或血管狭窄远端血流速度的测定。

（3）彩色多普勒血流显像：以彩色的亮度表现红蓝相混的杂色。用自相关技术和彩色编码处理，一般将朝向探头的血流显示为红色，背向探头的血流显示为蓝色，以色彩的亮度表示血流速度，出现涡流时，由于血流方向不同，出现红蓝相混的杂色。这样便可以观测心脏或大血管内血流的方向、途径，血流性质，有无异常血流束等，可以诊断瓣膜有无狭窄、反流，有无异常的分流和分流的部位等。本法主要优点为：①快速筛选正常和异常血流，尤其是检测异常的分流和反流；②能够把发生在相同心动周期、来自不同部位而方向相似的血流区别出来，如联合瓣膜病变和多发性分流；③通过射流方位的显示，指导连续波或脉冲多普勒探测，提高定量分析心排血量及压差的准确性；④对反流和分流病变，可提供简便的半定量诊断方法。不足之处是二维结构显像的质量因帧数减少而降低。

【基层医生需要观察的重要指标】

1. 左心室射血分数（LVEF）　LVEF 是指每搏输出量占心室舒张末期容积量的百分比，一般 50% 以上属于正常范围，人体安静时的射血分数为 55%～65%。射血分数与心肌的收缩能力有关，心肌收缩能力越强，则每搏输出量越多，射血分数也越大。正常情况下左心室射血分数为 ≥50%。若小于此值即为收缩性心力衰竭。

2. 超声心动图正常值

（1）超声心动图常用检测指标正常值：见表3-1。

表3-1　超声心动图常用检测指标（中国成人正常参考值）

指标	参考值	指标	参考值
主动脉内径（AO, mm）	男：20.3～35.1 女：18.9～32.9	肺动脉内径（PA, mm）	男：15.1～26.3 女：14.2～26.2
左心房内径（LA, mm）	男：23.3～38.9 女：21.8～37.0	室间隔厚度（IVS, mm）	男：6.3～11.5 女：5.5～10.7
左心室舒张期末内径（LVDd, mm）	男：38.2～54.2 女：36.6～49.8	左心室后壁厚度（LVPW, mm）	男：6.3～11.1 女：5.5～10.3
左心室收缩期末内径（LVDs, mm）	男：22.4～38.2 女：20.7～35.5	左心室射血分数（LVEF）	>50%
右心室内径（RV, mm）	男：14.5～30.1 女：13.9～28.3		

（2）瓣膜关闭不全轻微、轻度、中度、重度的划分标准：见表3-2。

表3-2　瓣膜关闭不全轻微、轻度、中度、重度的划分标准（cm²）（近端等速表面积法）

反流程度	轻微	轻度	中度	重度
二尖瓣或三尖瓣反流束面积	<1	1～4	4～8	>8
主动脉瓣或肺动脉瓣反流束面积	<1	1～3	3～6	>6

（3）二尖瓣、三尖瓣、主动脉瓣狭窄程度的评估：见表3-3。

表3-3　二尖瓣、三尖瓣、主动脉瓣狭窄程度的评估（cm²）

瓣口面积	轻度	中度	重度
二尖瓣	1.5～2.0	1.0～1.5	<1.0
三尖瓣	>3.0	1.8～3.0	<1.8
主动脉瓣	>1.0	0.75～1.0	<0.75

（4）正常肺动脉压力、肺动脉高压诊断及分级标准：见表3-4。

表3-4　正常肺动脉压力、肺动脉高压诊断及分级标准（mmHg）

正常肺动脉压（静息时）	收缩压 18～25	舒张压 6～10	平均压 12～16
肺动脉高压	静息时收缩压＞30	静息时平均压＞25	运动时平均压＞30
肺动脉高压分级	轻度 30～50	中度 50～70	重度＞70

【临床应用】

1. **心脏和大血管结构**　M型超声心动图和二维超声心动图可实时观察心脏和大血管结构，对心包积液、心肌病、先天性心脏病、各种心瓣膜病、急性心肌梗死的并发症（如室间隔穿孔、乳头肌断裂、室壁瘤、假性室壁瘤）、心腔内附壁血栓形成等有重要诊断价值。对心脏肿物、冠心病、心包疾患、高血压性心脏病、肺源性心脏病、人工瓣膜随访、大血管疾患也有辅助诊断价值。

2. **血流速度和血流类型**　多普勒超声可探测血流速度和血流类型，因而对有分流和反流的心血管疾病诊断帮助很大，可进行定量或半定量分析，与二维超声心动图相结合，还能较准确地提供左心室收缩和舒张功能的定量数据。根据血流的起始部位确定异常血流的起源，有助于先天性心脏病的诊断和定量评价。

3. **三维重建超声心动图**　目前仍处于研究阶段，主要目的是解决心脏的定量分析和提供更清晰的立体结构。

4. **负荷超声心动图**　主要是为了提高超声心动图对冠心病的诊断价值，判断心肌存活性。本法对诊断冠心病的敏感度和特异度优于心电图运动试验，但应用较少。

5. **经食管超声** 是经胸壁超声心动图的一种补充，目前已在国内少数大医院开展，主要用于对经胸壁超声不能获得满意图像及左心耳部血栓、感染性心内膜炎、主动脉夹层、术中监测等。

6. **血管内超声** 主要用于冠状动脉介入时判断斑块性质、大小及冠状动脉狭窄程度。

附表：常用缩略语

常用缩略语	中文	常用缩略语	中文
AML	二尖瓣前叶	AO	主动脉
APM	前外侧乳头肌	AR	主动脉瓣反流
AS	主动脉瓣狭窄	ASD	房间隔缺损
ASH	非对称性室间隔肥厚	AV	主动脉瓣
AVA	主动脉瓣口面积	AVR	主动脉瓣置换
CO	心排出量	CS	冠状静脉窦
DCM	扩张型心肌病	EF	射血分数
FS	左心室短轴缩短率	HCM	肥厚型心肌病
HOCM	肥厚梗阻型心肌病	HV	肝静脉
IVC	下腔静脉	IAS	房间隔
LA	左心房	IVS	室间隔
LAA	左心耳	LAD	左冠前降支
LCA	左冠状动脉	LCx	左冠回旋支
LCC	左冠状动脉瓣	LV	左心室
LVDd	左心室舒张末内径	LVDs	左心室收缩末内径
LVEDV	左心室舒张末容积	LVESV	左心室收缩末容积
LVOT	左心室流出道	LVPW	左心室后壁
MPA	主肺动脉	MR	二尖瓣反流
MS	二尖瓣狭窄	MV	二尖瓣
MVA	二尖瓣瓣口面积	MVP	二尖瓣脱垂
MVR	二尖瓣置换	NCC	无冠状动脉瓣

（待续）

（续表）

常用缩略语	中文	常用缩略语	中文
PA	肺动脉	PAP	肺动脉压
PH	肺动脉高压	PML	二尖瓣后叶
PPM	后内侧乳头肌	PS	肺动脉狭窄
PR	肺动脉瓣反流	PDA	动脉导管未闭
PE	心包积液	PM	乳头肌
PV	肺静脉	RA	右心房
RCA	右冠状动脉	RCC	右冠状动脉瓣
RCM	限制型心肌病	RV	右心室
RVAW	右心室前壁	RVOT	右心室流出道
SAM	收缩期二尖瓣前向运动	SV	每搏输出量
		TEE	经食管超声心动图
SVC	上腔静脉	TS	三尖瓣狭窄
TR	三尖瓣反流	TV	三尖瓣
TTE	经胸壁超声心动图	VSD	室间隔缺损
TVI	时间速度积分		

（编委：陈章荣）

（责任编委：张运）

第三节 负荷心电图

【概念】

负荷心电图系指通过运动增加心脏负荷，增加心肌耗氧量，若冠状动脉血流储备不能相应增加，则会出现心肌缺血的症状和心电图表现。根据患者临床和心电图表现与运动强度的关系，可以判断是否存在心肌供血不足，故常用于疑诊冠心病者的筛查。常用的负荷心电图有活动平板试验和踏车运动试验。

【适应证及禁忌证】

（一）适应证

（1）明确可疑冠心病患者胸痛、胸闷的原因。

（2）早期检出无临床症状的心肌供血不足。

（3）明确冠心病患者的活动耐量以指导其生活。

（4）明确与运动有关的症状（如昏厥、心悸、胸闷等）的病因。

（5）明确与运动相关的心律失常。

（6）早期检出不稳定型心绞痛。

（7）评价心功能。

（8）评估外科及介入治疗的效果。

（9）评估冠心病药物（如抗心绞痛药物）的疗效。

（10）心肌梗死患者的危险分层及预后。

（11）评价窦房结功能。

（二）禁忌证

1. 绝对禁忌证

（1）急性心肌梗死（2 天内）。

（2）高危的不稳定型心绞痛。

（3）未控制的、伴有症状或血流动力学障碍的心律失常。

（4）有症状的严重主动脉狭窄。

（5）未控制的有症状心力衰竭。

（6）急性肺动脉栓塞或肺梗死。

（7）急性心肌炎或心包炎。

（8）急性主动脉夹层。

2. 相对禁忌证

（1）左冠状动脉主干严重狭窄。

（2）中度狭窄的瓣膜性心脏病。

（3）电解质异常。

（4）严重的高血压（静息时血压＞180/100mmHg）。

（5）肥厚型心肌病或其他形式的流出道梗阻。

（6）精神或身体异常不能运动。

（7）高度房室传导阻滞。

【仪器设备，人员配备，检查前准备，注意事项】

虽然活动平板试验是一种较安全的检测方法，但在试验中心肌梗死和死亡仍有发生，约为1/2500例。因此须严格掌握适应证和禁忌证，依据个体情况制订运动量，监测血压和心电变化，认真观察患者在运动过程中出现的症状。

（一）仪器设备

常用的仪器有踏车运动仪及活动平板仪。目前临床多采用活动平板仪进行负荷试验。活动平板试验是所有目前常用器械运动中引起心肌氧耗最高的运动方式，是最理想的生理运动形式。

除运动仪器外，检查室还应配备心肺复苏相关的急救设备仪器（如除颤仪等）和药品（肾上腺素、阿托品、硝酸甘油、利多卡因、去乙酰毛花苷等）。

（二）人员配备

应至少配备两名操作人员，在试验过程中，一人操作机器，监测心电图、血压的变化；另一人密切注意患者的神情变化及运动情况，避免患者发生意外。

（三）检查前准备

1. 患者的准备　患者在运动试验前2h内应禁食，避免饮咖啡、浓茶或吸烟。运动前12h应避免超常的体力活动。为达到正确诊断的目的，检查前应停用一切抗心绞痛药物及洋地黄类制剂至少3～4个半衰期。

2. 检查者的准备 在试验开始前简要采集病史并作体格检查，以排除禁忌证和获得重要的临床体征，并向受试者说明试验目的、方法、危险性和可能的并发症。

3. 皮肤的准备 为获得高质量的心电图，用酒精清洁皮肤，以使皮肤电阻降至最低。

4. 心电图电极的连接 采用 Masin-Liker 改进肢体导联系统：上肢导联移至两侧锁骨下外侧，下肢导联移至两侧肋弓下缘，心前导联部位不变。

5. 测量并记录血压和心电图 测量并记录受试者卧位和站立位（或坐位）的血压及心电图，以便与运动中获得的数据相比较。

（四）注意事项

运动试验前应当示教患者如何在活动平板上行走，避免因不熟悉在履带上行走而发生意外。运动试验中要经常询问患者情况，密切注意心电图的变化。如遇到紧急情况，可按下紧急制动按钮，停止运动。

【试验方案，运动量及运动终点】

本节仅叙述活动平板试验方案及诊断标准。

（一）活动平板试验方案

受试者在带有自动调节坡度及转速的活动平板仪上行走，按照预先设计的运动方案，每间隔一定的时间提高一定的坡度及速度。目前有多种运动试验方案可供选择，各有利弊，应根据受试者体力及测试目的而定。一般情况多采用 Bruce 方案（表 3-5），老年人和冠心病患者可采用改良的 Bruce 方案（表 3-6）。理想的运动方案应当能维持 6～12min 运动时间，故方案应个体化。运动试验中每 3min 增加一个等级、记录一次心电图并测量血压，直至达到预期的运动终点。

表3-5　标准 Bruce 方案

等级	速度（km/h）	坡度（°）	时间（min）	负荷量（METs）	总时间（min）
1	2.7	10	3	4	3
2	4.0	12	3	6～7	6
3	5.4	14	3	8～9	9
4	6.7	16	3	15～16	12
5	8.0	18	3	21	15
6	8.8	20	3	—	18
7	9.6	22	3	—	21

注：—，无此项数值

表3-6　改良的 Bruce 方案

等级	时间（min）	速度（km/h）	坡度（°）
1	3	2.7	0
2	3	2.7	5
3	3	2.7	10
4	3	4.0	12
5	3	5.5	14
6	3	6.8	16
7	3	8.0	18
8	3	8.9	20
9	3	9.7	22

（二）运动量

活动平板试验通常分极量和次极量运动，临床上多以心率为准，极量运动的目标心率＝220－年龄（次/min）；次级量（85%级量）运动的目标心率＝195－年龄（次/min）。运动心率受年龄、性别和运动习惯的影响，最大心率随年龄的增加而减少。女性较男性为低，运动员的最大心率稍低。

（三）运动终点

通常情况下，受试者的运动终点是达到目标心率。但当患者在运动中出现不宜继续进行运动的情况时，也应立即终止运动试验。若出现严重反应，应立即开展抢救，必要时将患者移入心内科监护病房。2002 年 ACC/AHA 指南推荐的运动终止指征包括：

1. 绝对指征

（1）负荷增加时收缩压不升反降，较基础水平下降超过 10mmHg，并伴其他心肌缺血的征象。

（2）出现心绞痛。

（3）神经系统症状（如共济失调、眩晕等）。

（4）低灌注状态（发绀或面色苍白）。

（5）因技术原因无法监测心电图或血压。

（6）受试者要求立即终止试验。

（7）持续性室性心动过速。

（8）ST 段抬高≥1mm（除外 V_1 和 aVR）。

2. 相对指征

（1）增加运动负荷时收缩压比基础血压下降超过 10mmHg，不伴其他心肌缺血征象。

（2）ST 段或 QRS 改变（如 ST 段水平型或下垂型压低＞2mm 或显著的电轴偏移）。

（3）除持续性室性心动过速外的心律失常，包括多源性室性期前收缩、室性期前收缩三联律、室上性心动过速、心脏传导阻滞及心动过缓。

（4）呼吸困难、哮喘、下肢痉挛、步态不稳等。

（5）束支传导阻滞或心室内传导阻滞与室性心动过速无法鉴别。

（6）胸痛加剧。

（7）血压过度升高（运动中血压＞250/115mmHg）。

【诊断标准】

对负荷心电图应结合受试者的症状反应、运动量、血流动力学及心电图反应综合分析。运动过程中发生缺血性胸痛非常重要，特别是迫使患者停止运动的胸痛，结合心电图的缺血性改变则强烈提示冠心病可能。在运动试验中最常用的心电图阳性标准是J点之后60～80ms的ST段水平或下垂型压低/抬高≥1mm。

（一）运动试验的阳性标准

（1）运动中出现典型的心绞痛。

（2）运动中或运动后即刻心电图出现ST段水平或下垂型压低≥1mm（以PR段为基线、J点后60～80ms处），持续＞2min；或在原有ST段压低的基础上进一步压低≥1mm，持续＞2min；J点后80ms处呈缓慢上斜型的ST段压低≥1.5mm应当视为阳性。

（3）下壁导联（Ⅱ、Ⅲ、aVF）或侧壁导联（Ⅰ、aVL或V₅、V₆）ST段抬高≥0.1mV或连续2个以上胸前导联（V₁～V₆）ST段抬高≥0.2mV，持续时间≥2min。

（4）运动中血压下降。

（二）运动试验的阴性标准

运动已达到目标心率，心电图无ST段压低或压低较运动前＜1mm。

（三）假阳性和假阴性

1. 假阳性　凡是能引起ST段压低的其他非冠心病原因均可造成运动试验假阳性。

2. 假阴性　可能的原因包括：抗心绞痛药物的使用，如β-受体阻断药、钙通道阻断药、硝酸酯类药物；陈旧性心肌梗死；运动量不足；心率反常增快但非心肌缺血所致者。

【临床意义】

负荷心电图在冠心病诊断不明确时具有辅助诊断意义，应结合运动试验引起的心电图、血流动力学、症状和体征的改变三者一起来解释运动试验的结果，而不能单纯依赖负荷心电图结果来诊断或排除冠心病。

（一）活动平板试验中临床表现和心电图变化的意义

1. 活动中发生心绞痛，伴有 ST-T 的改变　是可靠的缺血征象，强烈提示冠心病。

2. 运动耐量差，未达到目标心率　可能是左心功能不良的一种表现，也提示心肌缺血可能。

3. ST 段改变　一般认为 J 点后 60～80ms 的 ST 段水平或下垂型压低≥1mm，时间＞2min 是心肌缺血的征象。

4. T 波改变　静息时心电图 T 波倒置，而运动中诱发心绞痛 T 波直立，称为假性正常化，提示心肌缺血（心内膜下缺血）。

5. U 波改变　运动诱发 U 波倒置，高度提示心肌缺血，并预示前降支严重狭窄。

6. 心律失常　活动平板试验可诱发多种心律失常，若在较低的运动量时出现恶性心律失常有意义。如果同时伴有 ST-T 的改变，则提示多支冠状动脉病变，发生猝死的可能性增大。

7. QRS 波群运动引起孤立性束支传导阻滞　主要是频率依赖性，可在健康人中出现。但与心肌缺血的其他心电图和临床表现同时出现时则应视为异常。如在已知冠心病患者，运动引起左前分支阻滞，则常反映左前降支近端病变或三支病变。

根据活动平板试验的负荷量（METs）可划分患者心功能分级。

（1）耐受 8METs 以上者心功能为Ⅰ级。

（2）耐受 5～8METs 者心功能为Ⅱ级。

（3）耐受 2～4METs 者心功能为Ⅲ级。

（4）耐受 1.6METs 以下者心功能为Ⅳ级。

（二）报告书写

运动心电综合试验报告是对运动能力、临床、血流动力学和心电图表现的综合评价。

1. **试验报告主要包含内容**　除受试者临床检查的目的，药物使用情况，还应该有：①运动方案名称，如 Bruce 方案或其他；②运动试验持续时间；③试验最大运动量；④运动中最高心率达到目标心率的百分比，或未达到目标心率的原因；⑤运动过程中有价值的血压变化的描述；⑥运动中有无不适症状，对不适症状的变化过程的描述；⑦简述 ST 段运动前、中、后改变，简述 ST 段形态改变，描述 ST 段改变与症状的相互关系；⑧心律失常情况。

2. **试验结果书写要求**　①试验结果：平板运动试验阳性/阴性/可疑阳性/无结果。②心功能：Ⅰ/Ⅱ/Ⅲ级。③试验中血压异常：出现时段＋血压异常情况，如运动前、后舒张压偏高；运动中、运动后收缩压偏高等。

（编委：徐细平）

（责任编委：黄从新）

第四节　心肌功能与活性的影像学检查

目前，在临床上常用的评价心肌功能的影像学检查技术主要有心脏超声心动图（UCG）、多层螺旋 CT、磁共振和核素心肌显像技术。

【心肌功能的超声心动图检查】

UCG 负荷试验是通过运动或药物增加心脏负荷使心肌耗氧量增加，致使冠状动脉血流储备不足以满足心肌氧耗,从而诱发心肌缺血。通过观察室壁运动状况及血流动力学变化,对心肌血流灌注及心功能进行评价。用于:①判断心肌存活性、识别冠状动脉狭窄和心肌缺血、提高识别冠心病的敏感性;②估测受损心功能治疗后恢复情况、评估冠状动脉介入治疗的可能性及治疗后心肌的存活性;③检测冠状动脉闭塞后危险区和估测最终梗死面积。

将心肌声学造影和 UCG 负荷试验相结合为心肌造影负荷超声心动图(myocardial contrast stress echocardiography,MCSE)。MCSE 的适用范围有:①评价急性心肌梗死(AMI)、侧支循环形成及再灌注的疗效;②测定冠状动脉血流储备及心肌血流量;③评估存活心肌;④评估左心室功能;⑤评价介入治疗或冠状动脉旁路移植术(CABG)的疗效;⑥协助梗阻性肥厚型心肌病的消融治疗;⑦超声介导的心肌靶向治疗等。

【心肌功能的 CT 检查】

CT 技术的发展非常迅速,目前 64 排、128 排和双源 CT 已广泛应用于临床。双源 CT(Dual-source CT,DSCT)主要是 256 排和 320 排 CT。由于其很高的时间分辨率,DSCT 在无须控制心率的前提下可以清楚显示冠状动脉管径≥1.5mm 的 2~3 级分支,可准确判断狭窄的程度,尤其是对重度狭窄的敏感度和特异度较高,对斑块的显示和测量更为精确。对支架内的再狭窄和桥血管狭窄或闭塞的诊断准确性高,可作为经皮冠状动脉介入治疗(PCI)后和 CABG 后随访的有效工具,并可显示更精细的解剖结构及心功能评价。

128 排以上的 CT 由于成像快速、不受心率限制、剂量低、无错层伪影,可运用于冠心病心绞痛诊断,了解冠状动脉是否有钙化或病变(狭窄或闭塞),旁路移植术后复查，支架术后复查，溶栓术后复查，冠心病高危人群筛查，心肌梗死后心功能不全、室壁瘤、附壁血栓、异常室壁运动评价等。

256排CT扫描速度比64排CT快3倍，几秒钟内完成高分辨率成像，而不受心脏运动伪影的影响，不需要移动患者，即可在CT系统进行选择性血管（包括冠状动脉）造影手术。结合无创静脉注射扫描，可获得全心肌三维灌注图像及做出精确立体的血管成像。可以清晰观察快速跳动的心脏和冠状动脉，评估冠状动脉的管壁、管腔及其狭窄的情况，也可以评估心房、心室的状况。可早期诊断冠状动脉钙化，提供心脏冠状动脉快速非侵袭性的检查。为动脉瘤、主动脉剥离、血管狭窄、动静脉栓塞等患者提供方便、确切的诊断。

320排CT是当今世界上最先进的影像检查设备，全球唯一能够实现真正动态容积成像的CT。所谓的动态容积成像，即是对人体内部结构进行四维动态观察。可以进行单次心跳全心脏扫描及器官动态容积功能成像，显示整个器官的活动和血流情况。1min之内就能完成一次心脏检查，可获得冠状动脉钙化积分、冠状动脉造影、斑块分析、心脏血流量和心壁运动情况等资料。

多层螺旋CT（MSCT）评价心肌灌注主要有三种方法：单期扫描法、双期扫描法和冠状动脉造影后直接CT检查法。

单期扫描为注射对比剂后早期成像的图像进行分析。其优势是该检查与冠状动脉成像同时进行，一次扫描的数据同时用来进行心肌灌注评估与冠状动脉成像。可用于评估溶栓治疗后等情况下冠状动脉的血运和通畅状况，也可用于急性胸痛初筛心肌梗死。但单次扫描不能很好地评价梗死心肌，会低估梗死范围，敏感度仅90%左右，目前已较少用单次扫描来评价心肌梗死。

双期扫描是目前评估心肌灌注的主流方法，检查方法是在首次扫描后 5～10min 内进行第二次 MSCT 扫描，利用两次成像的不同特征和 CT 值变化来判断梗死心肌和评估心肌灌注，这一方法与 MRI 双期扫描相类似，两者一致性较高。不同心肌组织 MSCT 双期扫描成像具有不同特点。

1. 正常心肌 早期扫描相正常心肌 CT 值较基线水平增加，其后逐渐下降，约 20min 后基本下降至基线水平。

2. 梗死心肌 对比剂进入细胞和间质中时间延迟，并在局部区域积聚，排空亦延迟，早期相出现早期灌注缺损（early defect，ED），延迟相出现晚期增强（late enhancement，LE）与残余灌注缺损（residual defect，RD）。RD 一般反映该区域微循环广泛受损，对比剂始终无法进入，多见于梗死核心区；LE 多见于梗死外周区，可能存在散在的存活心肌。

3. 冬眠心肌 冬眠心肌具有明显的节段运动异常，但不出现梗死区的灌注特点。目前认为仅在早期相出现 ED，不出现 LE 与 RD 者，随访期间 ED 区变小，提示此类患者 ED 区也存在可恢复功能的冬眠心肌。

4. 无再流现象 指即使大血管开通后微循环亦得不到有效灌注。MSCT 可明确大血管情况，如冠状动脉大血管通畅，但延迟相扫描出现 LE 尤其是出现 RD 者，提示微循环水平严重灌注不足，即微循环"无再流"。

5. 愈合期的梗死心肌 梗死愈合期 ED 与 RD 逐渐减少到消失，部分梗死面积较小者 MSCT 双期扫描结果可为正常，但 LE 持续存在，至慢性期仍可被检出。

【心肌功能的核素 ECT 检查】

核医学中存活心肌的测定方法主要有以下几种：① ^{201}Tl 负荷延迟显像；② ^{201}Tl 再注射显像；③ ^{201}Tl 静息和 24h 延迟显像；④ ^{99}Tc^m-MIBI 硝酸甘油介入显像；⑤门控断层显像；⑥ ^{18}F-FDG 的葡萄糖代谢显像。显像设备主要是单光子显像和正电子显像，单光子显像设备有单探头、双探头还有三探头的 SPECT，正电子显像设备是 PET-CT。

硝酸甘油介入心肌灌注显像也可以评价心肌梗死区内有无存活心肌。该法是利用硝酸甘油扩张冠状动脉使得血液能够达到心肌细胞，如果心肌细胞是存活状态并且细胞膜完整，就可以摄取显像剂。如果有存活心肌，硝酸甘油介入之前是一个放射性缺损区，在硝酸甘油介入之后缺损区出现了填充，称为核素充盈不匹配。如果在介入前后都无放射性填充则为充盈匹配，表明无存活心肌。

存活心肌测定的临床应用如下：

1. 用于 CABG 和经皮冠状动脉腔内成形术（PTCA）/经皮冠状动脉介入（PCI）术治疗的疗效预测和判定 CABG 和 PTCA、PCI 术前应该了解病变部位的血供情况，通过判定有无存活心肌，从而确定是否需要实施血运重建术，预测疗效以及随访了解是否发生管腔再狭窄。

2. 急性心肌梗死（AMI）溶栓后存活心肌的评估及患者危险度的判断 AMI 溶栓以后，如果溶栓成功，缺损区域会明显缩小，提示患者处于低度危险状态；如果溶栓失败，其缺损区域变化不明显，表明患者处于高度危险状态。

3. 测定存活心肌对心肌梗死患者的治疗决策和预后有重要的指导价值 有显著存活心肌的患者，成功的血液重建治疗的年存活率显著高于药物治疗；心肌功能障碍而且没有明显存活心肌的患者，接受血液重建治疗后年死亡率是有显著存活心肌患者的 2 倍以上，而无存活心肌患者死亡率显著增加约 10%。

【心肌功能的 PET/CT 检查】

PET 的全称为正电子发射计算机断层扫描，是目前唯一用解剖形态方式进行功能、代谢和受体显像的技术。PET/CT 是集分子功能影像与解剖形态学影像于一体的复杂设备。

PET/CT 可同时显示血管形态、桥血管连接端、桥血管通畅度及血管内的支架状况。PET/CT 心肌灌注显像可准确判断心肌的活性情况。

$^{13}N-NH_3$ 是常用的、较为理想的心肌血流显像剂，$^{13}N-NH_3$ 心肌血流灌注显像反映心肌细胞的灌注状态和心肌梗死后侧支循环的血流灌注状态，提供心肌灌注和存活的直接信息，可早期诊断冠心病。用 $^{13}N-NH_3$ 心肌血流灌注显像与 $^{18}F-FDG$ 心肌代谢显像进行对比分析，如果灌注缺损、代谢填充（血流 - 代谢不匹配）为心肌存活；灌注、代谢均缺损（血流 - 代谢匹配）为心肌无存活。此方法是目前公认的评价存活心肌的“金标准”。

PET/CT 也有一定的局限性：① 糖尿病患者不能用 $^{18}F-FDG$ 进行判断；② 不能提供室壁节段性运动信息。

近几年，利用核医学手段诊断“缺血记忆”的研究逐渐兴起。心肌的“缺血记忆”就是在心肌缺血 - 再灌注后，心肌血流在短时间内恢复正常，而代谢异常可持续较长时间。$^{123}I-BMIPP$ 是一种 ^{123}I 标记的甲基化的支链脂肪酸，能够反映心肌的脂肪酸代谢情况。$^{123}I-BMIPP$ 显像可以在一定时间内诊断临床症状已经缓解且缺乏其他缺血证据的缺血事件。$^{123}I-BMIPP$ 的异常程度和范围与心肌灌注异常、患者未来心脏事件的发生成正相关。

【心肌功能的 MRI 检查】

MRI 不需应用对比剂就能动态地显示心脏收缩舒张功能、瓣膜的开放和关闭以及大血管的血流状态等，经计算机后处理，①定量地计算各心功能参数包括 EF 值、心输出量（CO）、心室收缩和舒张末容积、心指数（CI）等；②定性及定量地评价瓣膜的狭窄及反流程度、计算跨瓣压差；③计算先天性心脏病患者体肺循环血流量的比值（Qp/Qs）等；④动态追踪对比剂在心肌内的分布，用以评估心肌缺血，结合药物负荷试验如腺苷或双嘧达莫可进一步提高诊断的敏感性；⑤结合小剂量多巴酚丁胺负荷试验可识别成活心肌；⑥ MRI 心肌灌注延迟强化识别瘢痕组织的能力是无创性检查方法鉴别非成活心肌的金标准；⑦检测附壁血栓以及心内膜下心肌梗死，优于 PET 等技术。

在心血管疾病的诊断中，MRI 技术得到广泛应用。

（一）怀疑或诊断为冠心病的患者

1. 了解心脏解剖结构及功能　MRI 可显示心腔形态、大小及室壁厚度，区别真假室壁瘤等。轻者可完全正常，重者可见不同程度的左心室扩张、区域性室壁变薄。结合 MRI 则可动态地观察左心室各个节段的室壁运动状态并计算室壁增厚率及左心室射血分数等。冠状动脉供血区域相关的室壁变薄和节段性运动异常（运动减弱、无运动或矛盾运动）是冠心病的一个重要特征。

2. 心肌灌注与心肌缺血　静息下心肌首过灌注常无异常发现，结合腺苷或双嘧达莫负荷试验则可显示缺血心肌的低灌注区。

3. 心肌活力与心肌梗死　"亮的就是死的"，心肌梗死所对应的延迟强化带即瘢痕组织。借此，磁共振高度的软组织分辨力可以区别心内膜下心肌梗死和透壁性心肌梗死；小剂量多巴酚丁胺负荷试验结合 MRI 通过恢复缺血区心肌收缩力，可识别顿抑或冬眠心肌。

4. "无复流（no-reflow）"与"低复流（low-reflow）"现象　急性期心肌梗死有 20%～30% 患者会出现"无复流"与"低复流"现象。MRI 心肌灌注扫描无论是首过灌注抑或延迟增强均可反映这种两种现象。首过灌注表现为灌注缺损，延迟增强表现为心肌强化。但应注意与附壁血栓鉴别，后者多见于慢性心肌梗死。

（二）疑诊为心肌病的患者

1. 扩张型心肌病　MRI 的主要表现为：①左心室或左右心室内径扩大，有时合并左心房扩大。典型者心室壁普遍变薄（严重者左心室壁厚度仅数毫米）。②大多患者会伴有心室特别是左心室各节段收缩运动普遍降低，左心室 EF 值常低于 40%，部分患者可合并继发性二尖瓣关闭不全。③心肌灌注与延迟增强现象。

2. 肥厚型心肌病（HCM）　MRI 可清楚检出以下病理改变：①左心室节段性肥厚：正常心脏左心室各节段厚度并非均匀一致，正常室间隔舒张期较其他各节段略厚，但比值应小于 1.3∶1，若大于 1.5 则可诊断 HCM；其诊断心尖肥厚型心肌病检出率大大提高，表现为心尖部心肌局限性增厚、舒张受限、顺应性降低。②左心室腔变小，部分患者可合并左心房扩大。基底段室间隔肥厚者常伴有左心室流出道狭窄，于左心室流出道切面可观察到收缩期主动脉瓣下高速血流信号。③心肌信号异常：心肌灌注延迟扫描时，部分患者可见异常强化，这是 MRI 在肥厚型心肌病诊断中的一个重要特点，主要表现为心肌壁内点片状或者晕状强化带。一般来说，强化愈严重，预后愈差。

3. 限制型心肌病　MRI能清楚展示以下变化：①心室舒张受限、心腔缩小、右心室流出道扩张，右心室或左、右心室同时受累，收缩功能尚可。②双房增大：右心房或左、右心房明显增大，上、下腔静脉扩张。

4. 致心律不齐性右心室型心肌病　MRI图像主要表现为：①心肌脂肪和（或）纤维脂肪浸润。②右心室腔明显扩大、壁薄。右心室腔扩大以右心室流出道扩张最为明显，常合并继发性右心房扩大，严重者壁薄呈"羊皮纸"样改变。③晚期患者常合并左心室受累，表现为左心室扩张及左心功能不全，此时与扩张型心肌病很难鉴别。

【不同心血管疾病的影像检查选择】

临床心脏病包括结构性、功能性和心电活动异常的改变。在临床上评估一个心脏病患者心脏状况时，不要孤立地只看其中一种改变。不同心脏疾病其心肌功能受损的机制、程度和演变的速度不尽相同，要了解心肌功能状况须依据患者心脏的原发病以及病程和接受的治疗方法来选择相应的检测方法。

1. 冠心病　导致心肌功能受损的原因是心肌缺血，而心肌缺血又分为急性心肌缺血和慢性心肌缺血，根据心肌缺血的程度又分为坏死心肌和缺血状态的存活心肌（包括冬眠心肌、顿抑心肌与伤残心肌等）。评价心肌功能的影像技术包括：MCSE、MSCT的双期或延迟成像、核素SPECT或PET-CT和MRI。① UCG检查操作简单方便，对患者的条件要求不高，费用较低，能快速测出患者心脏的腔室大小、室壁运动状况和心脏EF值；但精确度不及核素SPECT或PET-CT和MRI。② SPECT和MRI技术虽然判断心肌的活性状态和功能的精准度高，但价格较贵，对患者的要求也较高，因心功能差而难以平卧的患者或心律失常患者难以完成检查或图像失真度较大。③ CT 对患者的条件要求在 128 排以上的 MSCT 不太苛刻，精确度介于超声与核素 / 磁共振之间，其优势在于同时可以获得较好的冠状动脉图像和心肌图像。

2. 心肌病　常用的技术是 UCG（含 MCSE）、MRI 和 SPECT。对于判断心肌的功能和结构，超声检查简便易行，但精确度不及 MRI；MRI 对于分析心肌病变的组织成分和结构有独特的优势，诊断诸如致密化不全或淀粉样变等所致的心肌病的准确度很高；而 SPECT 诊断缺血性心肌病一直被认为是"金标准"。

3. 结构性心脏病　先天性心脏病发生心肌功能受损一般较早，而后天获得性结构性心脏病发生心肌功能受损一般较晚。评价这类的心肌功能通常都选用同时能够检查结构改变和功能改变的技术，首选 UCG，其次是 MRI 和 CT。

4. 心力衰竭　评价急性左心衰竭患者心肌功能首选技术是 UCG，能快速、较准确地了解心脏结构的情况（如瓣膜病、室壁瘤、心腔血栓、赘生物等）、心室壁运动状态和是否有异常血液分流等，还可测出心功能 EF 值和肺动脉压力。根据需要可以在患者床边完成检查。慢性心力衰竭可根据患者的不同原发性疾病选择不同的影像学技术：缺血性心力衰竭可选择 SPECT、MRI 或 UCG；结构性心脏病可选择 UCG、CT 或 MRI；心肌疾病则可选择 MRI 和 UCG。

（编委：胡厚祥）

（责任编委：方唯一）

第五节 冠状动脉CT检查

【适应证】

（1）冠心病排查性诊断。

（2）冠状动脉支架植入术后评价。

（3）冠状动脉旁路移植术后评价。

（4）非冠心病心脏手术前的冠状动脉评价。

（5）先天性冠状动脉发育异常。

【禁忌证】

（1）既往有严重的对比剂过敏史。

（2）不能配合扫描和屏气的患者。

（3）怀孕期女性。

（4）严重的肾功能不全。

［注意］从冠状动脉CT血管造影（CTA）临床适用性角度讲，没有绝对的禁忌证，即使是阴性诊断（排除了冠心病）也是有意义的，但是CTA检查因为具有X线辐射且必须使用对比剂，所以需要合理地把握适应证。

【患者的准备】

要获取高质量冠状动脉图像，理想的条件是扫描时患者心率慢、心律齐，能够配合屏气，不能过分肥胖等。因此，在扫描前患者应尽量保持平静，缓解紧张情绪。扫描过程中屏住呼吸排除呼吸运动的影响。心率较快者口服β-受体阻断药。另一个获取高质量冠状动脉图像的方法是通过舌下含服硝酸甘油片剂或者使用喷雾最大化扩张冠状动脉。

【主要临床应用价值】

（1）直接观察管壁结构，显示管腔狭窄等。

（2）区分钙化与非钙化斑块。

（3）判断冠状动脉支架植入术后及旁路移植术后管腔的通畅性。

（4）识别冠状动脉先天变异及畸形、显示动脉瘤等。

冠状动脉 CTA（CCTA）作为一种诊断方法，尚不能取代常规冠状动脉造影这一"金标准"，但其无创、安全、经济、便捷的特点已使其成为临床的重要检查方法。

【附图】

1. 正常冠状动脉 见图 3-47。

2. 非钙化斑块 见图 3-48。

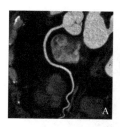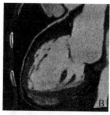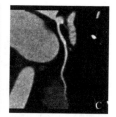

图 3-47 正常冠状动脉 CTA 征象：管壁光滑、管腔无狭窄
注：A. 右冠状动脉；B. 左前降支；C. 左回旋支

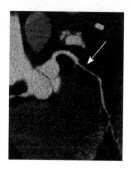

图 3-48 左冠状动脉 CTA 示前降支近心段
长段软斑块致管腔重度狭窄（箭头所示）

3. 冠状动脉钙化不合并狭窄　见图3-49。

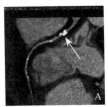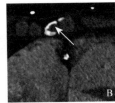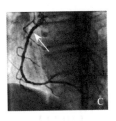

图 3-49　右冠状动脉 CTA 曲面重建相（A）和轴位图像（B）示近心端限局性重度钙化（箭头所示）；所对应的导管法冠状动脉造影示管壁欠光滑，但钙化所在的部位并无明显狭窄（箭头所示，C）

4. 冠状动脉钙化伴狭窄　见图3-50。

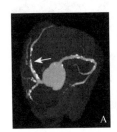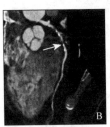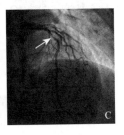

图 3-50　冠状动脉 CTA 最大密度投影法即 MIP 重建（A）和曲面重建（B）示左冠状动脉近心段弥漫性钙化伴狭窄（箭头所示）；所对应的导管法冠状动脉造影示相对应的节段重度狭窄（箭头所示，C）

5. 乳内动脉桥血管　见图 3-51。

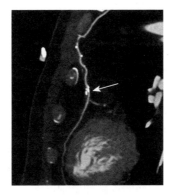

图 3-51　患者，男 48 岁，前降支近心段重度狭窄行左侧乳内
动脉旁路移植术，12 年后 CCTA 随诊复查，示吻合口通畅
（箭头所示）。其以上部分为桥血管，散在的点状高密度影为外
科银架子；其以下部分为固有血管前降支，管腔通畅

（编委：杨东伟）

（责任编委：赵世华）

第六节　心血管血流动力学检查

目前，临床应用的心血管血流动力学检查主要有右心
导管检查、左心室和主动脉造影等。右心导管检查是利用
心导管在腔静脉及右侧心腔进行血流动力学、血氧和心排
出量测定，经导管内注射造影剂进行腔静脉、右心房、右
心室或肺动脉造影。左心室和主动脉造影是利用心导管进
行左侧心腔及大血管的压力测定、心脏和血管造影及其不
同部位的血气测定。

一、右心导管检查

【适应证】

（1）监测血流动力学，如右心压力、肺动脉压力、肺毛细血管楔压及心排出量测定，有助于危重患者抢救、心功能不全的鉴别诊断并指导进一步治疗。

（2）明确各种先天性心脏病的诊断。

（3）了解瓣膜性心脏病肺循环的血流动力学变化。

（4）缩窄性心包炎、限制性心肌病的诊断和鉴别诊断。

（5）肺血管疾病、肺栓塞的诊断和鉴别诊断。

（6）腔静脉病变的诊断和鉴别诊断。

（7）心脏移植患者心肺循环状况的评估。

（8）右心及腔静脉肿瘤。

【禁忌证】

右心导管检查无绝对禁忌证，相对禁忌证如下。

（1）急性感染期间。

（2）急性或亚急性细菌性心内膜炎。

（3）严重出血性疾病及其他严重血液系统疾病，正在接受抗凝治疗，应避免难以压迫部位血管穿刺。

（4）未控制的严重心律失常、电解质紊乱。

（5）严重肝、肾功能损害。

（6）未控制的严重心力衰竭和严重肺动脉高压时禁行肺动脉造影，造影剂过敏者禁行血管造影。

【术前准备】

1. 患者准备

（1）术前询问病史。

（2）术前常规物理检查，包括听诊心律、心率、心脏杂音，测定血压并触诊有无肝大及下肢水肿、肺部啰音等。

记录年龄、性别、身高、体重。

（3）检查患者心电图、胸部X线片、超声心动图及各项检查指标（血常规、凝血功能、电解质等），以了解病情，便于选择适应证。

（4）与患者及家属谈话，介绍检查适应证、操作过程、并发症，签署知情同意书。

（5）建立静脉液路。

2. **器械准备**

（1）仪器准备包括多道电生理记录仪、心脏电复律除颤仪、心电监护仪、血压监护仪、血氧饱和度检测仪、气管插管、麻醉呼吸机等。

（2）导管准备包括动静脉穿刺针及鞘管、导引钢丝（长145cm，0.035英寸）等。

3. **药品准备** 包括消毒药品、麻醉药品（利多卡因）、抗心律失常药品（异丙肾上腺素、阿托品等）、肝素、造影剂以及其他各种抢救药品（多巴胺、肾上腺素等）。

【**操作方法**】

1. **患者的体位** 一般取仰卧位，充分暴露穿刺部位。为了操作方便，可用软垫进行局部支撑。患者的体位在操作过程中应保持相对不变。

2. **确定穿刺部位** 根据操作者的经验和习惯，以及不同的检查目的选择不同的穿刺部位。肺动脉插管可选颈内静脉、锁骨下静脉、贵要静脉或股静脉等部位进行插管（表3-7）。

3. **麻醉** 多选局部麻醉，麻醉剂常选利多卡因，其作用产生迅速，一般剂量为1%利多卡因5～20ml。儿童或不能配合者可选择全身麻醉。

4. **测压及采血测定血氧含量** 静脉穿刺置管后，将

表 3-7　不同静脉插管途径右心导管检查的优缺点

插管部位	优点	缺点
颈内静脉	穿刺胸膜和气胸的危险性较小 有固定解剖标记，容易穿刺，如出现出血，容易发现和压迫止血 右颈内静脉直接进入右心，导管放置不当者少见	穿刺有一定盲目性 限制了患者颈部活动 患者活动颈部可使导管移动或扭结 一些患者不能取垂头仰卧位插管 有刺伤颈动脉的危险
锁骨下静脉	导管固定好 对患者活动限制少 直接进入右心	穿刺带有盲目性，易刺入胸膜腔 有刺伤锁骨下动脉的危险，且不易压迫止血 导管移位者较多
贵要静脉	能看到或触到，容易插管，安全	无透视时导管放置位置不准确
股静脉	容易穿刺 严重并发症少	感染危险性增加 血栓和肺动脉栓塞的危险性增加 穿刺有一定盲目性 有刺伤股动脉的危险 无透视时导管放置位置不准确

心导管顺血流方向缓缓送入右心房→右心室→肺动脉→左、右肺动脉→肺小动脉的末梢，在送入过程中，依次在右心房、右心室、肺动脉、肺微血管处测量压力并记录，同时采血行血氧含量的测定。选择不同的静脉进行穿刺，将导管送入肺动脉所需进入血管内的导管长度不同，见表 3-8。

　　对疑有左向右分流的患者，则可采集肺动脉和右心房血液标本，观察两者之间的差值，具有确诊价值。取血步

表 3-8 不同静脉穿刺时导管达到肺动脉所需的长度（cm）

穿刺部位	达到的部位		
	上腔静脉 - 右心房	右心室	肺动脉
右肘窝	40	50～60	65～75
左肘窝	50	65～70	75～85
颈内静脉	15～20	30～40	40～55
锁骨下静脉	10～15	25～30	35～45
股静脉	30～40	45～55	55～70

骤：①先用空针从导管内回抽血液约 5ml 并将之弃去，然后再用另一空针抽取血液标本。②采样时应缓慢抽吸血液，可减少溶血的机会。应使用肝素化空针并在取得足够的血液标本后，将针内空气排尽，密闭保存，立即送检或保存在冰浴中短时间内送检。③采样后立即快速冲洗导管，以清除三通和导管内的血液，确保导管通畅。

5. 肺动脉导管及静脉鞘管的拔除 监测结束后，在监视无异常心电图形的情况下，用注射器抽吸气囊内气体进行主动排气，随后撤出肺动脉导管。后将静脉鞘管拔出，按压穿刺部位，以消毒液进行局部消毒处理，敷料覆盖。

【压力的监测和临床意义】

1. 右心房压 当导管抵达右心房时可见右心房的压力波，由一个 a 波、一个 v 波组成，有时尚可见 c 波，见图 3-52A。其平均压为 0.27～0.80kPa（2～6mmHg）。心房颤动患者无 a 波，而房室分离时则出现高大的 a 波。

临床意义：右心房压升高见于瓣膜病、心肌病、原发性和继发性肺动脉高压的右心室衰竭，继发于左心衰竭的右心衰竭，心脏压塞、心包积液或缩窄性心包炎，血管内容量负荷过重；右心房压降低见于低血容量。

2. 右心室压　当导管进一步进入右心室时，压力突然升高，出现右心室压力波，见图3-52B。心室收缩时，其压力与肺动脉收缩压相等，为2.67～4.0kPa（20～30mmHg），但舒张期压力下降至0～0.67kPa（0～5mmHg）。

临床意义：右心室收缩压升高见于原发性或继发性肺动脉高压，左向右分流的先天性心脏病；右心室舒张压升高与右心房压升高的原因相同；右心室舒张压降低见于低血容量、三尖瓣狭窄。

3. 肺动脉压　继续向前送入导管，则可记录肺动脉压力波，见图3-52C。收缩期压力较高，与右心室收缩压相近，2.67～4.0kPa（20～30mmHg）；舒张期压力仍保持较高水平，不能恢复至零，为1.07～1.60kPa（8～12mmHg）；常可见重搏波形；一般情况下，均需测定其平均压，为1.33～2.67kPa（10～20mmHg）。

临床意义：肺动脉压增高见于增加肺血管阻力的疾病（慢性阻塞性肺疾病、原发性肺动脉高压及继发性肺动脉高压，如肺栓塞），增加肺静脉压的疾病（如三尖瓣疾病、右心衰竭），肺血流增加疾病（如房间隔或室间隔缺损导致左向右分流）。

4. 肺毛细血管楔压　保持气囊充气，进一步送入导管，出现肺毛细血管楔压波形，代表左心房逆向形成的压力，包括一个a波和v波，有时可见c波，见图3-52D。其平均压为0.53～1.60kPa（4～12mmHg）。a波消失见于心房颤动、心房扑动、房性静止。出现高v波或巨大v波提示左心房充盈过多，如任何原因导致的急、慢性二尖瓣反流，当存在巨大v波时，应测量a波平均值才能准确反映左心室充盈压。正常情况下，肺毛细血管楔压与肺动脉舒张末压相近，可不必测定肺动脉嵌顿压，以减少并发症的发生；但对于肺动脉高压、肺动脉栓塞、严重低氧血症或心率超过 120 次/min 者，肺动脉舒张末压与肺毛细血管楔压的差异较大，必须测定肺毛细血管楔压。

临床意义：肺毛细血管楔压升高见于瓣膜病、高血压、心肌病等引起的左心衰竭，容量负荷过重；肺毛细血管楔压降低见于低血容量。

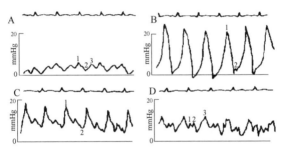

图 3-52　正常右心导管检查各种压力波形

注：A 图为正常右心房压力波形，a 波（1），c 波（2）和 v 波（3）；B 图为正常右心室压力波形，示收缩压（1）和舒张压（2）；C 图为正常肺动脉压力波形，示收缩压（1）和舒张压（2）；D 图为正常肺毛细血管压力波形，示 a 波（1），c 波（2）和 v 波（3）

5. 心排出量的测定　用温度作为指示剂，根据指示剂稀释原理测定心排出量，由 Fegler 于 1954 年首先报道。测定时，需要有热稀释导管、温敏电阻和心排出量计算机。国内多采用冰温测定法，根据指示剂温度的变化，计算机通过以下公式计算心排出量。

$$心排出量 = \frac{V_i\,(T_B - T_i)\,K_1 K_2}{T_B\,(t)\,dt}$$

其中，V_i 为指示剂容量，$(T_B - T_i)$ 为血液温度与指示剂温度之差，K_1 为指示剂与血液比热、比重的比值，K_2 为导管内液体温度变化，导管无效腔、注射速度及转换单位的系数，$T_B(t)dt$ 为随时间变化的血温积分。

临床意义：心排出量减低见于各种原因导致的心力衰竭、心源性休克和心包疾病；增加见于感染中毒性休克早期的高动力状态、贫血性心脏病代偿阶段。

6. 右心导管检测的肺循环指标的正常值　见表3-9。

表3-9　肺循环指标的正常值

项目	范围	平均值
肺血流量（L/min）	5～8	6.0
心指数[L/(min·m²)]	2.7～3.2	3.1
压力（mmHg*）		
右心房		0.5
右心室	(15～25)/(0～5)	
肺动脉	(15～25)/(5～10)	9～15
肺动脉楔压	7～15	8
左心房	3.5～8	
肺血管阻力（dyne·s·cm⁻³）	60～100	
肺血量（ml/m²）	204～314	271

注：*，1mmHg = 0.133kPa

【并发症】

右心导管术较为安全，其并发症的发生率较低。但在肺动脉插管和长时间的监测过程中有时亦可发生较为严重的并发症，甚至导致患者死亡。右心导管术应注意防治的并发症如下。

1. 静脉穿刺插管的并发症　有局部血肿、血栓形成、静脉炎、误穿动脉、误伤神经、感染、空气栓塞、气胸和血胸。

其中，空气栓塞和气胸较为严重，可危及患者生命。

（1）气胸：见于锁骨下静脉和颈内静脉穿刺，为穿刺针损伤肺尖部位的胸膜所致，发生率为 1%～10%。慢性阻塞性肺疾病患者易发生。气胸时临床表现与气体进入胸膜腔内的速度和容积有关，可出现明显胸痛和呼吸困难。处理方式取决于积气量。预防措施：对慢性阻塞性肺疾病患者尽量选择其他穿刺部位，或在操作时避免进针点太靠外侧，进针不宜过深，以及尽量减少穿刺次数等，如果穿刺次数已达 3 次，换另一侧尝试。

（2）空气栓塞：极少见，但其死亡率高达 50%，为操作过程中空气经开放的静脉管道进入血循环所致，常见于接受颈内静脉或锁骨下静脉穿刺的患者。气体可经过以下途径进入静脉内：①穿刺时经穿刺针或套管进入；②置管后导管或连接管道密闭不好空气漏入；③拔管后，经皮下隧道进入。较大范围的空气栓塞可引起严重的急性呼吸窘迫综合征、严重低血压、晕厥、低氧血症，甚至严重心律失常和心脏骤停等。一旦发生空气栓塞，应立即将患者置于左侧垂头仰卧位，给予高浓度吸氧和辅助通气，或高压氧治疗，并可经肺动脉导管进行抽气，发生心脏骤停时进行心肺复苏。预防措施：严格按操作规程操作，注意按住穿刺针和导管的尾端或使用带防气瓣的套管，对所有的接头均应仔细检查和连接，注意输液瓶内液体的补充等。

2. 血流动力学监测的并发症

（1）心律失常：最常见，以室性期前收缩和非持续性室性心动过速多见，尤其是低血钾时容易出现，是导管进入心腔后对心肌刺激所致。通常发作时间短暂，在导管进入肺动脉后迅速消失。一般不需特殊处理。但极少数情况下，可发生心室颤动，需立即进行电除颤。

（2）血栓形成：导管进入血管后，刺激内皮细胞和导致血小板和纤维蛋白聚集，形成血栓，并可引起血小板计数降低。血栓脱落后，可阻塞肺动脉分支而发生肺梗死。采用肝素化生理盐水连续冲洗管道可减少血栓的形成。

（3）肺梗死：由于导管嵌顿时间过长或血栓栓塞，可引起肺梗死。患者出现明显胸痛、呼吸困难、咳嗽、咯血、严重低血压等表现。应尽量减少导管嵌顿时间，预防血栓形成。

（4）肺动脉破裂：导管尖端送入肺动脉太深，或气囊过度充气，或气囊偏心性充气以及用力冲洗嵌顿的导管等原因，均可引起肺动脉破裂。肺动脉高压、老年人或存在心脏疾病者，较易发生该并发症。一旦发生，常导致患者迅速死亡。预防措施：连续观察导管端孔压力，确保导管位于较大的肺动脉内，减少气囊充气次数，气囊充气时应缓慢进行，进行冲洗时应先将气囊排气。

（5）感染：血流动力学监测过程中，可因导管带菌或导管留置时间过长（超过3天）等而继发感染，引起败血症和感染性心内膜炎。一旦发生，应立即拔除导管，进行抗菌治疗。严格进行无菌操作，缩短导管留置时间以预防感染。

二、左心室和主动脉造影

【适应证】

左心室和主动脉造影用于下列疾病的诊断、鉴别诊断和指导治疗（如手术适应证和治疗方式的选择）。

（1）主动脉瓣及二尖瓣病变。

（2）心肌病（肥厚型心肌病、扩张型心肌病、限制性心肌病）。

（3）先天性心脏病、非紫绀型及紫绀型复杂畸形。

（4）冠状动脉、主动脉及周围动脉疾病。

（5）心脏及某些脏器肿瘤。

【禁忌证】

（1）造影剂和麻醉剂过敏。

（2）严重心、肝、肾功能不全及其他严重的全身性疾病。

（3）急性大面积心肌梗死病情危重或心力衰竭，顽固性心律不齐者（尤以室性为著）。

（4）未控制的严重高血压。

（5）发热，全身感染症状者。

【术前准备】

1. 患者准备

（1）向患者及家属交代造影目的及可能出现的并发症和意外，签订造影协议书。

（2）询问病史及各项检查结果，如心电图、超声心动图、胸部 X 线片、CT、MRI 等，根据临床诊断设计造影方法。

（3）检查心、肝、肾功能，以及血常规和出、凝血时间。

（4）碘剂及麻醉剂按《中华人民共和国药典》规定进行必要的处理。

（5）术前 4h 禁饮食。必要时给予镇静药，婴幼儿行全身麻醉。

（6）穿刺部位常规备皮。

（7）建立静脉通道，便于术中用药及抢救。

2. 器械准备

（1）心血管 X 线机，配有电影摄影、数字减影血管造影（DSA）或电视录像设备。

（2）造影手术器械消毒包。

（3）穿刺插管器材，如穿刺针、导管鞘、导管和导丝等。

（4）压力注射器及其针筒、连接管。

（5）心电监护仪、电压力计、心脏除颤器、中心供氧、麻醉机及负压吸引器。

3. **药品准备**

（1）造影剂：有机碘水制剂（60%～76% 离子型或 300～370mgI/ml 非离子型）。

（2）麻醉剂、抗凝剂及心导管检查所需药品。

（3）并发症和心脏病抢救药品。

【**操作方法**】

（1）血管入路多采用经股动脉，也可采用经桡动脉或肱动脉等途径。

（2）Seldinger 法经皮穿刺动脉并置入鞘管，可酌情给予肝素 2000～3000U，高凝状态或操作时间延长，可追加肝素。经常抽吸鞘侧管，观察有无血栓阻塞。

（3）在 X 线透视和导引钢丝引导下将导管送至左心室、主动脉或相应的周围动脉处分别进行左心室造影、主动脉或周围动脉造影（选择性或非选择性）。左心室造影、主动脉造影通常选用猪尾形导管，使用高压注射装置注射造影剂。

（4）根据诊断需要测量左心室各部位压力、主动脉各部位压力以及周围动脉各部位压力，并可记录连续压力曲线及压力阶差。

（5）根据诊断需要抽取不同部位血样，测定血氧含量和血氧饱和度等。

（6）检查结束后，拔出鞘管，局部压迫止血，通常需要压迫 15～25min，加压包扎。注意穿刺动脉的末梢供血状态。

（7）术后处理

1）对局部压迫止血的患者，穿刺侧肢体制动 10～24h，沙袋压迫 6h。24h 内严密观察患者的症状、生命体征、心电图、穿刺部位及末梢循环状况。

2）鼓励患者饮水或予以静脉补液，促进造影剂排泄。注意纠正电解质紊乱。

【临床意义】

（1）左心室和主动脉造影：可评价左心室收缩功能、左心室腔大小、室壁厚度、室壁运动，有无室壁瘤、附壁血栓、左心室流出道梗阻、二尖瓣反流、主动脉瓣狭窄及反流、室间隔缺损等。有助于诊断冠状动脉疾病、心肌病变、某些先天性心脏病和瓣膜病、主动脉及周围动脉疾病。

（2）左心室和主动脉压力测定：测量左心室压力曲线有助于评价左心室收缩及舒张功能，测量左心室心尖部 - 左心室流出道 - 主动脉压力阶差有助于判断和评价左心室流出道梗阻和主动脉狭窄及主动脉缩窄等。

（3）周围动脉造影：确定动脉狭窄和阻塞、动脉瘤、动脉出血、先天性畸形、肿瘤，有助于诊断冠状动脉疾病，评价动脉狭窄程度，寻找出血原因和部位，肿物定位及指导栓塞治疗。

【并发症】

（1）穿刺和插管并发症：局部血肿、血管撕裂、血栓和气栓、医源性动脉夹层形成及心脏大血管穿孔等。

（2）造影剂并发症：休克、惊厥、横断性脊髓损伤、癫痫和脑水肿、喉头水肿、喉头和（或）支气管痉挛、肺水肿、急性肾衰竭等。

（3）严重心律失常和心搏骤停。

（编委：魏庆民）

（责任编委：傅向华）

第七节　冠状动脉造影检查

【定义】

选择性冠状动脉造影是造影导管经桡动脉或股动脉等路径，分别到达左、右冠状动脉口后，向冠状动脉注入造影剂，使冠状动脉显影，直接显示冠状动脉病变并确定其部位和程度，来评价冠状动脉走行、狭窄等情况的检查。尽管各种新型无创性冠状动脉诊断影像技术不断进展，但是冠状动脉造影仍是临床上诊断冠状动脉疾病的"金标准"。

【适应证】

冠状动脉造影的主要目的是明确有无冠状动脉疾病、选择治疗方案和判断预后。

1. 以诊断为主要目的　①不明原因的胸痛，无创性检查不能确诊，临床怀疑冠心病。②不明原因的心律失常，如顽固的室性心律失常或新发传导阻滞；有时需冠状动脉造影除外冠心病。③不明原因的左心功能不全，主要见于扩张型心肌病或缺血性心肌病，两者鉴别往往需要行冠状动脉造影。④先天性心脏病和瓣膜病等重大手术前，年龄＞50岁，其易合并冠状动脉畸形或动脉粥样硬化，可以在手术的同时进行干预。⑤无症状但疑有冠心病，在高危职业如：飞行员、汽车司机、警察、运动员及消防队员等或医疗保险需要。

2. 以治疗为主要目的　临床冠心病诊断明确，行冠状动脉造影可进一步明确冠状动脉病变的范围、程度，选择治疗方案。①稳定型心绞痛或陈旧心肌梗死，内科治疗效果不佳。②不稳定型心绞痛患者。③急性心肌梗死。④无症状性冠心病，其中对运动试验阳性、伴有明显的危险因素的患者。⑤ CT 等影像学检查发现或高度怀疑冠状动脉中度以上狭窄或存在不稳定斑块。⑥原发性心脏骤停复苏成功、左主干病变或前降支近段病变的可能性较大的均属高危人群，应早期进行血管病变干预治疗，需要评价冠状动脉。⑦冠状动脉旁路移植术后或 PCI 术后，心绞痛复发，往往需要再行冠状动脉病变评价。

【术前准备】

患者准备、器械准备、药品准备。

【操作方法】

1. 路径 采用桡动脉和股动脉路径，少数不宜经桡动脉和股动脉路径者可穿刺肱动脉完成。

2. 造影导管选择 造影导管外径从 5F 至 8F 不等，股动脉路径常用的有 Judkins 左（JL）、右（JR）和 Amplatz 左（AL）、右（AR）造影导管。Judkins 导管根据第一弯曲至第二弯曲的长度，分为 3.5、4.0、4.5、5.0、6.0 等不同类项。常用的为 Judkins，分为左、右 Judkins。左 Judkins 导管可自行进入或稍作调整即可进入左冠状动脉开口，右 Judkins 导管需要放置至右冠窦底部缓慢顺时针旋转并回撤而进入。当升主动脉直径正常及冠状动脉开口正常时，经股动脉途径一般左冠选 JL4.0，右冠选 JR3.5，此途径左冠 JL 支撑力相对较强；经桡动脉途径，一般左冠选 JL3.5，右冠选 JR4.0，此途径左冠 JR 支撑较强。共用造影导管常用 TIG，但易右冠嵌顿及右冠开口拉伤，初学者慎用。其他尚有多种为不同特殊开口设计的造影导管，这里不对其进行赘述。

3. 造影方法

（1）左冠状动脉造影：在 X 线透视和导引钢丝引导下将左冠造影导管送至主动脉瓣上方，撤出导丝，左冠状动脉造影导管可自行进入或稍作调整即可进入左冠状动脉开口，观察造影导管内压力正常后，固定造影导管，分别将球管调至正头位（正位＋头位）、左肩位（左前斜＋头位）、蜘蛛位（左前斜＋足位）、正足位（正位＋足位），匀速注入造影剂 4～6ml，对左冠状动脉进行造影，根据情况增加投照体位，充分展示主干冠状动脉开口、分叉，充分显示冠状动脉病变位置。

（2）右冠状动脉造影：调整球管至左前斜 45º，将 JR4 造影导管插至主动脉窦，撤出导丝，缓慢顺钟向转动造影导管，使造影导管至右冠状动脉口，在左前斜位 45º、右前斜 30º，必要时后前位＋头位 30º 可以加照，在不同投照角度分别匀速注入造影剂 3～5ml。如果右冠细小不宜快速注射过多的造影剂，以防心室颤动的发生。必要时根据情况调整投照角度以充分显示血管及病变。

（3）乳内动脉造影：左乳内动脉选用 JR4 或乳内动脉造影管沿导丝进入左锁骨下动脉远端，回撤并逆时针旋转导管进入乳内动脉，多体位造影观察与前降支吻合口有无病变；右乳内动脉造影方法类似左乳内动脉。

（4）静脉桥血管造影：可选用 JR4 或专用于移植血管的造影导管完成。

（5）不同体位下冠状动脉血管影像：图 3-53～图 3-56 为左冠状动脉，投照角度依次为右前斜＋足位、正位＋头位、左前斜＋头位、左前斜＋足位（蜘蛛位）；图 3-57～图 3-58 为右冠状动脉，投照角度依次为左前斜位、后前位＋头位。

4. 造影结束

（1）拔出鞘管，局部压迫止血，注意穿刺动脉周围出血、血肿及末梢供血状态，一般局部压迫 4～6h 后，给予逐渐减少局部压迫压力。

3

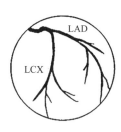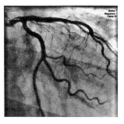

图 3-53　左冠状动脉右前斜位＋足位

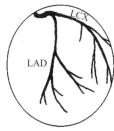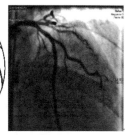

图 3-54　左冠状动脉正位＋头位

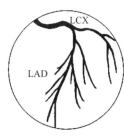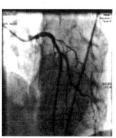

图 3-55　左冠状动脉左前斜位＋头位

（2）鼓励患者饮水或予以静脉补液，促进造影剂排泄，注意纠正电解质紊乱。

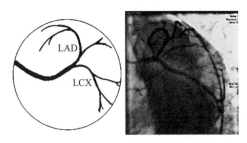

图 3-56　左冠状动脉左前斜位＋足位

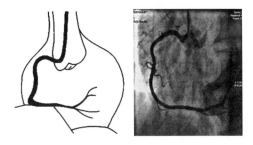

图 3-57　右冠状动脉左前斜位

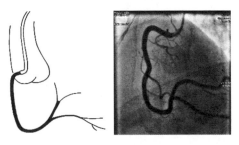

图 3-58　右冠状动脉后前位＋头位

【注意事项】

（1）导管内必须排除空气，避免空气栓塞。

（2）调整造影导管，在注射造影剂时应该尽量保持导管与冠状动脉开口同轴，密切观察导管内压力，当压力下降时，应该及时撤出导管。

（3）行右冠状动脉造影时，注射造影剂压力应较小，避免心室颤动发生。

（4）每一个病变部位都应从两个及以上的体位来分析，单个体位甚至多个体位都可能遗漏偏心病变，病变狭窄程度采用目测法，以临近正常血管直径为参照。

【并发症】

（1）穿刺并发症：出血、腹膜后出血、血肿、假性动脉瘤和动静脉瘘、血管迷走反射等。

（2）栓塞性并发症：血栓栓塞性并发症、动脉粥样硬化斑块栓塞性并发症和空气栓塞性并发症。

（3）冠状动脉开口夹层。

（4）造影剂相关并发症。

（编委：王彬）

（责任编委：光雪峰 戴雪龙）

第八节 颈动脉及周围动脉超声检查

一、颈动脉超声

【检查方法及注意事项】

由有经验的超声科医生检查颈动脉；检查时患者仰卧，颈后垫枕，头后仰，并偏向检查者的对侧，充分暴露颈部，探查双侧颈总动脉及分叉部、颈内动脉及颈外动脉颅外段。

【检查内容】

（1）血管走行，管腔有无扩张或狭窄。

（2）血管内膜厚度，回声，是否光滑。

（3）血管腔内有无异常回声。

（4）血管内血流状态。

（5）疗效评价。

【适应证】

（1）颈动脉病变，包括动脉管壁粥样硬化、钙化、炎症增生，动脉管腔狭窄、闭塞、血栓等。

（2）椎动脉病变，包括动脉管腔狭窄、闭塞、血栓等。

（3）锁骨下动脉病变，包括动脉管壁粥样硬化、钙化、炎症增生，管腔狭窄、闭塞、血栓等。

（4）诊断上述动脉粥样硬化、各种原因引起的管腔狭窄、闭塞、血栓、动脉炎症，如多发性大动脉炎及血栓闭塞性脉管炎、锁骨下动脉窃血综合征等。

（5）用于治疗效果评价和随访，如颈动脉支架、内膜剥脱术后的长期临床随访观察。

此外，尚可以对伴行静脉进行相关检查。

【诊断标准】

超声诊断采用 2009 年中国医生协会《血管超声指南》，定义颈动脉内膜中层厚度（IMT）≥1.0mm 为内膜增厚，IMT≥1.5mm 为斑块形成。斑块数目≥3 为多发斑块。颈动脉硬化性病变：主要是动脉内膜类脂质的沉积，逐渐出现内膜增厚、钙化、血栓形成，致使管腔狭窄、闭塞。

颈动脉狭窄分度（根据面积法）：轻度狭窄，40%～60%；中度狭窄，61%～80%；重度狭窄，81%～99%；无血流信号为闭塞。

【临床意义】

脑卒中和短暂性脑缺血发作的病因诊断：最多见的是动脉粥样硬化，其次为头臂型多发性大动脉炎。动脉粥样硬化引起的颈动脉狭窄多见于中、老年人；多发性大动脉炎多见于青少年，尤其是女性。通过颈部血管超声可以初步完成病因学诊断。

对于有症状的脑血管疾病患者及无症状而体检发现有颈动脉和（或）锁骨下动脉血管杂音、无脉症的患者，常规应进行颈动脉、锁骨下动脉超声检查，以判断颈动脉、锁骨下动脉是否有阻塞性病变。

二、下肢动脉超声

【检查方法及注意事项】

仰卧位，暴露双侧下肢。依次检测双侧髂外动脉、股总动脉、股浅动脉及足背动脉。然后换为俯卧位，检测腘动脉、胫后动脉。检查髂动脉前应禁食 8～12h，以减少肠气干扰。多普勒采样时角度小于 60°。根据个体的实际情况实施，可以局限于动脉节段，也可以进行下肢动脉全长的检查。

【检查内容】

（1）动脉壁检查：内膜平整情况、血管壁内膜厚度、是否存在斑块等。

（2）动脉管腔情况：管腔内径、管腔狭窄、峰值流速、舒张末流速、阻力指数、闭塞、血栓等。

【适应证】

（1）动脉粥样硬化、各种原因的动脉闭塞症。

（2）动脉炎。

（3）急性动脉栓塞和动脉血栓形成。

（4）动脉瘤及动静脉瘘。

（5）动脉手术后随访观察。

【病变判断标准】

（1）动脉粥样硬化程度：0级，正常；1级，轻度硬化即内膜未增厚但有强回声，无斑块；2级，动脉粥样硬化斑块。

（2）狭窄程度：0级，正常；1级，狭窄30%～50%；2级，狭窄50%～75%；3级，狭窄75%～99%；4级，完全闭塞。

【临床意义】

针对间歇性跛行、肢体疼痛或者溃疡症状患者，下肢动脉超声可协助诊断；用于狭窄血运重建后的复查；可以协助外周血管疾病（PAD）治疗方案的选择。

三、肾动脉超声

【检查方法及注意事项】

检查前空腹8～12h，减少肠气干扰。检查时声束与血流方向夹角小于60°，首先在肠系膜上动脉起始部下方1cm测量腹主动脉收缩期峰值流速，其次在右前腹肋间或肋缘下横切面扫查右肾动脉，或侧腰部冠状切面记录双侧主肾动脉近、中、远端的峰值流速，如上述方法不佳采用腹正中横切面扫查主肾动脉。

【测量指标】

血管内径、峰值流速（PSV）、肾动脉与腹主动脉收缩期流速比值（RAR）、收缩早期加速时间（AT）和加速度（AC），阻力指数（RI）。

【适应证】

（1）疑肾血管性高血压的患者。

（2）肾动脉狭窄。

（3）动脉栓塞、动脉瘤、动静脉瘘。

（4）肾动脉病变治疗评估。

【肾动脉狭窄诊断标准】

（1）PSV＞150cm/s（内径减少＞50%），PSV＞180cm/s（内径减少＞60%）。

（2）RAR＞3.5（诊断内径减少60%）。

（3）AT≥0.07s和收缩早期加速度＜3m/s（诊断内径减少70%）。

【临床意义】

判断肾动脉狭窄、动脉瘤、动脉栓塞、动脉血栓形成及动静脉瘘等，同时可以判断病变部位、范围，评估严重程度，以及帮助制订治疗措施。

（编委：李卫）

（责任编委：马爱群）

第九节　心肺复苏和心脏电复律

一、心肺复苏

【概述】

心搏骤停（SCA）通常指心脏机械活动突然停止，心脏停止射血，临床表现为患者意识丧失，对刺激无反应，无脉搏，无自主呼吸或呈叹息样呼吸，如不能得到及时有效救治，常导致患者最终死亡。

心搏骤停的常见诱因包括：各种快速性和缓慢性心律失常，各种器质性心脏病，心力衰竭，心脏大血管严重损伤，呼吸衰竭或呼吸停止，严重的电解质紊乱和酸碱平衡失调，药物中毒和过敏反应，严重创伤，电击或雷击，手术、治疗操作和麻醉意外等。

心搏骤停后4～6min内患者即出现不可逆脑损害，随后数分钟过渡到生物学死亡。及早进行心肺复苏、尽快恢复自主循环是避免患者发生生物学死亡的关键。

心肺复苏（CPR）是指救助心搏骤停患者的急救措施，即通过心脏按压或其他方法形成暂时的人工循环和人工呼吸，保持脑功能直到自主呼吸、循环恢复，从而达到挽救生命的目的。心肺复苏包括基础生命支持（BLS）和高级生命支持（ACLS）。当患者发生心搏骤停后，应尽早启动包括心肺复苏在内的一系列急救措施，这些措施各个环节紧密衔接，组成所谓的生存链：①立即识别SCA并启动急救系统；②强调胸外按压的早期CPR；③快速除颤；④有效的高级生命支持；⑤综合的SCA后管理。生存链环环相扣，每个环节的成功都依赖于前面环节的效果。

【操作标准流程和要点】

成年SCA患者BLS流程见图3-59。

（一）心搏骤停识别

首先判断患者有无反应，快速判断患者有无自主呼吸和大动脉搏动（10s内），如患者无反应、无呼吸和大动脉搏动，即可认为已发生心搏骤停。

（二）初级心肺复苏

一旦确定已发生心搏骤停应立即进行BLS。目前强调早期胸外按压的重要性，处理顺序为：胸外按压（circulation，C）、开通气道（airway，A）、人工呼吸（breathing，B）。

1. 胸外按压　患者仰卧于硬质平面，操作方法是用左手掌根部置于患者双乳头间的胸骨上，另一只手平行重叠在上，双手的手指翘起不接触患者的胸部，进行快速、用力、有节律的按压。要点：①按压时肘关节伸直，依靠肩部、背部力量按压，放松时手掌不能离开胸壁；②按压与放松时间比为 1∶1，按压频率为（100～120）次/min；③按压深度为成人 5～6cm（儿童 5cm，婴儿 4cm）；④胸外按压中断不应超过 10s。并发症：肋骨骨折、心包积血、心脏压塞、气胸、血胸、肺挫伤、脂肪栓塞等。

2. 开通气道　清除口中异物和呕吐物。对于没有头或颈部创伤的患者，使用仰头抬颏法。怀疑有颈椎损伤，则用托下颌法（不能拉伸头部）。当托下颌法不能保证气道通畅时仍应使用仰头抬颏法。

3. 人工呼吸　一般采用口对口或球囊面罩人工呼吸，无法进行时也可选择口对鼻呼吸。要点：①通气时间>1s/次；②足够的潮气量以使得胸廓抬起，同时避免过度通气；③成人按压-通气比为 30∶2；④吹气间歇应放开患者的鼻子；⑤有条件时可使用单向通气装置以保护施救者自身。

（三）心脏电除颤

1. 要点　单人施救时应首先启动急救系统，如有除颤器立即除颤，进行胸外按压。两名及以上施救者时，一人立即行胸外按压，另一人同时启动急救系统，当获得除颤器后尽早除颤。

2. 除颤流程　①按除颤器/自动体外除颤仪（AED）所标示的程序操作；②放电后立即恢复胸外按压，2min 后再判断除颤是否成功，尽可能减少按压中断的时间。

（四）心肺复苏有效指征和终止指征

1. 有效指征　①恢复自主循环（ROSC）；②恢复自主呼吸；③意识好转，出现自主活动；④观察瞳孔时，可由大变小，并有对光反射。

2. 终止指征　①心肺复苏持续 30min 以上仍无自主循环及呼吸，现场又无进一步救治和送治条件；②出现尸

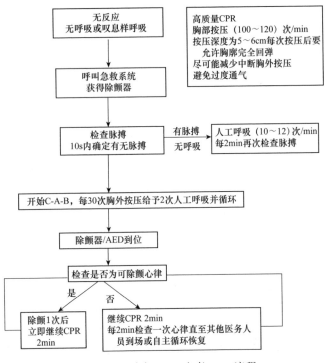

图 3-59　成年 SCA 患者 BLS 流程

僵、尸斑、断头等不可逆性死亡的明显征象；③当现场环境不安全威胁到抢救人员生命时。

（五）高级心血管生命支持

高级心血管生命支持指在 BLS 基础上，应用辅助设备、特殊技术等建立更为有效的通气和血液循环。主要包括人工气道的建立、机械通气、循环辅助仪器、药物和液体的应用、电除颤、病情和疗效评估、复苏后脏器功能的维持等。ACLS 流程见图 3-60。

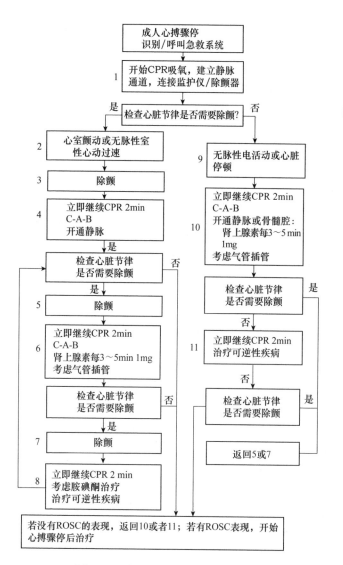

图 3-60　成年 SCA 患者 ACLS 流程

1. 通气与氧供　基础生命支持后患者自主呼吸若未恢复应及早建立高级气道，纠正低氧血症。可选用的高级气道包括气管插管、喉罩、食管气管联合导管等。

（1）紧急气管插管的指征：球囊-面罩不能保证充足的通气；患者气道保护反射丧失；患者气道分泌物较多。

（2）气管插管后管理要点：通气8～10次/min，成人CPR时的潮气量需500～600ml（6～7ml/kg），即为1L气囊的1/2或2L气囊的1/3。心肺复苏期间可给予100%纯氧。

2. 心脏电复律　心搏骤停后迅速恢复有效灌注心律是复苏成功的关键。对于可除颤的心律，电除颤是最有效的手段。

3. 药物治疗

（1）肾上腺素：心搏骤停时的首选药物，单次1mg静脉注射，间隔3～5min可重复。

（2）升压、强心药物：可选择多巴胺、去甲肾上腺素、多巴酚丁胺等。

（3）抗心律失常药物：胺碘酮、利多卡因、β-受体阻断药等。

（4）维持内环境：纠正酸碱失衡和电解质紊乱。

4. 其他维持心电活动与血流动力学稳定的措施　主动脉内球囊反搏。

（六）复苏后管理

心肺复苏后自主循环的恢复仅仅是复苏后治疗过程的开始。复苏后患者在经历全身缺血性损伤后，进入复杂的缺血再灌注损伤阶段。后者是复苏后死亡的重要原因，又称"心搏骤停后综合征"。处理原则：维持有效循环和呼吸功能，稳定内环境，预防再次心搏骤停，维持重要脏器功能，特别是脑灌注，防治继发感染。

二、心脏电复律

【概述】

（一）定义及基本原理

1. 心脏电复律　是以患者自身心电信号为触发标志，同步瞬间发放高能电脉冲，使快速性心律失常转复为窦性心律，同步电复律是在 R 波降支或 S 波起始后 30ms 的心室绝对不应期，而不在心室的易损期中发放高能电脉冲，避免心室颤动等并发症。

2. 心脏电除颤　是应用瞬间高能电脉冲对心脏进行紧急非同步电击，以终止心室颤动、心室扑动，恢复心脏搏动。

（二）适应证和禁忌证

1. 适应证　心室颤动/心室扑动为绝对适应证，其余为相对适应证。按需要电复律的紧急程度对适应证进行分类。

（1）择期电复律：心房颤动、心房扑动，有症状且药物无效的心房颤动、心房扑动。

（2）急诊电复律：快速性心律失常伴血流动力学不稳定、心房颤动伴预激旁道前传、药物无效的室性心动过速。

（3）即刻电复律：发生心搏骤停时如无脉性室性心动过速、心室扑动、心室颤动。

2. 禁忌证　心搏骤停时电复律无禁忌证。其他禁忌证包括病程长、心脏明显增大、伴高度或完全性房室传导阻滞的心房颤动，伴完全性房室传导阻滞的心房扑动，反复发作而药物不能维持疗效或伴病态窦房结综合征的室上性心动过速（包括心房颤动）、洋地黄中毒、低钾血症、多源性房性心动过速，暂不宜电复律。

【操作标准流程和要点】

1. 术前准备

（1）纠正病因（电解质、酸碱失衡），控制心力衰竭，停用洋地黄药物 24h，禁食 12h。

（2）慢性心房颤动：华法林 3 周（INR2.0～3.0）；胺碘酮（0.2g，每 8h 1 次）1 周。

（3）简述复律过程和并发症，签署知情同意书（心室颤动和心室扑动除外）。

（4）检查设备：氧气、麻醉机、吸引器、监护仪、临时起搏器及抢救药。

若患者心搏骤停，心肺复苏 2min，检查心律，必要时再次复律。除颤延迟 1min，复苏成功率下降 7%～10%。至少 1 次除颤和 2min CPR 后心室颤动/无脉性室性心动过速仍持续时，可给予肾上腺素。当心室颤动/无脉性室性心动过速对 CPR、除颤和血管活性药均无反应时，可给予胺碘酮。如果没有胺碘酮，可给予利多卡因。

2. 操作要点

（1）平卧硬板床，清除口腔异物，袒露胸壁，建立静脉通路，监测血压、心律，连接心电监护导联和除颤器的心电图导联。

（2）选择 R 波振幅高大的导联，选择同步复律，检查同步信号是否准确，电极板上均匀涂上导电胶或裹以 4 层生理盐水纱布。

（3）面罩吸氧，地西泮（0.3～0.5mg/kg，缓慢静脉滴注），使患者进入嗜睡状态。

（4）能量选择：同步电复律时，一般心房颤动、室性心动过速 100～200J，心房扑动、室上性心动过速 50～100J。

无脉性室性心动过速、心室扑动或心室颤动采用非同步电复律，能量为单向波 360J，双向波 120～200J。

（5）采用标准位（两个电极板分别放在前胸心尖部和胸骨右缘第 2～3 肋间）或前后位（两个电极板分别放在背部左肩胛下区和胸骨左缘第 2～3 肋间），将电极板与皮肤接触紧密。

（6）确认同步性能正常，充电，放电转复。

（7）转复成功后，观察心率、心律、血压和呼吸状况，请患者活动一下四肢和做伸舌动作，了解有无血栓栓塞。

3. 术后处理

（1）监测心率、血压 24h。

（2）适当使用抗心律失常药物。

（3）维持内环境稳定，去除诱发因素。

（4）心房颤动转律后继续口服华法林 4 周。

（编委：李德才）

（责任编委：张蜀　李东泽　曾智）

第十节　心包穿刺

【定义】

心包腔穿刺术指用穿刺针穿入心包腔，抽取心包腔内液体查找病因、解除压迫症状、排脓以及进行心包腔给药的一种诊疗技术。

【适应证】

大量心包积液出现心脏压塞症状、心包积液病因不明或需要心包腔内给药的患者。

【禁忌证】

（1）出血性疾病、严重血小板减少症及正在接受抗凝治疗者（相对禁忌证）。

（2）拟穿刺部位有感染者、合并菌血症或败血症者。

（3）不能很好地配合手术操作的患者。

【术前准备】

（1）药品：2% 利多卡因及各种抢救药品。

（2）器械：5ml 和 50ml 注射器、22G 套管针、胸腔穿刺包。如行持续心包液引流则需准备：穿刺针、导丝、尖刀、扩皮器、外鞘管、猪尾型心包引流管、三通、肝素帽 2 个、纱布等。

（3）心电监护仪、除颤器。

（4）术前行超声心动图检查协助确定部位、进针方向与深度。

（5）开放静脉通路。

（6）向患者及家属说明手术目的及方法，解除紧张情绪。

（7）签署手术知情同意书。

【操作要点】

（一）穿刺点选择

除非紧急情况，应心脏超声定位，以决定穿刺点、进针方向和进针的距离。穿刺点通常采用剑突与左肋弓缘夹角处或心尖部内侧，离心包最近，远离周围脏器以避免损伤。

（二）消毒、铺巾和麻醉

患者一般取坐位或半卧位，暴露前胸及上腹部，术者及助手戴帽子、口罩，常规局部消毒后，戴无菌手套，铺巾。2% 利多卡因从穿刺点处沿穿刺方向，负压下逐层局部麻醉至心包壁层。

（三）操作方法

关键：确定进针部位、方向、深度和保持负压进针。

（1）穿入心包：术者将连于穿刺针的橡胶皮管夹闭，持穿刺针在选定且局部麻醉后的部位穿刺，具体方法如下。①剑突下穿刺：剑突与左肋弓夹角处进针，针体与腹壁成30°～40°角，向后、向上并稍向左侧，刺入心包腔下后部。②心尖部穿刺：在左侧第5肋间心浊音界内2.0cm左右进针，穿刺针向脊柱方向缓慢刺入心包腔。③超声定位穿刺：沿超声确定的穿刺点、穿刺方向和深度进针。穿刺过程中如感觉到针尖抵抗感突然消失，提示穿刺针已穿过心包壁层，如针尖感到心脏搏动，此时应退针少许，以免划伤心脏和血管，同时固定针体；若达到测量的深度，仍无液体流出，可退针至皮下，略改变穿刺方向后再试。

（2）抽液：穿刺针进入心包腔后，助手将注射器接于橡皮管上，放开钳夹处，缓慢抽液，当针管吸满后，取下针管前，应先用止血钳夹闭橡皮管，以防空气进入。记录抽液量，留标本送检。抽液完毕，拔出针头或套管，覆盖消毒纱布，压迫数分钟，并以胶布固定。

（3）持续引流：穿刺针进入心包腔后，由助手沿穿刺针送入导丝，术者退出穿刺针，尖刀稍微切开穿刺点皮肤，沿导丝置入扩张管，捻转前进，以扩张穿刺部位皮肤及皮下组织，退出扩张管，沿导丝置入心包引流管后撤出导丝，观察引流效果，必要时可适当调整引流管深度及位置，保证引流通畅。固定引流管后接引流袋，缓慢引流并记录引流的液体量，同时取一定量的标本送检。引流管的保留时间根据病情需要决定。病情稳定后，可拔出引流管，盖消毒纱布并压迫数分钟，用胶布固定。

（四）操作注意事项

（1）严格掌握适应证。

（2）由有经验的医生操作或指导。

（3）在心电监护下进行，操作过程中密切观察生命体征变化。

（4）术前须进行心脏超声检查，确定液体量、穿刺部位及方向。

（5）术前做好解释工作，消除顾虑，术中不能深呼吸和咳嗽。

（6）充分局部麻醉，避免疼痛引起神经源性休克。

（7）监护若出现期前收缩或室性心动过速，提示可能碰到了心肌，及时外撤穿刺针并观察生命体征。

（8）抽液慢，首次 100～200ml，重复抽液可到 300～500ml，避免过快、过多引起肺水肿。

（9）抽出血性液体，观察是否凝固。如凝固，提示损伤了心肌或动脉，立即停止抽液。

（10）取下引流管前必须夹闭引流管，以防空气进入。

（11）防止合并感染，持续引流时间不宜过长。

【并发症】

肺损伤、肝损伤、心肌损伤及冠状动脉损伤、心律失常、感染、血管迷走反射和急性肺水肿。

（编委：吴新华）

（责任编委：朱建华）

第一节 概 述

动脉粥样硬化是动脉硬化性血管疾病中最常见和最重要的一种，其特点是受累动脉病变从内膜开始，并有动脉中层的逐渐退变，胆固醇、脂质沉积，出血及血栓形成，纤维组织增生及钙质沉着，导致管壁增厚、管腔狭窄。病变常累及冠状动脉、脑动脉等大、中动脉。冠状动脉粥样硬化性心脏病是指冠状动脉发生粥样硬化引起管腔狭窄或闭塞，导致心肌缺血缺氧或坏死而引起的心脏病，简称冠心病，也称为缺血性心脏病。除冠心病外，动脉粥样硬化还可表现为主动脉粥样硬化、颅脑动脉粥样硬化、肾动脉粥样硬化、下肢动脉粥样硬化和肠系膜动脉粥样硬化等。

【危险因素】

动脉粥样硬化和冠心病的发生发展受多种因素的影响，除性别、年龄和遗传因素具有不可干预性外，其他危险因素大多可干预或控制。

1. 年龄、性别 本病多见于50岁以上的成人，但近年来有年轻化趋势。男性多于女性，男女比例约为2：1，绝经期后的女性与同龄男性发病率接近。

2. 家族史 有冠心病、高血压、糖尿病、血脂异常等疾病家族史的患者，冠心病的发病率增加，尤其是有早发冠心病家族史（一级亲属发病年龄男性＜55岁，女性＜65岁）者。亲缘关系越近、患病年龄越小，其亲属患冠心病的危险性也越高。

3. 血脂异常　总胆固醇、低密度脂蛋白胆固醇（LDL-C）或极低密度脂蛋白胆固醇（VLDL-C）增高，高密度脂蛋白胆固醇（HDL-C）减低均是动脉硬化及冠心病的主要危险因素。近年认为载脂蛋白A（ApoA）的降低、载脂蛋白B（ApoB）的增高、脂蛋白（a）[Lp（a）]增高均是独立的致病因素。

4. 高血压　高血压患者动脉粥样硬化发病率为无高血压者的3～4倍。收缩压和舒张压增高均与冠心病密切相关。可能是由于高血压时，动脉壁承受较高的压力，内皮细胞损伤，LDL-C易于进入动脉壁，并刺激平滑肌细胞增生，引发动脉粥样硬化。

5. 糖尿病和糖耐量异常　糖尿病（DM）患者不仅动脉硬化和冠心病发病率明显增高，且病变程度重、进展迅速。DM常合并脂代谢异常、高血压，易发生凝血因子增高和血小板功能增强。糖尿病患者粥样斑块内脂质、炎症反应和血栓形成均多于非糖尿病个体，易发生斑块不稳定和急性心血管事件。

6. 吸烟　吸烟者本病的发病率和病死率增高2～6倍，且与每日吸烟的支数呈正比。其机制为：①吸烟可使血液中LDL易于氧化，并导致血内一氧化碳浓度升高，从而造成血管内皮损伤；②使血小板聚集功能增强及血液中儿茶酚胺浓度升高，不饱和脂肪酸及HDL-C水平降低；③尼古丁可直接作用于冠状动脉和心肌，引起冠状动脉痉挛和心肌受损。

7. 肥胖　肥胖患者易合并脂代谢异常、高血压、糖尿病和胰岛素抵抗，动脉硬化和冠心病发病率明显增高。世界卫生组织（WHO）将体质量指数（BMI）25～29.9kg/m^{2}为超重，BMI≥30kg/m^{2}为肥胖，我国推荐的肥胖指标为BMI≥28kg/m^2。腰围是另一个被用来反映肥胖程度的指标，该指标和腹部内脏脂肪堆积的相关性优于腰臀比值。男性腰围＞102cm，女性腰围＞88cm，动脉硬化性疾病、糖尿病及全因死亡风险明显增高。

8. 新型动脉硬化危险评估指标　除传统危险因素外，还有很多因素与动脉硬化发病及危险评估有关，如C-反应蛋白、糖化血红蛋白、尿微量白蛋白、同型半胱氨酸、利钠肽、白介素、髓过氧化物酶、黏附分子、可溶性CD40配体、载脂蛋白A_1、载脂蛋白B、氧化低密度脂蛋白、胱抑素C等。

9. 其他　A型性格者、体力活动少、脑力活动紧张、经常有紧迫感的工作、抑郁症患者均较易得本病。长期口服避孕药、长期饮食不当（高热量、高动物脂肪、高胆固醇、高糖）及微量元素摄入量不当等也与本病有关。

【临床分型】

（一）根据病变部位、范围、血管阻塞程度和心肌供血不足的发展速度、范围和程度分类

1979年WHO将冠心病分为以下五种临床类型。

1. 无症状型冠心病　亦称隐匿型冠心病，患者无症状，但静息时或负荷试验后有ST段压低、T波减低、变平或倒置等心肌缺血的心电图改变；病理学检查心肌无明显组织形态改变。

2. 心绞痛型冠心病　有发作性胸骨后疼痛，为一过性心肌供血不足引起。病理学检查心肌无明显组织形态改变或有纤维化改变。

3. 心肌梗死型冠心病　症状严重，由冠状动脉闭塞致心肌急性缺血性坏死所致。

4. 缺血性心肌病型冠心病　表现为心脏扩大、心力衰竭和心律失常，为长期心肌缺血导致心肌纤维化引起。

临床表现与原发性扩张型心肌病类似。

5. 猝死型冠心病　因原发性心脏骤停而猝然死亡，多为缺血心肌局部发生电生理紊乱，引起严重的室性心律失常所致。

（二）根据发病特点和治疗原则分类

1. 慢性稳定性冠心病　包括明确诊断的无心绞痛症状冠心病和稳定型心绞痛。诊断需要满足以下标准：近60天内心绞痛发作的频率、持续时间、诱因或缓解方式没有变化；无近期心肌损伤的证据。明确诊断的冠心病指有心肌梗死病史、经皮冠状动脉介入治疗（PCI）和冠状动脉旁路移植（CABG）术后患者及冠状动脉造影或无创检查证实有冠状动脉粥样硬化或有确切心肌缺血证据的患者。

2. 急性冠状动脉综合征（ACS）　是指冠状动脉粥样硬化不稳定斑块破裂或糜烂导致血栓形成，从而导致心肌缺血急性发作而引发的一系列心血管事件，包括不稳定型心绞痛（UA）、非ST段抬高性心肌梗死（NSTEMI）和ST段抬高性心肌梗死（STEMI）。

【特殊类型冠心病】

1. 血管痉挛性心绞痛　也称变异型心绞痛，多发生于静息状态，为一过性冠状动脉痉挛所致，常伴一过性ST段抬高或压低。此类患者常较为年轻，除吸烟外，多数患者缺乏冠心病危险因素。发病时间多在午夜至上午8:00时。冠状动脉造影可正常或存在病变，麦角新碱可诱发冠状动脉痉挛。钙通道阻断药和硝酸酯类药物是控制症状的主要手段，戒烟限酒，控制高血压、糖尿病、血脂异常和肥胖等危险因素也有重要意义。

2. X综合征　X综合征是指患者有心绞痛症状、心电图运动试验阳性，但冠状动脉造影无异常，可能与自主神经功能失调、微血管灌注功能障碍、痛觉阈值降低等有关。本病在绝经期前女性多见，预后通常良好。本病无特异治疗，β-受体阻断药和非二氢吡啶类钙通道阻断药均可减少胸痛发作次数，硝酸甘油并不能提高大部分患者的运动耐量，但可改善部分患者的症状。

3. 心肌桥　正常情况下，冠状动脉走行于心外膜下的结缔组织中，若一段冠状动脉走行于心肌内，则将该束心肌纤维称为心肌桥，走行于心肌桥下的冠状动脉称为壁冠状动脉。由于心肌桥在每一个心动周期的收缩期都可导致壁冠状动脉被挤压，如挤压严重可引起远端心肌缺血，临床上表现为类似心绞痛的症状或不典型胸痛、心律失常，甚至心肌梗死或猝死。冠状动脉造影显示心肌桥节段的冠状动脉舒张期正常，但收缩期则可见不同程度的狭窄。心肌桥无特异性治疗，β-受体阻断药和非二氢吡啶类钙通道阻断药等降低心肌收缩力的药物可缓解症状，冠状动脉轻度受压者无须任何干预。一般不提倡支架和手术治疗。

【危险分层】

UA/NSTEMI 患者的临床表现严重程度不一，主要是由于基础的冠状动脉粥样病变的严重程度和病变累及范围不同，同时形成急性血栓的危险性不同。为选择个体化的治疗方案，必须尽早进行危险分层。

Bruanwald 根据心绞痛的特点和基础病因，对 UA 提出分级（Bruanwald 分级）（表 4-1）。GRACE 风险模型纳入了年龄、充血性心力衰竭史、心肌梗死史、静息时心率、收缩压、血肌酐、心电图 ST 段偏离、心肌损伤标志物升高以及是否行血运重建等参数，可用于 UA/NSTEMI 的风险评估，对于预测住院期间及 6 个月的病死率有一定意义（表 4-2）。

表 4-1　不稳定型心绞痛严重程度分级（Braunwald 分级）

定义	一年内死亡或心肌梗死发生率（%）
严重程度	
Ⅰ级	严重的初发型心绞痛或恶化型心绞痛，无静息痛	7.3
Ⅱ级	亚急性静息型心绞痛（一个月内发生过，但 48h 内无发作）	10.3
Ⅲ级	急性静息型心绞痛（在 48h 内有发作）	10.8
临床环境	
A	继发性心绞痛，在冠状动脉狭窄基础上，存在加剧心肌缺血的冠状动脉以外的疾病	14.1
B	原发性心绞痛，无加剧心肌缺血的冠状动脉以外的疾病	8.5
C	心肌梗死后心绞痛，心肌梗死后 2 周内发生的不稳定型心绞痛	18.5

【冠心病和动脉粥样硬化一级预防要点】

冠心病的一级预防主要是针对具有心血管疾病危险因素，但尚无明确临床症状者的心血管风险评估、管理和干预，预防心血管事件，减少群体发病率。我国专家共识建议：40 岁以上个体应至少每 5 年进行 1 次危险评估。有 2 个以上危险因素［年龄（男 >45 岁，女 >55 岁）、早发冠心病家族史、高胆固醇或低 HDL-C 血症、吸烟、糖尿病、高血压、肥胖］，应每年进行 1 次危险评估。应对患者进行心血管事件 10 年风险评估，低度危险（缺血性心血管事件 10 年发病风险 <10%）组以生活方式干预为主；高度危险（缺血性心血管事件 10 年发病风险 >20%）患者则建议积极控制高血压、糖尿病、高脂血症等危险因素，并应给予阿司匹林及他汀类药物。必要时应行动脉硬化及心肌缺血相关检查（国人缺血性心血管疾病 10 年发病风险评估表见表 4-3、4-4）。生活方式干预是一级预防中所有预防措施的基石，一级预防的要点如下。

表 4-2　NSTE-ACS 缺血评估（GRACE 评分）

年龄（岁）	分值	心率（次/min）	分值	收缩压（mmHg）	分值	肌酐（mg/dl）	分值	KillIP 分级	分值	危险因素	分值
<30	0	<50	0	<80	58	0~0.39	1	I	0	入院时心脏骤停	39
30~39	8	50~69	3	80~99	53	0.4~0.79	4	II	20	ST 段改变	28
40~49	25	70~89	9	100~119	43	0.8~1.19	7	III	39	心肌标志物增高	14
50~59	41	90~109	15	120~139	34	1.2~1.59	10	IV	59		
60~69	58	110~149	24	140~159	20	1.6~1.99	13				
70~79	75	150~199	38	160~199	10	2.0~3.99	21				
80~89	91	≥200	46	≥200	0	≥4.0	28				

GRACE 评分	危险级别	院内死亡风险（%）
≤108	低危	<1
109~140	中危	1~3
>140	高危	>3

表4-3 国人缺血性心血管疾病（ICVD）10 年发病风险评估表（男性）

第一步：评分

年龄（岁）	得分	收缩压（mmHg）	得分
35～39	0	<120	-2
40～44	1	120～129	0
45～49	2	130～139	1
50～54	3	140～159	2
55～59	4	160～179	5
≥60 岁	每增加 5 岁得分加 1 分	≥180	8

体质量指数（kg/m²）	得分	总胆固醇（mg/dl）	得分
<24	0	<200（5.2mmol/L）	0
24～27.9	1	≥200	1
≥28	2		

吸烟	得分	糖尿病	得分
否	0	否	0
是	2	是	1

第二步：计算总得分

第三步：查绝对危险

总分	10 年 ICVD 绝对危险（%）	总分	10 年 ICVD 绝对危险（%）
≤-1	0.3	9	7.3
0	0.5	10	9.7
1	0.6	11	12.8
2	0.8	12	16.8
3	1.1	13	21.7
4	1.5	14	27.7
5	2.1	15	35.3
6	2.9	16	44.3
7	3.9	≥17	≥52.6
8	5.4		

（待续）

（续表）

第四步：与参考标准比较，求得相对危险		
10 年 ICVD 绝对危险（%）参考标准		
年龄（岁）	平均危险	最低危险 *
35～39	1	0.3
40～44	1.4	0.4
45～49	1.9	0.5
50～54	2.6	0.7
55～59	3.6	1

4

注：*，最低危险是根据收缩压<120mmHg、体质量指数<24kg/m²、总胆固醇< 140mg/dl、不吸烟且无糖尿病的同龄人所求得的危险

表 4-4 国人缺血性心血管疾病（ICVD）10 年发病风险评估表（女性）

第一步：评分			
年龄（岁）	得分	收缩压（mmHg）	得分
35～39	0	<120	-2
40～44	1	120～129	0
45～49	2	130～139	1
50～54	3	140～159	2
55～59	4	160～179	3
≥60 岁	每增加 5 岁得分加 1 分	≥180	4
体质量指数（kg/m²）	得分	总胆固醇（mg/dl）	得分
<24	0	<200（5.2mmol/L）	0
24～27.9	1	≥200	1
≥28	2		
吸烟	得分	糖尿病	得分
否	0	否	0
是	1	是	2
第二步：计算总得分			

（待续）

（续表）

第三步：查绝对危险

总分	10 年 ICVD 绝对危险（%）	总分	10 年 ICVD 绝对危险（%）
-2	0.1	6	2.9
-1	0.2	7	3.9
0	0.2	8	5.4
1	0.2	9	7.3
2	0.3	10	9.7
3	0.5	11	12.8
4	1.5	12	16.8
5	2.1	≥13	21.7

第四步：与参考标准比较，求得相对危险

10 年 ICVD 绝对危险（%）参考标准

年龄（岁）	平均危险	最低危险[*]
35～39	0.3	0.1
40～44	0.4	0.1
45～49	0.6	0.2
50～54	0.9	0.3
55～59	1.4	0.5

注：[*]，最低危险是根据收缩压＜120mmHg、体质量指数＜24kg/m^2、总胆固醇＜140mg/dl、不吸烟且无糖尿病的同龄人所求得的危险

1. 平衡膳食　饮食中应减少总脂肪（总热量的 30%）和饱和脂肪酸（低于总热量的 10%）的摄入量，减少或不食用反式脂肪酸。增加蔬菜、水果、豆类和谷类纤维素摄入。减少钠盐摄入，每天食盐摄入量为 5～6g。不可过量饮酒，高血压患者禁酒。

2. 戒烟　吸烟是动脉粥样硬化的重要致病因素，也是唯一能够完全控制的致病因素。在患者就诊时应询问吸烟史和戒烟情况，宣传吸烟有害健康的理念，鼓励患者不吸

烟或戒烟，戒烟越早获益越大，并应给患者提供包括尼古丁替代疗法和药物干预在内的戒烟方法。避免被动吸烟。

3. 规律运动 规律的体育锻炼有益于延长寿命，降低心血管疾病发生和死亡危险。体育锻炼的保护作用主要通过降低血压、控制血糖和体重以改善心血管功能。建议成人积极从事中等以上强度的有氧运动（包括快步走、慢跑、游泳、爬山、各种球类运动等），每周至少3～4次，每次平均持续30～40min，有助于降低 LDL-C 和控制血压。

4. 控制体重 控制肥胖症是减少慢性病发病率和病死率的一个关键因素。控制超重和肥胖是我国心血管疾病一级预防的重要内容，控制肥胖的源头是改变不健康的生活方式。使 BMI 维持在 $18.5～23.9kg/m^2$。男性腰围控制在 $\leqslant 90cm$、女性腰围 $\leqslant 85cm$。

5. 心理平衡 情绪应激与冠状动脉病变的发生、发展以及心血管事件密切相关。常见的心理障碍包括：焦虑、抑郁、惊恐发作、躯体化感觉障碍、疑病症、睡眠障碍和强迫思维等。非专科医生可使用焦虑、抑郁筛查量表对患者进行筛查，应了解患者是否存在精神心理问题，必要时给予相应治疗或转诊至心理疾病专科门诊。

6. 血脂异常干预 用于血脂异常危险评估的心血管危险因素包括：①高血压；②吸烟；③低 HDL-C 血症；④肥胖（ $BMI \geqslant 28kg/m^2$ ）；⑤早发缺血性心血管疾病家族史（一级男性亲属发病<55 岁，一级女性亲属发病<65 岁）；⑥年龄（男性 $\geqslant 45$ 岁，女性 $\geqslant 55$ 岁）。40 岁以下血脂正常人群，每2～5 年检测 1 次血脂；40 岁以上人群至少每年进行 1 次血脂检测。心血管疾病高危人群每 6 个月检测 1 次血脂。所有血脂异常患者首先进行强化生活方式干预，LDL-C 是降脂治疗的首要目标，在生活方式改变不

能达标时首选他汀类药物。2016 年中国成人血脂异常防治指南分型及血脂控制目标见表 4-5。

表 4-5　2016 年中国成人血脂异常防治指南分型及血脂控制目标

危险分层	患者类型	临床疾患和（或）危险因素	目标 LDL-C 水平（mmol/L）
极高危	临床确诊的 ASCVD：包括 ACS、稳定型冠心病，血管重建术后，缺血性心肌病，缺血性卒中、TIA、外周动脉粥样硬化病等	ASCVD 糖尿病＋高血压或其他危险因素*	＜1.8
高危	LDL-C≥4.9mmol/L 或 TC≥7.2mmol/L 1.8mmol/L≤LDL-C ＜4.9mmol/L（190mg/dl）或 3.1mmol/L≤TC＜7.2mmol/L 且年龄在 40 岁以上的糖尿病患者 10 年 ASCVD 发病风险≥10%	糖尿病、慢性肾病 慢性肾病（3 或 4 期）	＜2.6
中危	10 年 ASCVD 发病风险为 5%～9%	高血压＋1 项其他危险因素	＜2.6
低危	10 年 ASCVD 发病风险＜5%	高血压或 3 项其他危险因素	＜3.4

注：ASCVD，动脉粥样硬化性心血管疾病；ACS，急性冠状动脉综合征；TIA，短暂性脑缺血发作；LDL-C，低密度脂蛋白胆固醇；TC，总胆固醇；*，危险因素包括吸烟、低 HDL-C、男性≥45 岁或女性≥55 岁

7. 血糖监测与控制　2010 年"心血管疾病一级预防中国专家共识"建议，健康人 40 岁开始每年检查 1 次空腹血糖。①年龄＜45 岁者，有如下危险因素：肥胖（BMI≥28kg/m²）；2 型糖尿病者的一级亲属；有巨大儿（出生体重≥4kg）生产史或妊娠糖尿病史；有高血压（血压

≥140/90mmHg)、HDL-C≤0.91mmol/L(35mg/dl)及 TG≥2.75mmol/L(250mg/dl);有糖调节受损史应进行口服葡萄糖耐量试验(OGTT)筛查,如果筛查结果正常,3年后重复检查。②年龄≥45岁者,特别是伴超重者定期进行 OGTT 检测。若筛查结果正常,3年后重复检查。2013年欧洲心脏病学会建议,对普通人群和可能存在糖代谢异常的人群(肥胖、高血压或有糖尿病家族史)应先采用糖尿病风险评估量表进行评估,对糖尿病高风险人群进行OGTT 或糖化血红蛋白(HbA$_{1C}$)联合空腹血糖检测。所有糖尿病患者应在强化生活方式干预的基础上,实施个体化降糖管理,建议以接近正常水平的 HbA$_{1C}$(<7%)为目标。一般建议空腹血糖<6.7mmol/L(120mg/dl),餐后血糖 9~10mmol/L(<160~180mg/dl)。经选择的病程较短、预期寿命较长、无明显心血管疾病的患者,在血糖达标且无低血糖或其他不良事件的前提下,可设定更为严格的降糖目标(如 HbA$_{1C}$6.0%~6.5%)。

LDL-C 基线值较高不能达到目标值者,LDL-C 至少降低 50%(Ⅱa 类推荐/B 级证据)。极高危患者 LDL-C 基线在目标值以内者,LDL-C 仍应降低 30% 左右(Ⅰ类推荐/A 级证据)

8. 血压监测与控制 18 岁以上健康成人至少每 2 年监测血压 1 次,35 岁以上成人至少每年监测血压 1 次,心血管门诊患者应常规接受血压测量。高血压患者调整治疗期间每日监测血压至少 2 次,血压平稳后每周监测血压 2次。鼓励家庭自测血压。对于无其他危险因素的初发高血压患者,均首先进行强化生活方式干预。慢性高血压患者在生活方式干预基础上,根据血压水平给予降压药物治疗。所有高血压患者血压控制在 140/90mmHg 以下,糖尿病及慢性肾病患者应控制在 130/80mmHg 以下。

　　9. 阿司匹林用于心血管疾病一级预防　所有患者使用阿司匹林前均应仔细权衡获益 - 出血风险比。建议服用阿司匹林 75～160mg/d 作为以下人群的心血管疾病一级预防措施。

　　（1）糖尿病患者 40 岁以上，或 30 岁以上伴有 1 项其他心血管疾病危险因素，如早发心血管疾病家族史、高血压、吸烟、血脂异常或蛋白尿。

　　（2）高血压且血压控制到 150/90mmHg 以下，同时有下列情况之一：①年龄＞50 岁；②有靶器官损害；③合并糖尿病。

　　（3）未来 10 年心脑血管事件危险＞10% 的患者。

　　（4）合并下述 3 项及以上危险因素的患者：①血脂异常；②吸烟；③肥胖；④年龄＞50 岁；⑤早发心血管疾病家族史。

（编委：郑海军）

（责任编委：高传玉）

第二节　高 脂 血 症

【血脂异常的分类与诊断】

　　血脂是血液中中性脂肪［三酰甘油（triglyceide，TG）和胆固醇］和类脂（磷脂、糖脂、固醇、类固醇等）的总称。在临床医学中，血脂主要指血液中的三酰甘油和胆固醇。饮食摄入是三酰甘油的主要来源，但胆固醇绝大部分是人体自身合成的。循环中的胆固醇和 TG 必须与载脂蛋白结合形成脂蛋白才能溶于血液，被运输至人体组织发挥生理作用。三酰甘油的生理作用主要是为人体提供能量，而胆固醇则是合成细胞膜、胆酸和类固醇激素的重要原料。

高脂血症的诊断参照 2016 年"中国成人血脂异常防治指南"的诊断标准（表 4-6）。在临床诊治中常将血脂异常分为高胆固醇血症、高三酰甘油血症、低高密度脂蛋白胆固醇血症（HDL-C）和混合性高脂血症四大类，具体诊断标准见表 4-7。另外，也可以将高脂血症分为原发性和继发性。原发性高脂血症多与脂代谢相关基因异常有关，例如家族性高胆固醇血症（FH）。FH 是一种遗传性疾病，当 LDL-C>5mmol/L 时，需考虑 FH 的可能性，尤其是当 LDL-C>13mmol/L 时，FH 的可能性更大。继发性高脂血症是指由系统性疾病、不良生活方式或者使用药物引起的血脂异常，其中以肥胖、酗酒及糖尿病最为常见（表 4-8）。甲状腺功能减低和肾功能异常等相关的血脂异常在临床上并不少见。另外抗肿瘤药物（例如三苯氧胺等）相关的血脂异常也不容忽视。继发性血脂异常的治疗主要是去除相关因素，对相应疾病进行治疗。

对于高脂血症的诊治，临床上基本的血脂检测项目为总胆固醇（TC）、TG、HDL-C 和低密度脂蛋白胆固醇（LDL-C）。其他血脂项目如载脂蛋白（apo）A_1、apoB、脂蛋白（a）[Lp（a）]等指标的临床应用价值尚不十分明确。近年来非高密度脂蛋白胆固醇（非 HDL-C）也受到临床重视。非 HDL-C 是指除 HDL 以外其他脂蛋白中含有胆固醇的总和，主要包括 LDL-C 和极低密度脂蛋白胆固醇（VLDL-C），其中 LDL-C 占 70% 以上，计算非 HDL-C 的公式为：非 HDL-C＝TC－HDL-C。虽然非空腹血脂的测定是近年来研究的热点之一，但目前临床上还是以测定空

表 4-6 血脂水平分层标准 [mmol/L（mg/dl）]

分层	TC	LDL-C	HDL-C	非 HDL-C	TG
理想水平		<2.6（100）		<3.4（130）	
合适水平	<5.2（200）	<3.4（130）		<4.1（160）	<1.7（150）
边缘升高	≥5.2（200）且<6.2（240）	≥3.4（130）且<4.1（160）		≥4.1（160）且<4.9（190）	≥1.7（150）且<2.3（200）
升高	≥6.2（240）	≥4.1（160）		≥4.9（190）	≥2.3（200）
降低			<1.0（40）		

表 4-7 血脂异常的临床分类

分型	TC	TG	HDL-C
高胆固醇血症	增高		
高三酰甘油血症		增高	
混合型高脂血症	增高	增高	
低高密度脂蛋白血症			降低

表 4-8　继发性血脂异常的常见原因

	高 LDL-C	高 TG
饮食	饱和或反式脂肪、体重增加、厌食	体重增加、非常低的脂肪饮食、大量摄入精致的碳水化合物和酒精
药物	利尿药、环孢素、糖皮质激素、胺碘酮	口服雌激素、糖皮质激素、胆酸螯合剂、蛋白酶抑制剂、维 A 酸、合成类固醇、西罗莫司、雷洛昔芬、三苯氧胺、β-受体阻断药、噻嗪类利尿药
疾病	胆道阻塞肾病综合征、甲状腺功能减低、肥胖	肾病综合征、慢性肾衰竭、肥胖、甲状腺功能减低、糖尿病（控制不好）
其他	妊娠	妊娠

腹血脂水平为主，因此建议抽血前 2 周保持一般饮食习惯和稳定体重；24h 内不进行剧烈活动；抽血前禁食 12h；采血前坐位休息至少 5min，取坐位接受抽血，避免止血带捆扎时间过长。

【高脂血症的危害】

虽然无论是胆固醇，还是三酰甘油都是人体必需的物质，但当它们在血液中的水平过高，则会危害人体健康。早在 18 世纪人们已从胆石中发现了胆固醇，1816 年化学家本歇尔将这种具有脂类性质的物质命名为胆固醇，但直到 1913 年才提出高胆固醇血脂和动脉粥样硬化的发病相关，其后动物实验、流行病学研究、大规模的人群干预研究，以及遗传学研究都比较一致地认为血清 TC 或 LDL-C 水平升高是动脉粥样硬化性心血管疾病（atherosclerotic cardiovascular disease，ASCVD）的独立危险因素。汇总 58 个临床研究发现 LDL-C 每降低 1mmol/L，3 年内缺血事件的风险可下降 36%，卒中的风险降低 10%。其后的研究也证实上述发现，认为 LDL-C 每降低 1mmol/L，主要心血管事件（心脏事件、血管重建、卒中等）的风险每年可减少 1/5。尽管近年的遗传学研究结果较大力度的支持高三酰甘油血症是心血管事件的危险因素，但高三酰甘油血症和心血管事件的关系仍有争议，有待进一步研究。另外，严重的高脂血症还可以引起皮肤病变、急性胰腺炎等。

心血管风险评估是高脂血症患者诊治的重要内容之一。按照 2016 年中国血脂指南，所有 ASCVD 患者都是极高危患者，ASCVD 包括急性冠状动脉综合征（ACS）、稳定型冠心病、血运重建术后、缺血性心肌病、缺血性卒中、短暂性脑缺血发作、外周动脉粥样硬化病等。对高脂血症患者的心血管风险评估具体内容见表4-9。对ASCVD 10年风险为中危的＜55岁的中青年人，建议进一步进行余生风险评估，对存在下列2种或2种以上情况者定义余生风险为高危：①收缩压≥160mmHg或舒张压≥100mmHg；②非HDL-C≥5.2mmol/L（200mg/dl）；③HDL-C＜1.0mmol/L（40mg/dl）；④BMI≥28kg/m²；⑤吸烟。

表 4-9　高脂血症的危险分层

危险因素个数	血清胆固醇水平（mmol/L）		
	3.1≤TC＜4.1（或）1.8≤LDL-C＜2.6	4.1≤TC＜5.2（或）2.6≤LDL-C＜3.4	5.2≤TC＜7.2（或）3.4≤LDL-C＜4.9
无高血压			
0~1 个	低危（＜5%）	低危（＜5%）	低危（＜5%）
2 个	低危（＜5%）	低危（＜5%）	中危（5%~9%）
3 个	低危（＜5%）	中危（5%~9%）	中危（5%~9%）
有高血压			
0 个	低危（＜5%）	低危（＜5%）	低危（＜5%）
1 个	低危（＜5%）	中危（5%~9%）	中危（5%~9%）
2 个	中危（5%~9%）	高危（≥10%）	高危（≥10%）
3 个	高危（≥10%）	高危（≥10%）	高危（≥10%）

【血脂异常的处理】

血脂异常的处理主要包括治疗性生活方式改变（therapeutic lifestyle change, TLC）、药物治疗和其他措施3部分，其中治疗性生活方式改变是基础。

（一）治疗目的及原则

血脂异常治疗的首要目的是减少ASCVD的发病率和

死亡率，所以治疗主要针对高 TC、高 LDL-C 和高 TG 血症，HDL-C 目前不作为干预目标。治疗原则主要包括：①确定高脂血症的患者。寻找高脂血症的病因，特别是排除继发性高脂血症。②进行心血管风险评估。对原发性血脂异常的患者，首先要对患者进行心血管危险分层。③确定治疗目标和策略。针对不同的危险人群，确定 LDL-C 等的治疗达标值（表 4-10）。理想的血清 TG＜1.7mmol/L（150mg/dl）。

表 4-10　不同 ASCVD 危险人群 LDL-C 和非 HDL-C 治疗达标值［mmol/L（mg/dl）］

危险等级	LDL-C	非 HDL-C
低/中危	＜3.4（130）	＜4.1（160）
高危	＜2.6（100）	＜3.4（130）
极高危	＜1.8（70）	＜2.6（100）

血清 TG 的合适水平为＜1.7mmol/L（150mg/dl）。当血清 TG≥1.7mmol/L 时，首先应用非药物干预措施，包括治疗性饮食、减轻体重、减少饮酒等。若 TG 水平仅轻、中度升高［2.3～5.6mmol/L（200～500mg/dl）］，为了防控 ASCVD 危险，虽然以降低 LDL-C 水平为主要目标，但同时应强调非 HDL-C 需达到基本目标值。对于严重高 TG 血症患者，即空腹 TG≥5.7mmol/L（500mg/dl），应首先考虑使用主要降低 TG 的药物。

（二）治疗性生活方式改变

TLC 是血脂异常治疗的基础，其内容包括饮食结构的调整，控制体重，体育锻炼，戒烟和限制饮酒（表 4-11）。

表 4-11 TLC 的基本要素

要素	建议
减少使 LDL-C 升高的营养素	
饱和脂肪酸	<总热量的 7%
膳食胆固醇	<300mg/d
增加能降低 LDL-C 的膳食成分	
植物固醇	2~3g/d
水溶性膳食纤维	10~25g/d
总热量	调节到能够保持理想体重或减轻体重
体力活动	保持中等强度锻炼，每天至少消耗 200kcal 热量

（三）血脂异常的药物治疗

临床上供选用的调脂药物包括他汀类、贝特类、胆固醇吸收抑制剂（如依折麦布）、烟酸类、螯合剂等。

1. 他汀类药物 主要作用机制是抑制胆固醇合成的限速酶 HMG-CoA 还原酶，减少胆固醇的合成。他汀类药物的问世掀开了人类抗 ASCVD 的新篇章。4S 试验首次证实他汀类药物可降低冠心病患者的死亡率，此后的 CARE、LIPID、LIPS 等研究进一步证实了他汀类药物在冠心病二级预防中的重要作用。以后的多项研究将他汀类药物的应用从 ASCVD 患者扩展到一级预防和更广泛的人群。荟萃分析结果显示应用他汀类药物将血清 LDL-C 水平每下降 1mmol/L，全因死亡率降低 10%，同时非心血管原因引起的死亡未见增加。当他汀类药物的剂量增大一倍时，降低血清 LDL-C 的幅度约增加 6%。

他汀类药物显著降低血清 TC 和 LDL-C 水平，也能降低血清 TG 水平和轻度升高血清 HDL-C 水平。他汀类药物降低 LDL-C 的疗效见表 4-12。一般建议晚上睡前服用。ACS 患者无论基线 TC 和 LDL-C 值是多少，都应尽早给予他汀类药物治疗。他汀类药物也可和其他调脂药物联合使用，其中以联合依折麦布为首选推荐。他汀类药物禁止与吉非贝齐联合使用。

表4-12 他汀类药物降低胆固醇强度

强度	他汀类药物
高强度（每日剂量可降低 LDL-C≥50%）	阿托伐他汀40～80mg[a] 瑞舒伐他汀20mg
中等强度（每日剂量可降低 LDL-C 25%～50%）	阿托伐他汀10～20mg 瑞舒伐他汀5～10mg 氟伐他汀80mg 洛伐他汀40mg 匹伐他汀2～4mg 普伐他汀40mg 辛伐他汀20～40mg 血脂康1.2g

注：[a]，阿托伐他汀80mg国人经验不足，请谨慎使用

绝大多数人对他汀的耐受性良好，其不良反应多见于接受大剂量他汀治疗者，常见不良反应包括：肝功能异常，主要表现为氨基转移酶升高；肌肉不良反应，他汀类药物相关肌肉不良反应包括肌痛、肌炎和横纹肌溶解；长期服用他汀有增加新发糖尿病的危险，但他汀类对心血管疾病的总体益处远大于新增糖尿病危险；他汀类药物的其他不良反应还包括头痛、失眠、抑郁以及消化不良、腹泻、腹痛、恶心等消化道症状。

2. 贝特类 属于苯氧芳酸类，通过激活过氧化物酶体增殖物激活受体α（PPARα）降低TG水平，也有一定的降低LDL-C的作用。建议餐前服用，微粒化非诺贝特0.2g/次，1次/d；吉非贝齐0.6g/次，2次/d；苯扎贝特0.2g/次，3次/d。贝特类药物是否可以改善临床预

后尚存争议。有些研究的亚组分析发现高 TG 血症和低
HDL-C 血症的患者能从贝特类药物治疗中获得更大的心
血管保护作用。荟萃分析提示贝特类药物能使心血管事
件风险降低 10%～11%，以降低非致死性心肌梗死和降低
冠状动脉血运重建为主，对心血管死亡、致死性心肌梗死
或卒中无明显影响。常见不良反应包括肝功能异常和肌肉
不良反应等。

3. 依折麦布　是肠道胆固醇吸收抑制剂，主要降低
胆固醇。推荐剂量为 10mg/d，降低 LDL-C 15%～22%。
IMPROVE-IT 证实了在他汀类药物的基础上加用依折麦布
治疗能够进一步取得临床获益。对高胆固醇血症患者，如
果最大耐受剂量他汀类药物仍不能达标，可以考虑他汀类
药物联合依折麦布。依折麦布的安全性和耐受性良好，主
要表现为头痛和消化道症状，与他汀联用也可发生氨基转
移酶增高和肌痛等不良反应。

4. 烟酸　烟酸属于"广谱"调脂药物，但目前应用
较少。烟酸对心血管事件及总死亡率的影响至今仍有争
议。AIM-HIGH 和 HPS 2-THRIVE 试验提示在他汀类药物
充分治疗的基础上加用烟酸不能获得更大的心血管保护作
用，但能否据此全盘否定烟酸仍有争议。烟酸有普通和缓
释 2 种剂型，烟酸缓释片常用量为 1～2g/d，1 次/d。不
良反应包括：颜面潮红、肝损害、高尿酸血症、高血糖、
棘皮症和消化道不适等。

5. 螯合剂　通过干扰肠腔内胆固醇的处理过程降低
血胆固醇，分为胆酸螯合剂和胆固醇螯合剂两种。前者有
考来烯胺（5g/次，3 次/d）和考来替泊（5g/次，3 次/d）。
由于不良反应较大，临床已很少使用。合成的胆固醇螯合
剂目前处于研发中，尚未用于临床。常见不良反应有胃肠

道不适、便秘和影响某些药物的吸收。

6. 前蛋白转化酶枯草溶菌素9（proprotein convertase subtilisin/kexin type 9，PCSK9）抑制剂 PCSK9是肝合成的分泌型丝氨酸蛋白酶，可与低密度脂蛋白胆固醇受体（LDLR）结合并使其降解，从而减少LDLR对血浆LDL-C的清除。PCSK9单克隆抗体无论单独应用或与他汀类药物联合应用均明显降低血清LDL-C水平。欧洲和美国食品药品监督管理局（FDA）已批准evolocumab与alirocumab两种注射型PCSK9抑制剂上市。已批准的适应证包括家族性高胆固醇血症（FH）患者或原发性高胆固醇血症患者应用最大耐受剂量他汀类药物不能有效降低LDL-C或对他汀类药物不耐受的患者。alirocumab用法为75~150mg皮下注射，每2周一次。evolocumab的用法为140mg皮下注射（每2周一次）或420mg（每月一次）。尽管PCSK9抑制剂可有效降低血清LDL-C水平，目前尚缺乏关于硬终点的数据。

7. n-3脂肪酸 n-3（ω-3）长链多不饱和脂肪酸：主要为二十碳戊烯酸（EPA，C20：5n-3）和二十二碳己烯酸（DHA，C22：6n-3），二者为海鱼油的主要成分，制剂为其乙酯，高纯度的制剂用于临床。n-3脂肪酸制剂降低TG和轻度升高HDL-C，对TC和LDL-C无影响。当用量为2~4g/d时，可使TG下降25%~30%。主要用于高三酰甘油血症；可以与贝特类合用治疗严重高三酰甘油血症，也可与他汀类药物合用治疗混合型高脂血症。n-3脂肪酸制剂的常用剂量为0.5~1g/次，3次/d。不良反应有消化道症状如恶心、消化不良、腹胀、便秘；少数病例出现氨基转移酶或肌酸激酶（CK）轻度升高，偶见出血倾向。

8. 调脂治疗的注意事项 降脂药物治疗需要个体化，

治疗期间必须监测安全性。在服用调脂药物治疗前，要检测血清丙氨酸氨基转移酶（ALT）和天冬氨酸氨基转移酶（AST）、总胆红素和 CK 水平，并于治疗后 4~8 周复查，达到目标值后可延长为每 6~12 个月复查 1 次。如 AST 或 ALT 超过 3×ULN，应暂停给药。停药后仍需每周复查肝功能，直至恢复正常。在用药过程中询问患者有无肌痛、肌压痛、乏力等症状，血 CK 升高超过 5×ULN 应停药。联合治疗时不良反应发生率增高，应加强监测。他汀类与贝特类药物合用时选择非诺贝特，禁与吉非贝齐合用。对老年人、体质瘦弱者应用调脂药物时也要加强监测。

对于 LDL-C>5mmol/L 的患者，如果患者有早发心血管疾病或家族史，体检发现肌腱黄色瘤，需考虑 FH 的可能。对 FH 患者，首选患者能耐受的最大剂量他汀类药物，若效果不好，可考虑联合用药如他汀类药物加依折麦布，效果仍欠佳可考虑联合新型调脂药如 PCSK9 抑制剂。对于纯合子家族性高胆固醇血症（HoFH），若药物治疗效果欠佳，可考虑血浆置换。

（四）血脂异常的其他治疗

脂蛋白血浆置换（LA）是一种在体外将循环中 LDL 颗粒分离排出的方法，是 FH 患者的重要辅助治疗措施。高强度他汀类药物（加或不加依折麦布）与血浆置换联合治疗是纯合子家族性高胆固醇血症患者较好的选择。血浆置换治疗的不良反应包括低血压、腹痛、恶心、低钙血症、缺铁性贫血和过敏性反应。

（编委：孙志刚）

（责任编委：陈红 刘传芬）

第三节　稳定型心绞痛

【定义】

心绞痛是由于短暂的心肌缺血引起的以胸部不适为主要特征的临床综合征，是冠心病的最常见表现。稳定型心绞痛又称稳定型劳力性心绞痛，是指心绞痛发作的程度、频度、性质及诱发因素在1个月以上无显著变化。

【病因】

通常见于冠状动脉至少一支主要分支管腔直径狭窄在50%以上的患者，在运动、情绪波动或其他应激情况下，冠状动脉血流不能满足心肌代谢的需要，导致心肌氧需求与供应不匹配，而引起心绞痛发作。

【诊断】

（一）心绞痛的胸痛发作特点

1. 部位　典型的疼痛部位为胸骨后或左前胸，可以放射到颈部、咽部、颌部、上腹部、肩背部、左臂及左手尺侧。

2. 性质　常呈紧缩感、绞榨感、压迫感，但一般不会是针刺样疼痛，有的不典型症状表现为乏力、气短，甚至胃灼热、腹痛等，尤其是在女性或糖尿病、肾功能不全的患者中。

3. 持续时间　持续3～5min，一般不会超过15min。

4. 诱发因素及缓解方式　多与劳力或情绪激动有关，休息或舌下含服硝酸甘油可在2～5min迅速缓解。

5. 其他　还包括一些伴随症状，如恶心、呕吐、眼花、头晕等。

（二）非心绞痛的胸痛发作特点

非心绞痛的胸痛发作特点为：短暂几秒钟的刺痛或持

续几小时或几天的隐痛；胸痛范围不是一片，而是一点，可用一两个手指指出疼痛的位置；疼痛多在劳力后出现而不是劳力当时出现；胸痛与呼吸或其他影响胸廓的运动有关；胸痛可被其他因素所转移，如与患者交谈反而使胸痛好转，或用手捶击胸部可好转；含服硝酸甘油在 10min 以后才见缓解的胸痛。

（三）危险因素

吸烟、高血压、高血脂、高血糖、肥胖、早发冠心病家族史。

（四）实验室检查

1. 心肌酶谱　稳定型及不稳定型心绞痛心肌酶多正常，用于同心肌梗死鉴别。

2. 血脂、血糖　血脂及血糖代谢紊乱与冠心病的发病密切相关。

3. 甲状腺功能　甲状腺功能亢进可诱发或加重心绞痛。

（五）无创检查

1. 心电图　心电图是最常用、最重要的检查方法。

（1）静息心电图：近半数稳定型心绞痛患者静息心电图可正常。此方法虽不能肯定是否有冠状动脉疾病，但可以有冠心病的其他表现，例如陈旧性心肌梗死的表现（异常 Q 波）或非特异性 ST-T 改变。

（2）运动负荷心电图试验：对于冠心病的诊断具有较高的准确性和特异性，并且简便、廉价，用于冠心病的筛查。尤其对于有典型胸痛症状而冠心病可能性较大，但静息心电图正常的患者具有重要意义。运动试验还能提供缺血严重程度、功能受限及预后等有价值的信息。

2. 影像学检查

（1）超声心动图：可探测到缺血区心室壁的运动异常，

如运动减弱、无运动和矛盾运动，并检测左心室射血分数。

（2）负荷超声心动图：缺血诱发节段性室壁运动异常，比运动心电图具有更高的敏感性，其准确性与放射性核素显像相似。

（3）冠状动脉CT血管造影：适用于怀疑冠心病，暂时不愿做造影，或者要排除冠心病的患者。对于阴性的意义较大，可基本排除冠心病，特别是对于更年期的女性胸痛患者。对于因冠心病支架术后在社区就诊较多，术后半年或者一年，病变简单且患者又不愿再次造影复查的，可考虑冠状动脉CT血管造影。

（4）心肌核素灌注显像：对于心肌缺血的检测具有较高的准确性和特异性。对于心肌梗死后判断存活心肌功能也有重要的意义。

（六）冠状动脉造影

冠状动脉造影为诊断冠心病的金标准。对于以下患者，建议在有条件的基层医院或转上级医院行冠状动脉造影：①药物治疗不能控制的心绞痛；②无创检查不能确诊的高度疑似病例；③心绞痛伴心功能不全患者；④冠心病高危患者。

【鉴别诊断】

许多疾病也可表现为胸痛，下文1～3发病凶险，应引起重视。1～3和9详见"第五章第二节"。

1. 主动脉夹层。

2. 肺栓塞。

3. 急性心包炎。

4. 反流性食管炎　常有"胃灼热"感，与体位改变或进食有关，硝酸甘油不能缓解，制酸剂能缓解。胃镜有助于鉴别。

5. 胆绞痛　上腹部为主，疼痛持续时间可在 2～3h，伴有恶心、呕吐、发热、黄疸等。B 超有助于鉴别。

6. 颈、胸脊神经病变　疼痛与颈部和脊椎的动作有关，磁共振有助于鉴别。

7. 胸壁神经、软组织疾病　扭伤、肋间神经炎、肋软骨炎的疼痛特点固定于局部，有压痛，深呼吸、咳嗽、举臂可加重。

8. 带状疱疹　有触痛，后期有皮疹。

9. 气胸。

10. 功能或精神性胸痛　排除了器质性病变再考虑此诊断。

【处理】

（一）生活方式干预及控制危险因素

1. 生活方式　戒烟、运动、清淡饮食、缓解工作压力。

2. 控制危险因素　控制血压、血糖、血脂，积极治疗其他慢性疾病。

（二）药物治疗

1. 阿司匹林　最佳剂量 75～150mg/d，饭后服用，如阿司匹林不能耐受则改为氯吡格雷。

2. 氯吡格雷　服 300mg 后 2h 起效，用在阿司匹林不能耐受或支架术后，维持量 75mg/d。

3. β- 受体阻断药　小剂量开始，个体化，逐级增量。心率不低于 50 次 /min 为宜。

4. 他汀类药物　目标值是冠心病患者 LDL-C＜2.6mmol/L（100mg/dl），极高危者（DM 或 ACS）LDL-C＜2.07mmol/L（80mg/dl），要严密监测肝功能和心肌酶谱。

5. ACEI 类药物　能耐受，无须从小剂量开始，可以与 β- 受体阻断药同时使用。

6. 硝酸酯类药物　特别注意青光眼禁忌证。同时关注头痛、低血压等不良反应。

7. 钙通道阻断药　对于不能耐受 β- 受体阻断药或者 β- 受体阻断药及硝酸酯类药物症状控制不佳的患者可考虑加用钙通道阻断药。二氢吡啶类如硝苯地平、氨氯地平等，主要用于变异型心绞痛合并高血压的患者；也可使用非二氢吡啶类，如维拉帕米、地尔硫革，但要注意房室传导阻滞、病态窦房结综合征等禁忌证。

上文 1～5 为改善稳定型心绞痛患者预后（首选治疗）；6、7 是控制症状。

（三）非药物治疗

改善生活方式及药物不能控制的情况下，应尽早转上级医院行血运重建，包括经皮冠状动脉介入治疗（PCI）或外科冠状动脉旁路移植术。

1. PCI 术　主要通过球囊扩张、支架植入等方式开通狭窄或闭塞的血管。

2. 冠状动脉旁路移植术　主要通过开胸手术，使用自身血管在主动脉和病变的冠状动脉间建立旁路（"桥"），使主动脉内的血液跨过血管狭窄的部位直接灌注到狭窄远端，从而恢复心肌血供。

（编委：张爱元）

（责任编委：李南方）

第四节　不稳定型心绞痛和非 ST 段抬高型心肌梗死

如前所述，冠状动脉疾病（广义的冠心病）包括冠状动脉粥样硬化性心脏病（coronary atherosclerotic heart disease，ASCHD）或称缺血性心脏病（ischemic heart disease，IHD）；以及冠状动脉非单纯粥样硬化和（或）非粥样硬化性冠状动脉疾病。

ASCHD 包括冠状动脉急症的急性冠状动脉综合征（ACS）和非急症的慢性冠状动脉粥样硬化疾病。ASCHD 占冠心病的 85% 左右。非单纯粥样硬化和（或）非粥样硬化冠心病尽管只占冠心病发生率的 15% 左右，但包括许多病变特征，比如：冠状动脉心肌桥、冠状动脉 X 综合征、冠状动脉痉挛、川崎病、冠状动脉外伤、冠状动脉解剖畸形（冠状动脉肺动脉瘘、冠状动脉心室瘘、单冠状动脉、冠状动脉恶性异常开口等）。

ACS 是以冠状动脉粥样硬化斑块的破裂及侵袭，继而发生完全或不完全冠状动脉内闭塞性血栓形成为病理机制的一组临床急性综合征。现今将其分为 ST 段抬高型心肌梗死（STEMI）和非 ST 段抬高型急性冠状动脉综合征（NSTE-ACS）[其又包括非 ST 段抬高型心肌梗死（NSTEMI）和不稳定型心绞痛（UA）]。这样分类的目的在于急症救治时的主要手段选择，STEMI 最重要的目的是开通罪犯血管，即尽快行心肌的再灌注治疗，通常主要手段是急诊 PCI 或溶栓，或外科的冠状动脉旁路移植（CABG）。NSTE-ACS 最主要的治疗手段是强化抗栓、并发症和伴随症治疗，以及必要时的急诊 PCI 治疗。

临床上有 ACS 者，根据心电图 2 个及以上相邻导联的特征性 ST-T 改变，将其分为 STEMI，即心电图 ST 段呈弓背抬高样改变；NSTE-ACS 心电图表现为 ST 段缺血样压低，T 波倒置，其中有心肌损伤标志物尤其是肌钙蛋白升高者为 NSTEMI，无升高者为 UA。

【定义】

NSTE-ACS 包括 UA 和 NSTEMI，是临床最常见的冠心病急症类型之一，其并发症多、病死率高。UA 定义为在休息或轻微运动时发作的缺血性不适，可以是进行性加重，也可以是新发严重的症状。如果在这些症状出现的同时，伴有心肌损伤血清标志物升高 [CK、CK-MB，尤其是肌钙蛋白 T（cTnT）和 I（cTnI）]，则诊断为 NSTEMI。

【病因】

UA 和 NSTEMI 发生时以心肌氧的供需失衡为病理特点，其发生的最常见原因为冠状动脉血管内的粥样硬化斑块不稳定，发生了斑块破裂而触发血栓形成，引起冠状动脉严重而不完全性的阻塞导致冠状动脉血流减少，心肌灌注减少。其他较少见的原因有：一段心包脏层下的冠状动脉剧烈痉挛导致的血流动力学阻塞（Prinzmetal 心绞痛或变异型心绞痛）；进展性动脉血栓形成或者 PCI 后再狭窄，而冠状动脉没有痉挛或血栓所致的严重狭窄；动脉炎症导致动脉狭窄、斑块不稳定、斑块破裂以及血栓形成；促发因素与冠状动脉血管床无关，患者存在使心肌灌注受损的基础冠状动脉狭窄，当心肌需氧量突然增加（发热，心动过速），冠状动脉血流减少（低血压），以及心肌氧释放减少（贫血）时，发生的"继发性"UA/NSTEMI 等。

NSTE-ACS 常见的诱发因素有：过度疲劳、情绪激动、吸烟及糖尿病人群、寒冷刺激、便秘、暴饮暴食等。

与 STEMI 相比，NSTE-ACS 多见于老年人，并且并发症多，冠状动脉病变常常为多支及复杂病变，尽管住院死亡率不高，但随访 2～3 年的远期预后差。

【诊断】

（一）临床表现

1. **典型心绞痛**　表现为发作性胸骨后闷痛，紧缩压榨感，可放射至左肩、下颌部等，呈间断性或持续性，伴有出汗、恶心、呼吸困难、窒息感，甚至晕厥。以加拿大CCS心绞痛分级为判断标准。

2. **其他特点**

（1）静息时心绞痛发作20min以上。

（2）初发性心绞痛（1个月内新发心绞痛）表现为自发性心绞痛或劳力性心绞痛（CCS分级Ⅱ级或Ⅲ级）。

（3）原来的稳定型心绞痛最近1个月内症状加重，且具有至少CCS Ⅲ级心绞痛的特点（恶化性心绞痛）。

（4）心肌梗死后1个月内发作心绞痛。

80%的患者心绞痛时间延长，而仅有20%是原发或恶化型心绞痛。症状间歇发作的患者，首次事件发生前症状发作次数增加同样可能影响预后。同时伴随心动过速、低血压或心力衰竭意味着预后差，需要立即诊断和处理。重要的是认识可能导致UA/NSTEMI恶化或突发的临床情况，例如贫血、感染、炎症、发热和代谢或内分泌失调（尤其是甲状腺功能失调）。

3. **不典型表现**　牙痛、咽痛、上腹隐痛、消化不良、胸部针刺样痛或仅有呼吸困难。这些常见于老年、女性、糖尿病、慢性肾功能不全或痴呆症患者。

4. **疑诊UA/NSTEMI患者的临床评估**　应该包括对心肌缺血引起胸部不适的3种可能性判断（表4-13）。

（二）危险分层

NSTE-ACS早期危险分层见表4-14。

表 4-13　心肌缺血导致 UA 或 NSTEMI 的可能性

项目	高度可能（有如下表现之一者）	中度可能（无高度可能表现但有下列之一）	低度可能（无高、中度可能的表现，但具有下列情况）
	已知冠心病	确诊心绞痛，男性<60 岁，女性<70 岁	胸痛，可能不是心绞痛
	确诊心绞痛，男性≥60 岁，女性≥70 岁	可能为心绞痛，男性≥60 岁，女性≥70 岁	1 个危险因素
	胸痛伴有血流动力学或心电图改变	可能不是心绞痛，糖尿病或非糖尿病伴有 2 个以上其他危险因素	R 波为主导联 T 波平坦或倒置<1mm
	变异型心绞痛	心脏外血管疾病	
	ST 段抬高或降低至少 1mm	ST 段降低 0.05～1mm	
	多个心前区导联 T 波明显对称性倒置	R 波为主导联 T 波倒置至少 1mm	

表 4-14　NSTE-ACS 早期危险分层

项目	高风险（至少具备下列一条）	中度风险（无高风险特征但具备下列任一条）	低风险（无高、中度风险特征但具备下列任一条）
病史	48h 内缺血症状恶化	既往心肌梗死、脑血管疾病、CABG 或使用乙酰水杨酸	

（待续）

（续表）

项目	高风险 （至少具备下列一条）	中度风险 （无高风险特征但具备下列任一条）	低风险（无高、中度风险特征但具备下列任一条）
胸痛特点	长时间（>20min）静息胸痛	长时间（>20min）静息时胸痛但目前缓解，有高或中度冠心病可能；静息时胸痛（<20min）或因休息或含服硝酸甘油后缓解	过去2周内新发CCS分级Ⅲ级或Ⅳ级心绞痛，但无长时间（>20min）静息时胸痛，有中或高度冠心病可能
临床表现	缺血引起肺水肿，新出现二尖瓣关闭不全杂音或原杂音加重，S₃或新出现啰音或原啰音加重，低血压、心动过速，年龄>75岁		
心电图	静息时胸痛伴一过性ST段改变（>0.05mV），aVR导联ST段抬高>0.1mV，新出现束支传导阻滞或持续性心动过速	T波倒置>0.2mV，病理性Q波	胸痛时心电图正常或无变化
心脏损伤标志物	明显增高（即cTnT>0.1μg/L）	轻度增高（即cTnT>0.01μg/L，但<0.1μg/L）	正常

（三）实验室检查

1. 心肌酶谱　所有的 NSTE-ACS 患者均应测心肌肌钙蛋白（cTn）。cTn 是目前优先采用的心肌损伤标志物。心肌损伤后 3～4h 后外周血肌钙蛋白开始升高，并可持续升高达 2 周，刚就诊的患者单次阴性肌钙蛋白检验结果不能够排除，应在入院 6～12h 重复采血检查。

2. 心肌损伤标志物及其检测时间　见表 4-15。

表 4-15　心肌损伤标志物及其检测时间

时间	肌红蛋白	cTnT	cTnI	CK-MB
开始升高时（h）	1～2	2～4	2～4	6
峰值时间（h）	4～8	10～24	2～4	18～24
持续时间（d）	0.5～1	10～21	7～14	3～4

3. B 型利钠肽（BNP）/ 氨基末端 B 型利钠肽原（NT-proBNP）　是反映左心室心功能不全的敏感且相对特异的指标。BNP/NT-proBNP 水平升高患者死亡率升高 3～5 倍。

4. 高敏 C 反应蛋白（hs-CRP）　hs-CRP 升高可预测长期死亡率。

对于以上实验室检查中的心肌损伤标志物，目前指南重点推荐高敏肌钙蛋白（hs-cTn）。其检测到的水平越高，急性心肌梗死的可能性越大。与以往标准的 cTn 相比，hs-cTn 在急性心肌梗死时出现得更早，并有更高的阴性预测价值。

（四）非侵入性检查

1. 心电图　症状发作时可记录到一过性 ST 段改变（常表现为 2 个或以上相邻导联 ST 段下移≥0.1mV），症状缓解后 ST 段缺血性改变改善，或者发作时倒置 T 波呈"伪正常化"，发作后恢复至原倒置状态更具有诊断意义，并提示有急性心肌缺血或严重冠状动脉疾病。

2. 超声心动图　可发现缺血时左心室射血分数减低和心肌节段性运动减弱，甚至消失。负荷超声心动图的阴性预测值较高。超声心动图对主动脉夹层、肺栓塞、主动脉瓣狭窄、肥厚型心肌病及心包积液等疾病的鉴别诊断具有重要价值。

3. 无创性负荷试验　对于低危患者（无复发胸痛、心电图正常、心肌损伤标志物阴性）可以考虑无创性负荷试验，如运动平板试验和负荷超声心动图。

4. 冠状动脉CTA　对于怀疑冠心病的低中危患者，心电图和cTn无法明确诊断者，可以考虑冠状动脉CTA。

5. 心肌核素灌注显像检查　对于心肌缺血的检测具有较高的准确性和特异性。对于心肌梗死后判断存活心肌功能也有重要意义。

（五）侵入性检查——冠状动脉造影

1. 高危患者　对于高危NSTE-ACS患者主张于症状发生最初72h内行诊断性冠状动脉造影，然后根据病变情况作血运重建治疗。

2. 早期稳定患者　尽管对早期稳定的NSTE-ACS患者行冠状动脉造影的最佳时机尚不明确，但对发生心血管事件高风险的NSTE-ACS患者，如无严重并发症或血运重建禁忌证，应及早行冠状动脉造影。

3. 低至中危患者　对低～中危且无症状复发的NSTE-ACS患者，行无创性心肌缺血评估。

4. 严重并存疾病患者　肝功能和肺功能衰竭或癌肿患者，因并存疾病的风险可能超过血运重建益处，不主张行早期诊断性冠状动脉造影和血运重建。

【鉴别诊断】

与主动脉夹层、急性肺栓塞、心肌炎和（或）心包炎、心脏神经症的鉴别详见"第四章第三节"。

　　某些基础性心脏病，如肥厚型心肌病和主动脉瓣狭窄和（或）反流可表现胸痛症状、心肌损伤标志物升高及相关心电图改变。

【处理】

（一）抗缺血治疗

1. β- 受体阻断药　如无明确的禁忌证（如急性收缩性心力衰竭）或对 β- 受体阻断药不能耐受，NSTE-ACS 患者应常规使用 β- 受体阻断药。对心绞痛基本缓解，血流动力学稳定的患者，发病后 24h 开始 β- 受体阻断药治疗。

2. 硝酸酯类　用于有胸痛或心肌缺血表现的患者。该药通过扩张血管，减少静脉回流，降低心脏前负荷和心肌耗氧量，发挥抗心绞痛作用。

3. 钙通道阻断药（CCB）　CCB 用于 NSTE-ACS 治疗的主要目的是缓解心绞痛症状或控制血压，目前尚无证据显示 CCB 可以改善 NSTE-ACS 患者的长期预后。

4. 血管紧张素转换酶抑制剂（ACEI）　ACEI 不具有直接抗心肌缺血的作用，但是通过阻断肾素 - 血管紧张素（RAS）发挥心血管保护作用。

5. 尼可地尔　兼有 ATP 依赖的钾通道开放作用及硝酸酯样作用，推荐用于硝酸酯类不能耐受的 NSTE-ACS 患者。

6. 主动脉内球囊泵反搏（IABP）　当 NSTE-ACS 患者存在大面积心肌缺血或濒临坏死、血流动力学不稳定时，可在血运重建前后应用 IABP，降低心脏负担，改善心肌缺血。

7. 吗啡　吗啡不仅缓解疼痛，而且直接降低交感神经系统的兴奋性，减少儿茶酚胺的释放，从而降低心肌耗氧量。

（二）抗血小板治疗

NSTE-ACS 患者入院后尽快给予阿司匹林（负荷量150～300mg），如能耐受，长期持续治疗（75～100mg）。对阿司匹林过敏或因胃肠道疾病而不能耐受阿司匹林时，应用氯吡格雷（负荷量后每日维持）。对于胃肠道出血史、溃疡病或存在多个消化道出血危险因素患者（例如幽门螺杆菌感染、>65岁、同时使用抗凝剂或类固醇激素），应用质子泵抑制剂，减低胃肠道出血风险（但尽量不用奥美拉唑）。

1. 中或高危及准备行早期 PCI 的 NSTE-ACS 患者　入院后应尽快开始双联抗血小板治疗，除阿司匹林外，在 PCI 前加用氯吡格雷 300～600mg 或替格瑞洛 180mg，或对出血危险低、冠状动脉旁路移植术可能性小，准备行 PCI 的 NSTE-ACS 患者，入院后或术后 1h 迅速给予普拉格雷 60mg。对于已经接受阿司匹林和 1 种噻吩吡啶类药物并准备行 PCI 的高危 NSTE-ACS 患者，而出血风险较小时，可考虑术前静脉给予血小板 GP Ⅱ b/ Ⅲ a 受体抑制剂。但如果准备选用比伐卢定或 6h 前已接受至少 300mg 氯吡格雷时，则不用血小板 GP Ⅱ b/ Ⅲ a 受体抑制剂。

2. 早期保守治疗的 NSTE-ACS 患者　在入院后迅速开始阿司匹林及抗凝治疗的基础上，加用氯吡格雷（负荷量后每日维持量），并持续至少 1 个月，如能延长到 1 年则更好。

3. 准备行 CABG 或非心脏性手术的 NSTE-ACS 患者可继续应用阿司匹林，但术前停用氯吡格雷 5 天，普拉格雷 7 天或替格瑞洛 5 天，以减少出血并发症。CABG 前4h 停用血小板 GP Ⅱ b/ Ⅲ a 受体抑制剂替罗非班。

4. NSTE-ACS 患者　不宜接受溶栓治疗，不建议使用双嘧达莫做抗血小板治疗，不主张阿司匹林与非甾体类消炎药物联合使用。

（三）抗凝治疗

所有 NSTE-ACS 患者在无明确禁忌证时，均推荐接受抗凝治疗，抑制凝血酶生成和（或）活性，减少相关心血管事件。

（四）他汀类治疗

NSTE-ACS 患者应在入院 24h 内测定空腹血脂水平。如无禁忌证，无论基线低密度脂蛋白胆固醇水平如何，所有患者均应给予他汀类药物治疗。

（五）血运重建治疗

心肌血运重建使 NSTE-ACS 患者缓解症状、缩短住院期和改善预后。

（六）危险分层及早期介入治疗的选择

早期危险分层包括 Grace 评分及 TIMI 评分。Grace 评分详见本章第一节。TIMI 评分包括 7 个变量（每个变量 1 分）：年龄＞65 岁；3 个以上 CAD 的危险因素；既往冠状动脉狭窄＞50%；ECG ST 段下移；24h 前有 2 次心绞痛；7 天前应用阿司匹林；心肌标志物升高。新指南再次强调早期介入治疗的重要性，并对介入治疗的适宜时间进行具体化的建议。对于极高危的患者，要在 2h 内进行介入治疗：主要包括：反复心绞痛，出现心力衰竭或二尖瓣反流加重，血流动力学不稳定，休息及轻度体力活动时即出现心绞痛且药物治疗无效，持续性室性心动过速（VT）或心室颤动（VF）。对于高危的患者如 Grace 评分＞140 分，肌钙蛋白（Tn）动态性变化，新出现的 ST 段压低则需要早期（24h）进行介入治疗，如无上述症状但合并糖尿病或肾功能不全，EF 值下降＜40%，心肌梗死后早期心绞痛，6 个月内 PCI，既往冠状动脉旁路移植病史，且 Grace 评分 90～140 分，TIMI 评分≥2 分的患者可推

迟（24～72h）介入治疗。而对于低危（TIMI0～1，Grace
评分＜90 分）且无 TnI 变化的患者则考虑首选保守治疗。

【处理流程】

可能或确诊的 NSTE-ACS 患者处理流程见图 4-1。

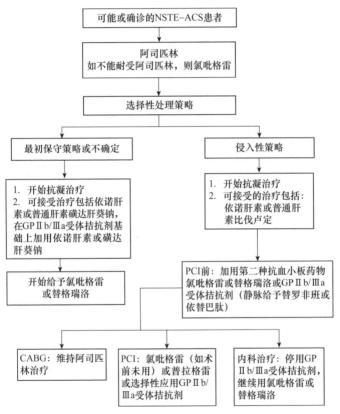

图 4-1　NSTE-ACS 患者处理流程

（编委：柳永华）

（责任编委：光雪峰）

第五节　急性ST段抬高型心肌梗死

【定义】

急性ST段抬高型心肌梗死（STEMI）是指冠状动脉血供急剧减少或中断，使相应的心肌严重而持久地急性缺血性坏死。

【病因】

绝大多数为冠状动脉不稳定斑块破裂、糜烂基础上继发血栓形成导致冠状动脉血管持续、完全闭塞；少数为斑块内出血、血管持续痉挛、冠状动脉栓塞、炎症、先天畸形、冠状动脉口阻塞。

【建立诊断】

持续胸痛20min以上，伴心电图2个或2个以上相邻导联早期仅有T波基底增宽，振幅增高，之后出现ST段抬高≥1mm及ST-T动态变化。

【鉴别诊断】

不稳定型心绞痛、主动脉夹层、肺栓塞、急腹症、心包炎、气胸，详见"第五章第二节"。

主动脉夹层：①多有高血压病史；②向背部放射的严重撕裂样疼痛或脉搏冲击样疼痛；③可伴有呼吸困难或晕厥；④两上肢血压、脉搏可有明显差异；⑤无典型STEMI心电图变化；⑥主动脉CT血管造影（CTA）、心脏超声可确诊。

【确定诊断】

符合心电图特征性改变、心肌酶学异常增高、20min以上的持续胸痛中2条。

【心电图特征性改变】

T波高耸，基底部增宽，振幅升高→ST段弓背向上抬高→病理性Q波、新发的左束支传导阻滞。

【心肌梗死心电图定位、梗死相关血管的判断】

心肌梗死心电图定位、梗死相关血管的判断见表 4-16 和图 4-2～图 4-8。

表 4-16 心肌梗死心电图定位、梗死相关血管的判断

导联	心室部位	供血的冠状动脉
II、III、aVF	下壁	右冠状动脉或左回旋支
I、aVL、V_5、V_6	侧壁	左前降支的对角支或左回旋支
V_1～V_3	前间壁	左前降支
V_3～V_5	前壁	左前降支
V_1～V_5	广泛前壁	左前降支
V_7～V_9	正后壁	左回旋支或右冠状动脉
V_3R～V_4R	右心室	右冠状动脉

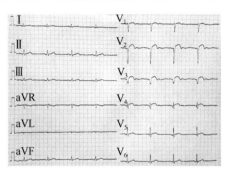

图 4-2 急性前壁心肌梗死

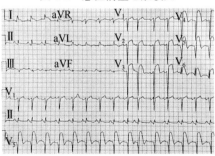

图 4-3 急性广泛前壁心肌梗死

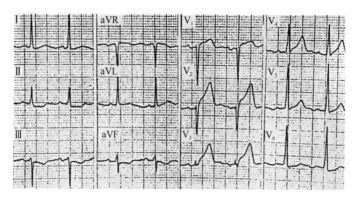

图 4-4　急性前间壁心肌梗死

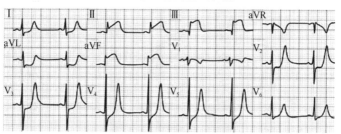

图 4-5　急性下壁心肌梗死

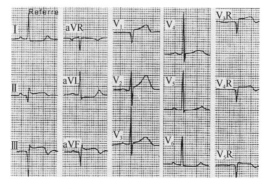

图 4-6　急性右心室心肌梗死

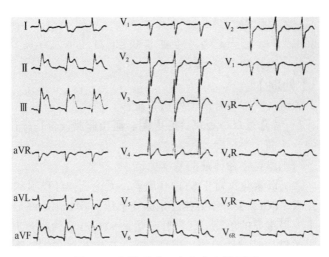

图 4-7 急性下壁、右心室心肌梗死

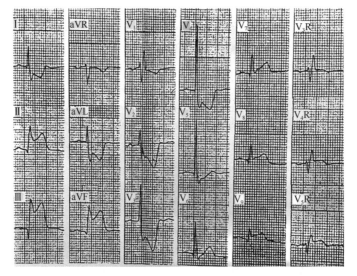

图 4-8 急性下壁、右心室、正后壁心肌梗死

［注意］下壁导联 ST 段抬高，加做 V_3R、V_4R、V_5R，以排除右心室 STEMI。前壁导联 ST 段压低，加做 V_7、V_8、V_9，以排除后壁 STEMI。

【处理】

关键——尽早开通梗死相关血管。

1. 紧急处理　吸氧、心电图、血压监测，合适体位、镇静、止痛。

（1）维持生命体征的基本稳定。

（2）肝素化：对于 STEMI 患者，无论选择经皮冠状动脉介入（PCI）手术、溶栓还是保守治疗，肝素化始终是最基本、最重要的治疗。即刻肝素化是 STEMI 溶栓或 PCI 前甚为关键的基础性治疗，越早给予，患者获益越大。确诊 STEMI 后应即刻静脉注射普通肝素 5000U（60～80U/kg），继以 $12U \cdot kg^{-1} \cdot h^{-1}$ 静脉滴注，溶栓及溶栓后应监测活化部分凝血活酶时间（APTT）或活化凝血时间（ACT）至对照值的 1.5～2.0 倍（APTT 60～80s），通常需维持 48h 左右。溶栓药物不同，肝素用法不完全相同，详见溶栓治疗。

（3）无禁忌证的患者，舌下含服硝酸甘油 0.5mg，每 5min 重复一次，总量不超过 1.5mg。静脉滴注硝酸酯类药物，用于缓解缺血性胸痛、减轻肺水肿、控制高血压。

［禁忌证］①收缩压＜90mmHg 或较基础血压降低＞30%；②严重心动过缓（＜50 次/min）或心动过速（＞100 次/min）；③拟诊右心室梗死的 STEMI 患者。

［用法］①硝酸甘油：从低剂量（5～10μg/min）开始，酌情逐渐增加剂量（每 5～10min 增加 5～10μg），直至症状控制、收缩压降低 10mmHg（血压正常者）或 30mmHg（高血压患者）的有效治疗剂量。用药过程中应密切监测血压（尤其大剂量应用时），如出现心率明显加快或收缩

压≤90mmHg，应降低剂量或暂停使用。②二硝基异山梨酯：剂量2~7mg/h，初始剂量为30μg/min，如滴注30min以上无不良反应则可逐渐加量，静脉用药后可过渡到口服药物维持。

（4）抗血小板治疗：①立即嚼服阿司匹林300mg，100mg/d，长期维持。有阿司匹林禁忌、消化性溃疡除外。②直接PCI：替格瑞洛负荷量180mg，以后90mg，2次/d，至少12个月；或氯吡格雷负荷量600mg，以后75mg，1次/d，至少12个月。有替格瑞洛、氯吡格雷禁忌者除外。③溶栓：年龄≤75岁，氯吡格雷300mg，以后75mg，1次/d，12个月；年龄>75岁，氯吡格雷75mg，以后75mg，1次/d，12个月。④未接受再灌注治疗者：氯吡格雷75mg，1次/d，或替格瑞洛90mg，2次/d，至少12个月。⑤正服用氯吡格雷或替格瑞洛需外科旁路移植的患者：择期需停服至少5天，急诊至少24h。⑥合并心房颤动需持续抗凝治疗的直接PCI患者，建议应用氯吡格雷600mg负荷量，以后每天75mg。

（5）剧烈胸痛：静脉缓慢注入吗啡3mg，1mg/min，必要时间隔5min重复1次，总量不超过15mg。

［不良反应］恶心、呕吐、低血压、心动过缓、呼吸抑制（纳洛酮可逆转）。

［禁忌证］哮喘、慢性阻塞性肺疾病（COPD）、甲状腺功能减低。

2. 开通血管 根据当地的医疗条件选择合适的再灌注治疗策略，若预计发病至PCI开通血管时间超过2h（无溶栓禁忌证），则首选溶栓治疗。

（1）急诊PCI

［适应证］①发病12h内；②持续ST段抬高；③新发

左束支传导阻滞（LBBB）；④伴心源性休克或心力衰竭，即使发病超过12h；⑤发病12～24h，具有临床和（或）心电图进行性缺血证据；⑥溶栓后3～24h。

（2）溶栓治疗

［适应证］①发病12h内，转运PCI超过2h，无溶栓禁忌证；②发病12～24h，仍有进行性缺血性胸痛和至少2个胸前导联或肢体导联ST段抬高＞0.1mV，或血流动力学不稳定的患者。

［绝对禁忌证］①既往脑出血史或不明原因的卒中；②已知脑血管结构异常；③颅内恶性肿瘤；④3个月内缺血性卒中（不包括4.5h内急性缺血性卒中）；⑤可疑主动脉夹层；⑥活动性出血或出血素质（不包括月经来潮）；⑦3个月内严重头部闭合伤或面部创伤；⑧2个月内颅内或脊柱内外科手术；⑨严重未控制的高血压：收缩压＞180mmHg和（或）舒张压＞110mmHg，对紧急治疗无反应。

［相对禁忌证］年龄≥75岁；3个月前有缺血性卒中；创伤（3周内）或持续＞10min心肺复苏；3周内接受过大手术；4周内有内脏出血；近期（2周内）不能压迫止血部位的大血管穿刺；妊娠；不符合绝对禁忌证的已知其他颅内病变；活动性消化性溃疡；正在使用抗凝药物，国际标准化比值（INR）水平越高，出血风险越大。

［剂量和用法］

A．阿替普酶：全量90min加速给药法：肝素5000U静脉滴注→重组人组织型纤溶酶原激活物（rt-PA）静脉滴注15mg→0.75mg/kg（≤50mg）30min内静脉滴注→0.5mg/kg（≤35mg）60min内静脉滴注→肝素700～1000U/h，48h，APTT 60～80s→低分子肝素，每12h 1次，连用3～5天。半量给药法：50mg溶于50ml专用溶剂，静脉滴注

8mg→42mg 于 90min 内滴完。

B．替奈普酶：30～50mg 溶于 10ml 生理盐水中，静脉推注（如体重＜60kg，剂量为 30mg；体重每增加 10kg，剂量增加 5mg，最大剂量为 50mg）。

C．尿激酶：150 万 U 溶于 100ml 生理盐水，30min 内静脉滴入。溶栓结束后 12h 皮下注射普通肝素 7500U 或低分子肝素，共 3～5d。

D．重组人尿激酶原：肝素 5000U 静脉滴注→重组人尿激酶原 20mg 溶于 10ml 生理盐水，3min 内静脉推注，继以 30mg 溶于 90ml 生理盐水，30min 内静脉滴注→肝素 700～1000U/h，48h，APTT 60～80s→低分子肝素，每 12h 1 次，连用 3～5 天。

［溶栓再通判断标准］间接标准：ST 段 2h 内回降＞50%；胸痛 2h 内基本消失；2h 内出现再灌注心律失常；肌酸激酶同工酶（CK-MB）峰值提前至 14h 内。直接标准：冠状动脉造影 TIMI 2～3 级血流。

［并发症及处理］最严重的并发症是颅内出血，占 0.9%～1.0%。主要危险因素：高龄、低体质量、女性、既往脑血管疾病史、入院时血压升高。处理：①立即停止溶栓和抗栓治疗；②急诊 CT 或磁共振检查；③查凝血常规、血常规、血型及交叉配血；④降低颅内压；⑤ 4h 内使用过普通肝素的患者，推荐用鱼精蛋白中和（1mg 鱼精蛋白中和 100U 普通肝素）；⑥出血时间异常可酌情输入 6～8U 血小板。

3．抗凝

（1）STEMI 抗凝治疗应首选普通肝素，溶栓抗凝见具体溶栓药物。

（2）未行再灌注治疗的患者尽快给予肝素抗凝。

（3）心脏机械瓣置换术后、静脉血栓栓塞、CHA2DS2-VASc 评分≥2 分的心房颤动患者应给予华法林治疗，但须注意出血。

（4）合并无症状左心室附壁血栓患者给予华法林抗凝治疗。

（5）药物洗脱支架（DES）后接受双联抗血小板治疗的患者如加用华法林时应控制 INR 在 2.0～2.5。

4. 常规治疗

（1）β- 受体阻断药：无禁忌证的患者在发病后 24h 内常规口服。美托洛尔，小剂量开始，逐渐加量，耐受良好者 2～3 天后换服长效缓释片。

［暂缓或减量使用者］心力衰竭或低心排血量；心源性休克的高危患者（年龄＞70 岁、收缩压＜120mmHg、窦性心率＞110 次 /min）。相对禁忌证：PR 间期＞0.24s、二度或三度房室传导阻滞（AVB）、活动性哮喘或反应性气道疾病。

（2）血管紧张素转换酶抑制剂（ACEI）：无禁忌证早期使用，应从低剂量开始，逐渐加量。不能耐受 ACEI 者用血管紧张素 Ⅱ 受体拮抗剂（ARB）替代。不推荐联用 ACEI 和 ARB。

［禁忌证］STEMI 急性期收缩压＜90mmHg；严重肾衰竭（血肌酐＞265μmol/L）、双侧肾动脉狭窄、移植肾或孤立肾伴肾功能不全；对 ACEI 过敏或导致严重咳嗽者；妊娠、哺乳期妇女。

（3）他汀类药物：无禁忌证尽早服用，无须考虑胆固醇水平。

（4）醛固酮受体拮抗剂：在 ACEI 治疗的基础上使用。对 STEM 后左心室射血分数（LVEF）≤40%、有心功能不全或糖尿病，无明显肾功能不全［血肌酐男性≤

221μmol/L（2.5mg/dl），女性≤177μmol/L（2.0mg/dl）、血钾≤5.0mmol/L〕的患者，给予醛固酮受体拮抗剂。

5. 并发症的处理

（1）心力衰竭：详见第六章。合并快速心房颤动可给予胺碘酮。24h内慎用洋地黄。

（2）心源性休克

1）临床表现：低组织灌注、肺毛细血管楔压（PCWP）＞18mmHg、严重持续低血压（收缩压＜90mmHg或平均动脉压较基础值下降≥30mmHg）、需除外其他原因导致的低血压（低血容量、药物、心律失常、心脏压塞、机械并发症或右心室梗死）。

2）升压药：静脉滴注多巴胺 3～15μg·kg^{-1}·min^{-1}，必要时可同时静脉滴注多巴酚丁胺 3～10μg·kg^{-1}·min^{-1}，大剂量多巴胺无效时也可静脉滴注去甲肾上腺素 2～8μg/min。

3）急诊PCI＋主动脉内球囊反搏（IABP）。

4）机械并发症：外科处理。

（3）机械并发症

1）左心室游离壁破裂：循环"崩溃"伴电机械分离，立即外科手术。

2）室间隔穿孔：病情突然恶化，心前区出现粗糙的收缩期杂音，心脏超声确诊。给予改善心功能对症治疗，并建议转入上级医院进一步治疗。

3）乳头肌功能不良或乳头肌断裂：心前区出现收缩期杂音需行心脏超声检查以确诊。

4）治疗：纠正心功能不全及对症治疗，同时考虑转入上级医院尤其是乳头肌断裂患者行外科手术治疗。

6. 心律失常

（1）心室颤动、持续多形性室性心动过速：立即非同步直流电除颤，可应用静脉 β- 受体阻断药，同时纠正低血钾，将血钾水平维持在 4.5～5.0mmol/L。单形性室性心动过速：伴血流动力学不稳定或药物疗效不满意时，尽早同步直流电复律。室性心动过速经电复律后仍反复发作的患者建议静脉应用胺碘酮联合 β- 受体阻断药治疗，值得注意的是，在合并低钾血症时不应使用胺碘酮。室性心律失常处理成功后不需长期应用抗心律失常药物。无症状的室性期前收缩、非持续性室性心动过速（持续时间<30s）和加速性室性自主心律不需要预防性使用抗心律失常药物。

（2）心房扑动、心房颤动：胺碘酮尽快转复。

（3）AVB：急性期发生影响血流动力学的 AVB 时应立即行临时起搏术。

（编委：范珊 ）

（责任编委：于波）

第六节　冠心病的康复及二级预防

冠心病的康复是包括运动治疗在内的心理 - 生物 - 社会综合医疗保健，涵盖发病前的预防和发病后的康复。冠心病二级预防，是指冠心病患者的早发现、早诊断、早治疗，目的是改善症状、防止病情进展、改善预后，防止不良心血管事件的发生和心功能恶化。冠心病二级预防的主要措施有两个，一个是寻找和控制危险因素；另一个是可靠持续的药物治疗。

【冠心病的康复与二级预防的具体内容】

1. 生活方式的改变　主要包括指导患者戒烟、合理饮食、科学的运动以及睡眠管理。

2. 双心健康 注重患者心脏功能康复和心理健康的恢复。

3. 循证用药 根据指南循证规范用药是心脏康复的重要组成部分。

4. 生活质量的评估与改善 提高患者生活质量，使患者尽可能的恢复到正常或者接近正常的生活质量水平。

5. 职业康复 冠心病康复的最终目标是使患者回归家庭、回归社会，继续从事以前的工作或病后力所能及的工作。

【冠心病康复及二级预防的分期】
（一）第 I 期（院内康复期）目标

缩短住院时间，促进日常生活及运动能力的恢复，增加患者自信心，减少心理痛苦，减少再住院；避免卧床带来的不利影响，提醒戒烟并为 II 期康复提供全面完整的病情信息和准备。

1. 患者早期病情评估 进一步明确冠心病的诊断，了解患者目前症状及药物治疗情况；明确冠心病的危险因素，制订干预计划。

2. 患者教育 院内康复期对患者进行二级预防知识的宣教，使其了解心血管危险因素，特别要了解自己现在的危险因素。院外诊治医生的进一步教育，从而保证患者健康的生活方式和二级预防药物的持续应用

3. 运动康复及日常生活指导 患者一旦脱离急性危险期，病情处于稳定状态，运动康复即可开始。参考标准：过去 8h 内无新发或再发胸痛；心肌损伤标志物水平没有进一步升高；无明显心力衰竭失代偿征兆；过去 8h 内无新发严重心律失常或心电图改变。通常康复干预于入

院 24h 内开始，如果病情不稳定，应延迟至 3～7 天以后
酌情进行。运动康复应循序渐进，参照早期运动康复及日
常生活指导计划示例，见表 4-17。

表 4-17　住院期 4 步早期运动及日常生活指导计划

步骤	代谢当量（METs）	活动类型	心率反应适合水平（与静息心率比较）
第 1 步	1.0～	被动运动 缓慢翻身、坐起 床边椅子坐立 床边坐便	增加 5～15 次 /min
第 2 步	2.0～	床边坐位热身 床旁行走	增加 10～15 次 /min
第 3 步	3.0～	床旁站立热身 大厅走动 5～10min， 　2～3 次 /d	增加 10～20 次 /min
第 4 步	3.0～4.0	站立热身 大厅走动 5～10min， 　3～4 次 /d 上一层楼梯或固定踏车 　训练 坐位淋浴	增加 15～25 次 /min

（二）第 Ⅱ 期（院外早期康复或门诊康复期）

一般在出院后 1～6 个月进行。PCI、CABG 后常规 2～5
周进行。每周 3～5 次心电和血压监护下的中等强度运动，包
括有氧运动、阻抗运动及柔韧性训练等。每次持续 30～90min，
共 3 个月左右。推荐运动康复次数为 36 次，不低于 25 次。

1. 康复对象选择　对 ACS 恢复期、稳定型心绞痛、
PCI 或 CABG 后 6 个月内的患者，建议尽早进行康复计
划。同时应除外暂缓康复治疗的患者，即不稳定型心绞痛、
心功能Ⅳ级、未控制的严重心律失常、未控制的高血压。

2. 康复评定　包括病史、体格检查、冠心病危险因素的评估、心理社会评定以及心肺功能的专项评定、行为类型的评定等。定量了解身体和心肌需氧代谢能力，在心率、血压增加时的耐受能力，了解患者的危险分层（表4-18），指导恢复日常活动能力和作业性活动，给冠心病的预后恢复提供依据。

3. 冠心病的常规运动康复　个体化。根据年龄、性别、个性爱好、病情程度、病期、相应的临床表现、治疗目标、心理状态和需求，因人而异制订康复方案，并循序渐进，达到持之以恒的训练效果。

（三）第Ⅲ期（院外长期康复）

院外长期康复也称社区或家庭康复期，是指临床病情稳定者，包括陈旧性心肌梗死、稳定型劳力性心绞痛、冠状动脉旁路移植术和PCI术后、心脏移植术后、安装起搏器后。康复的目标是巩固Ⅱ期康复的效果，改善血管功能，提高身体活动能力，恢复生活和工作。

【冠心病康复及二级预防的健康管理要点】
（一）冠心病的循证规范用药

1. 抗血小板药物　阿司匹林最佳剂量100mg/d，若不能耐受，可用氯吡格雷75mg/d代替。ACS或接受PCI治疗的患者，需联合使用阿司匹林100mg/d和氯吡格雷75mg/d治疗12个月。

2. 他汀类药物　所有患者均需使用他汀类药物，LDL-C<1.8mmol/L。注意监测肝酶和肌酶，以及患者用药的依从性。

3. β-受体阻断药和ACEI/ARB　小剂量开始，个体化，逐级增量，静息心率应控制在55～60次/min为佳，控制血压<140/90mmHg。

表4-18　冠心病患者的危险分层

危险分层	运动或恢复期症状及心电图改变	心律失常	再血管化后并发症	心理障碍	左心室射血分数	功能储备（METs）	血肌钙蛋白浓度
低危	运动或恢复期无心绞痛症状或心电图缺血改变	无休息或运动引起的复杂心律失常	AMI溶栓血管再通，PCI或CABG后血管再通且无并发症	无心理障碍（抑郁、焦虑等）	>50%	≥7.0	正常
中危	中度运动（5.0~6.9METs）或恢复期出现心绞痛症状或心电图缺血改变	休息或运动时未出现复杂室性心律失常	AMI，PCI或CABG后无合并心源性休克或心力衰竭	无严重心理障碍（抑郁、焦虑等）	40%~49%	5.0~7.0	正常
高危	低水平运动（<5.0METs）或恢复期出现心绞痛症状或心电图缺血改变	休息或运动时出现复杂室性心律失常	AMI，PCI或CABG后合并心源性休克或心力衰竭	严重心理障碍	<40%	≤5.0	升高

注：低危指每一项都存在时为低危，高危指存在任何一项为高危

4. 控制血糖 糖化血红蛋白≤7%。

5. 改善症状、减轻缺血 目前主要药物包括3类：β-受体阻断药、硝酸酯类药物和钙通道阻断药。曲美他嗪可作为辅助治疗或作为传统抗缺血治疗药物不能耐受时的替代治疗。

（二）冠心病患者生活方式的改变

1. 合理膳食 评估饮食习惯和营养结构：控制总热量和减少饱和脂肪酸、反式脂肪酸以及胆固醇摄入。

2. 戒烟限酒 永久戒烟，并远离烟草环境，严格控制酒精摄入。

3. 控制体质量 超重和肥胖者在6～12个月内减轻BMI 5%～10%，使 BMI ≤25kg/m^2；腰围控制在男性≤90cm、女性≤85cm。

4. 情绪管理 识别患者的精神心理问题，并给予相应治疗。

5. 睡眠管理 指导患者适当活动，减轻患者的紧张情绪，改善睡眠。

6. 建立随访系统 建立随访系统，提高治疗依从性。

（编委：徐强）

（责任编委：叶平）

第七节 下肢动脉闭塞症

【定义】

下肢动脉粥样硬化所致的下肢动脉狭窄甚至闭塞，导致下肢动脉血供受阻而产生的下肢缺血症状或体征。本病多见于老年人。

【病因】

本病病因尚未完全确定，主要是由于吸烟、糖尿病、血脂异常、高血压、高半胱氨酸血症等损伤动脉内膜，动脉内膜对损伤做出的炎症 - 纤维增生性反应的结果。

【建立诊断】

临床上，凡中、老年人运动后引发下肢局部疼痛、紧束、麻木、乏力，停止运动后症状缓解，或休息时出现下肢疼痛时应考虑下肢动脉闭塞症的可能。

【临床表现】

1. 症状　典型症状是间歇性跛行和静息疼痛。

（1）下肢不适：早期患肢发凉、麻木或感觉异常。

（2）间歇性跛行：为最常见和典型的症状。特点是行走一段距离后感患侧下肢酸胀、疼痛，被迫停止休息，数分钟后完全缓解；相同诱发因素下症状重复出现，呈现"行走 - 疼痛 - 休息 - 缓解"的重复规律。

（3）静息痛：即非劳力性疼痛，以夜间为著，患者往往取腿部下垂位（通常是垂于床边）以减轻疼痛，反映患肢动脉狭窄严重甚至闭塞。

（4）溃疡或坏疽：为患肢组织坏死期表现，患肢皮温降低、色泽暗紫，继之形成溃疡或坏疽。

（5）其他：患肢皮肤脱毛、皮下组织和肌肉萎缩。

2. 体征

（1）股动脉搏动减弱或不能触及；患肢血压降低或测不出，与健侧血压相差＞20mmHg；髂动脉或股动脉局部可闻及杂音，提示该处血管病变。股动脉搏动正常而腘动脉搏动减弱或消失，提示股浅动脉病变。

（2）踝肱指数（ankle-brachial index，ABI）测定：测量踝动脉收缩压与肱动脉收缩压的比值，正常值≥1，＜0.9 为异常，敏感性达 95%；＜0.5 为严重狭窄。但严重狭窄伴侧支循环形成良好时可呈假阴性。

（3）肢体位置改变测试：肢体自高位下垂到肤色转红时间＞10s 和表浅静脉充盈时间＞15s，提示动脉有狭窄及侧支形成不良。反之，肢体上抬 60º 角，若在 60s 内肤色转白也提示有动脉狭窄。

【辅助检查】

1. 节段性血压测量　在下肢不同动脉供血节段用多普勒装置测压，如发现节段间有压力阶差则提示其间有动脉狭窄存在。

2. 运动平板负荷试验　以缺血症状出现的运动负荷量和时间客观评价肢体的血供状态，有利于定量评价病情及治疗干预的效果。

3. 多普勒血流速度曲线分析及多普勒超声显像　随动脉狭窄程度的加重，血流速度曲线会趋于平坦，结合超声显像则结果更可靠。

4. 磁共振血管造影和 CT 血管造影　具有确诊价值。

5. 动脉造影　可直观显示血管病变及侧支循环状态，对手术或经皮介入的治疗决策提供直接依据。

【确定诊断】

间歇性跛行或静息疼痛＋CT 血管造影或下肢动脉造影可显示血管病变明确诊断。

【鉴别诊断】

1. 血栓闭塞性脉管炎　多见于 20～40 岁青年男性，多数患者无高血压、高血脂、糖尿病等危险因素，但常有大量吸烟史。肢体中小型动脉受累，呈节段性狭窄或闭塞、病变之间血管壁光滑、伴游走性血栓性浅静脉炎等为其特征，可资鉴别。

2. 多发性大动脉炎　多见于青年女性，多数无高血压（累及肾动脉时可有）、高血脂、糖尿病等危险因素。

特点是病变（狭窄或闭塞）累及主动脉主要分支开口处。

3. 下肢动脉栓塞　特点为突发的肢体麻木、疼痛、苍白、运动障碍及患肢动脉搏动减弱或消失。常有心房颤动、心脏瓣膜疾病等病史。

4. 腰椎管狭窄　可有"间歇性跛行"表现，但与体位明显有关，改变体位可使症状缓解；无"行走-疼痛-休息-缓解"的重复规律；下肢动脉搏动正常。

【处理】

1. 内科治疗

（1）积极干预发病相关的危险因素：戒烟、控制高血压与糖尿病、调脂等以及对患肢的精心护理；清洁、保湿、防外伤，对有静息痛者可抬高床头，以增加下肢血流，减少疼痛。

（2）运动训练：每次步行20～30min，每天尽量多次，以促成侧支循环建立。例如：平地行走20～30min→出现患肢不适症状→休息→症状消失→继续行走，如此反复进行。

（3）抗血小板治疗：阿司匹林或氯吡格雷可抑制血小板聚集，对控制动脉粥样硬化病变的进展有效。①阿司匹林0.1mg口服，1次/d，长期使用。②氯吡格雷75mg口服，1次/d，适用于介入治疗或下肢动脉旁路移植术后患者。

2. 血运重建　目的是通过重建动脉血运，改善肢体供血。血运重建适用于经积极内科治疗后仍有静息痛、组织坏疽或生活质量严重降低致残者。

（1）介入治疗：经皮球囊扩张、支架植入或激光血管成形术。

（2）外科手术治疗：自体或人工血管旁路移植术。

（编委：袁正强）

（责任编委：王邦宁）

第一节 胸痛中心的建设

【概述】

（一）胸痛中心的概念

胸痛中心的建设是为以急性胸痛为主要临床表现的急危重症患者提供快速、高效和规范的诊疗系统。胸痛中心包括院外急救医疗系统（如"120"）、急诊科、心内科、心外科、胸外科、影像科、检验科、消化科和呼吸科等相关专业科室。常见的高危急性胸痛疾病有急性心肌梗死（AMI）、主动脉夹层、肺动脉栓塞等三大类。胸痛中心的目标是规范急性胸痛患者的早期诊疗流程和提高早期诊疗能力，减少误诊和漏诊，避免治疗不足或过度医疗，降低胸痛患者的病死率，改善患者临床预后。

胸痛中心首先要缩短从首次医疗接触胸痛患者（FMC）至血管再通治疗的时间，其次要缩短住院时间、减少再次就诊和再住院次数，改善患者医疗流程的效率、医疗质量和就诊满意度。现今我国所设立的胸痛中心主要诊疗指标是针对救治急性 ST 段抬高型心肌梗死（STEMI）而制定的，同时要鉴别诊断主动脉夹层、肺动脉栓塞等。胸痛中心的建立和完善已成为衡量 AMI 患者救治水平的重要标志之一。与以往传统 AMI 住院救治方案相比，胸痛中心采用了快速、规范化的诊治流程和一系列严格的医疗质量标准。

（二）胸痛中心的发展历史

1981 年在美国巴尔的摩 St. ANGLE 医院建立了全球

第一家"胸痛中心"，20世纪90年代之后全球多个国家包括英国、法国、加拿大、澳大利亚和德国等西方发达国家开始在医院成立"胸痛中心"。此后，美国建立"胸痛中心"的医院约5000家，并纳入医疗保险支付范围。其中900余家已经获得当时的美国胸痛中心协会（Society of Cardiovascular Patient Care, SCPC）的认证。此外，德国通过依托急诊PCI的医院建立胸痛单元（Chest Pain Unit, CPU），大大地提高了STEMI患者的救治水平。从2007年开始，德国建立了CPU的认证标准和认证工作，CPU建设使德国STEMI的救治水平达到国际领先水平。相关资料统计德国CPU收治2244例STEMI患者从发生症状到FMC降至2.08h，97%患者接受直接PCI治疗，其平均D-to-B时间降低至31min。研究表明胸痛中心规范的医疗流程可以改善患者的疗效，提高生活质量和就诊满意度。20世纪90年代，首都医科大学附属北京朝阳医院心脏中心主任胡大一最先提出应注重AMI的急诊介入治疗，并率先建立了朝阳医院"AMI绿色通道"。至20世纪90年代末，全国多家医院开通了"先治疗，后交费"的AMI绿色通道，初步缩短了患者接受介入治疗的时间。2002年山东大学齐鲁医院建立我国第一家正式命名的胸痛中心（Chest Pain Center, CPC），其主要是以急诊科为依托，为AMI患者提供快速诊治的绿色通道。2010年在时任中华医学会心血管病学分会（CSC）主任委员胡大一倡导和组织下发表了我国第一部《中国胸痛中心建设专家共识》，由此我国胸痛中心建设正式起步。2012年8月上海市胸科医院和广州军区总医院先后通过SCPC认证，成为我国首批符合SCPC标准的胸痛中心。2013年在时任CSC主任委员霍勇指导和大力推动下，经国家卫生和计划生育委员会授权，在CSC成立了"中国胸痛中心专家指导委员会"和"中国胸痛中心认证工作委员会"。该委员会参照美国和德国相关的标准，结合我国实际情况起草了《中国胸痛中心认证标准》，截至 2016 年 7 月已认证至第八批"胸痛中心"，累计共 84 家各级医院，覆盖了我国大陆除西藏外的各省、自治区和直辖市。2015 年再次修订发表新版《中国胸痛中心认证标准》，并制定了第一部《中国基层医院胸痛中心认证标准》。最近，CSC 拟定在今后 3 年内积极推动建立 1000 家中国 CPC 的工作，大力促进我国 STEMI 患者规范和高效的救治，提高其再灌注的例数，从总体上改善患者的预后。

（三）建设胸痛中心的意义

目前急性胸痛患者的诊疗过程中主要面临以下困难：①诊断与鉴别诊断缺乏规范化的流程；②诊疗时间延迟；③漏诊、误诊率高；④病情复杂，过度医疗与不足并存；⑤科室间和院内外有效协作与整合困难等。

随着生活方式的改变和社会人口的日益老龄化，和城市相似，我国农村和乡镇居民以 AMI 为代表的急性胸痛疾病的患者人数越来越多，救治形势日趋严峻。我国的 STEMI 救治水平的差距主要体现在患者发病后至就诊时间延迟和就诊后在医院内诊疗时间延迟，使患者错过最佳治疗时机，这是 STEMI 的病死率较高和远期预后较差的重要原因之一，这也与我国尚未广泛开展规范的胸痛中心的建设有关。由此可见，胸痛中心的普及建设已势在必行。在城市和基层（即区县医院）推广胸痛中心概念，并尽快建立一定数量的规范的胸痛中心具有非常重要的医学价值和社会意义。为此，今年 CSC "中国胸痛中心认证工作委员会"积极开展《区县基层医院胸痛中心认证标准（草案）》的制定工作，积极推广和扶植区县医院建设胸痛中心已列为今后的一项主要工作。这需要卫生行政管理机构、各级医疗机构、医护人员和社会各界的共同关注、共同重视、共同努力。我们应当认识到，在我国医疗体制还在不断改进完善的当下，胸痛中心不仅是一种规范的医疗模式的推广，而且也是现代医学理念的建设，以及向国民与患者传播医学科普知识的重要途径之一，它面向全社会昭示了胸痛疾病不仅可防可治，而且更要早防早治，胸痛疾病的防治应从年轻人抓起，甚至要从娃娃抓起。今后，胸痛中心的核心理念应该从涉及缩短就医和诊疗时间，不断改进流程逐渐发展到交叉医学、精准医学、康复医学与预防医学多学科相融合的层面，从而达到提高整体急救医疗质量和疾病长期综合管理水准的目标。

【胸痛中心的管理】

（一）胸痛中心相关环境和设施的改进与急救指引标识的设置

1. 胸痛中心对医院环境和设施的改进，以及胸痛急救的指引标识设置的总体要求

（1）不论是从医院哪个入口或医院内部任何地方，急性胸痛患者不经询问，在标识牌指引下就能在最短的时间内顺利到达胸痛中心或急救部门。

（2）在医院内部或周边地区发生急性胸痛的患者，能得到视觉可见的标识牌直接指引和（或）紧急情况下的通讯设施的帮助，能直接达到或呼叫胸痛中心或急救部门。

（3）医院内部指引标识牌能使外来医务人员、患者或家属在最短的时间内从急诊科或胸痛中心诊室直接到达CCU、导管室和CT室等诊疗部门。

2. 门急诊设施改进　急性胸痛患者随时可能出现虚脱、心脏骤停、呼吸困难等突发事件，因此，在门急诊主要接触

胸痛患者的诊区应该建立急救装备，主要包括急救转运车、吸氧系统、简易呼吸器、除颤监护仪器、吸引器、各类复苏药品。在门诊区域内建立急救快速反应小组，各楼层、主要接诊和检查科室、长距离通道、停车区应设立急救指引标识牌和呼救直线电话。急诊科分诊台应易于识别且靠近抢救区，有醒目的标识牌指引胸痛患者优先分诊。分诊台有标准的胸痛分诊流程图，分诊护士在初步评估患者后，将其引导到胸痛诊室、抢救室、胸痛留观室，或直接送入 CCU 或心导管室。同时急诊科入口配备足够的轮椅和担架车，方便多个患者同时就诊使用。急诊科应具备床旁心电图、床旁快速检测肌钙蛋白和 D- 二聚体的设备，确保 20min 获取检测结果。急诊应建立胸痛诊室、急诊抢救室、胸痛留观室等功能分区，同时上述分区配备急性胸痛诊疗和抢救的所需设施（心电图机、供氧系统、监护仪、除颤仪、呼吸机等器材和急救药品）。

3. 急诊科、胸痛中心或胸痛急诊的标识与指引牌

（1）在医院周边地区的主要交通要道、医院门诊、急诊部的入口处设置醒目的胸痛中心或"胸痛急诊"的指引和标识牌，旨在为不熟悉医院环境的急性胸痛患者能顺利找到急诊科、胸痛中心或胸痛急诊。

（2）在门诊大厅、医院内流动人群集中的地方均应有指引通往急诊科/胸痛中心/胸痛急诊的醒目标识牌（地面或墙面或悬挂或竖立的接续的标识牌），指引需要急救的患者快速进入急诊科/胸痛中心/胸痛急诊。

（3）急诊科分诊、挂号、诊室、收费、抽血、检验、药房等均应有"急性胸痛优先"标识。

（二）胸痛中心流程图的制订

胸痛中心的主要目标是为所有急性胸痛患者提供快速而规范的诊疗服务。但由于患者发病时所到达的医院不

同、接诊医生的临床经验和诊疗水平的差异可能使得救治水平参差不齐，制订所有医院和医护人员都必须遵守的急性胸痛患者的规范诊疗流程图就显得十分必要。

流程图制订的基本要求：①以减少就医环节和提高救治效率为目的；②以专业指南和临床路径为主要依据；③以兼顾合理和可行性为基本原则；④以持续改进为主要手段，不断完善急救流程。

（三）胸痛中心的时间管理方案

ACS、急性主动脉夹层和急性肺动脉栓塞是胸痛中心常见三大急危重症，诊治时间是否及时将严重影响患者的治疗效果。对于STEMI来说，"时间就是心肌、时间就是生命"。2013年美国心脏病学会基金会（ACCF）/美国心脏协会（AHA）在强调限制总缺血时间的前提下，已将患者直接就诊于急诊介入（pPCI）医院的FMC-to-B时间限定为90min，而患者就诊于非pPCI医院后转诊pPCI医院的FMC-to-B时间则为120min（目前国际上FMC时间还在持续缩短）。2015年CSC在STEMI诊疗指南中强调通过建立区域协同救治网络和规范胸痛中心来缩短从FMC至开通梗死相关动脉的时间，进而改善STEMI的预后。要实现这一目标，胸痛中心必须加强时间管理才能最大限度地保障缩短接受救治的时间。

1. 流程的时间控制　流程的时间控制是指对于胸痛中心所制订的所有流程中各环节均必须有严格的时间要求，保障急性胸痛患者尤其是STEMI患者在尽可能短的时间内得到及时诊治。各胸痛中心从执行流程的阶段性分析中可以发现流程实施时间的缺陷和改进的重点。流程的时间管理最终目标是缩短总缺血时间，即从发病到再灌注时间，而总体的再通救治时间要求以专业指南为依据。

2. 时钟统一方案 数据库的建立是胸痛中心最重要的工作之一，而胸痛中心数据库的灵魂则是时间管理医疗数据，所有急性胸痛患者的诊治过程必须以准确记录时间节点为基础，没有可靠与准确的时间节点的数据是没有意义的。时钟统一方案是指在胸痛中心的各个诊疗流程环节所采集的时间是来自完全同步的时钟，这要求胸痛中心的所有设备、仪器和时间显示器的时钟均完全一致。只有实现了时钟的统一才有可能建立起可靠的病例记录和数据库，时钟统一是所有胸痛中心必须落实的一项基础规范化工作。胸痛中心各部门可采用同步准确的时钟有网络数字化时钟、市售原子钟和电子钟。

3. 时间自动采集系统 具备良好的时钟同步系统保证了全院显示时间的一致性和准确性，但仍不能确保各个流程环节所记录的时间是客观真实的，因为人为记录时间难以确保其准确性，这就需要时间自动采集系统来实现时间的自动采集。通过网络将时间采集器接收装置接入云平台，将时间自动采集器接收装置安装在医院需要进行时间采集的各个位置：如救护车上、急诊科抢救室、电梯入口、心内科CCU、导管室门口等。胸痛患者进入救护车时将时间采集器佩戴在患者颈部，开通电源后通过蓝牙发送信号，接收器负责接收，并从网络服务器取时，将此刻的时间记录到云平台。受条件限制无法实现自动采集时间的医院，采用钟表跟随患者人工计时。

以上时间的标准是认证或核查胸痛中心的关键指标。

（四）胸痛急救电子病历录入及质量控制系统

规范化胸痛中心运行的核心是严格的、标准的诊疗流程管理，而该流程是否在规定时间范围内得以执行，结论是通过及时记录关键指标数据以及阶段性统计结果

所得到的。因此，建立规范的胸痛中心专用数据库以便
对胸痛急救的关键数据进行及时监控、统计至关重要。
但当前多数医院的胸痛急救数据尚不能集中，分别分布
于急救病历及住院病历中，并处于相互隔离的状态，无
法用于实现对胸痛中心的质量监督、评估、改进，尤其
是对时间流程进行监控，这就需要专门建立一个基于电
子急救病历的数据库系统。理想的数据库应该能把患者
发病开始到院前急救系统和医院内的病历管理系统融合
起来，涵盖患者从发病到救治的全过程，而不仅仅是最
终到达医院的急救过程，并且具有不同医院之间共享功
能。各胸痛中心应努力建立和完善各自的数据库系统，
包括电子病历。

（五）胸痛中心的信息化建设

传统的一对一、面对面的医学模式受时空限制且效率
低下，而胸痛中心的建设目标是"将急性胸痛患者在合适
的时间送到合适的医疗机构接受合适的治疗"，换句话说，
就是为所有急性胸痛患者提供规范的快速诊断和治疗。但
我国医疗资源分布极不均衡，这就需要发挥中心医院的技
术优势，由一个优秀医院团队带动周边基层医疗团队共同
发展，充分放大优质医疗资源的效率，形成区域协同的快
速就地或转诊救治网络，使区域内更多的胸痛患者得到及
时合理的救治。要实现这一目标，必须借助于现代化信息
技术平台，结合专业指南的基本要求，搭建区域性急救信
息共享平台，使中心医院与基层医院连成一个整体，将院
前急救与院内救治连接起来，形成区域协同救治的集团化
医疗模式。

【急性胸痛处理流程】

1. 急诊胸痛患者的处理流程　　见图5-1。

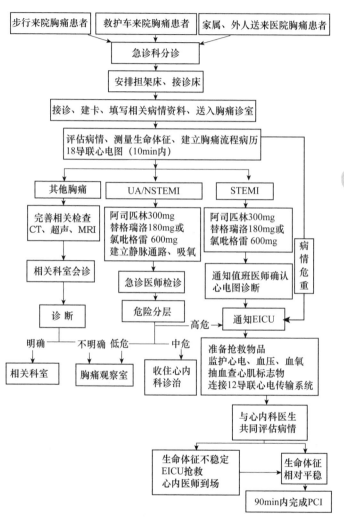

图 5-1　急诊胸痛处理流程

2. ACS 处理流程   见图 5-2。

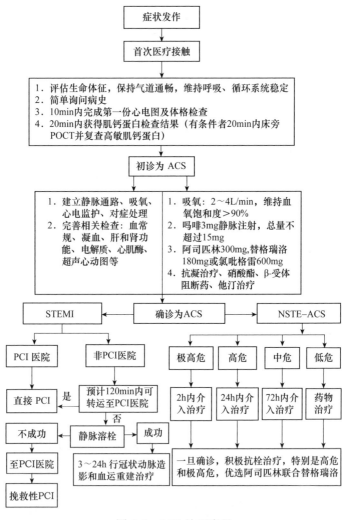

图 5-2   ACS 处理流程

3. STEMI 处理流程　见图 5-3。

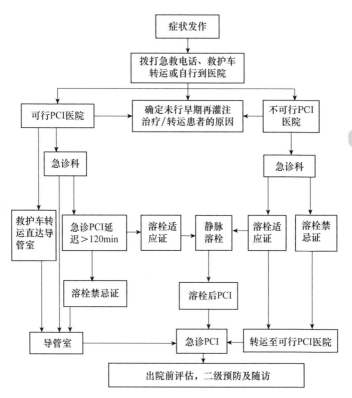

图 5-3　STEMI 处理流程

（编委：王恒亮）

（责任编委：万征）

第二节　胸痛相关疾病

【病因】

1. 心血管疾病　急性心肌梗死、心绞痛、急性心包炎、主动脉夹层、肺栓塞等。

2. 呼吸系统疾病　气胸、肺炎、胸膜炎等。

3. 胸壁疾病　带状疱疹、肋软骨炎、肋间神经炎等。

4. 纵隔疾病　纵隔肿瘤、纵隔气肿等。

5. 其他　食管裂孔疝、食管炎等。

【接诊处理】

1. 迅速评估生命体征　呼吸、血压、心率、意识、皮温。若生命体征不稳定则立即抢救，迅速建立静脉通道、循环支持、呼吸支持，严密监测呼吸、心率、血压、心电、血气变化等，尽可能维持生命体征在正常范围并进入诊断思维。

2. 评估胸痛　患者胸痛剧烈，难以忍受，则立即止痛。哌替啶 75~100mg 肌内注射或者吗啡 3~5mg 静脉注射（COPD、中枢性呼吸困难、妊娠妇女等禁用）。

3. 病情稳定　进入诊断思维。

【诊断思维】

相对常见且危重的胸痛相关疾病（急性冠状动脉综合征、主动脉夹层、急性肺栓塞、心包炎、气胸）的特征及治疗策略见表 5-1。

表 5-1　相对常见且危重的胸痛相关疾病的特征及治疗策略

项目	急性冠状动脉综合征	主动脉夹层	急性肺栓塞	急性心包炎	气胸
胸痛特点	胸骨后闷痛，伴压迫或紧缩感，可有放射痛	突发前胸背部的持续性、撕裂样或刀割样剧痛	胸痛+呼吸困难+咯血（咯血占20%）。晕厥也可为唯一首发症状	胸骨后或心前区疼痛，与咳嗽、深呼吸、体位有关	突发一侧胸痛（时同短暂）+呼吸困难
高危人群	中、老年患者；吸烟、高血压、糖尿病、血脂异常等	长期高血压未及时发现或未很好控制血压；先天主动脉疾病如Marfan综合征等	骨科关节置换；深静脉置管；卧床肢体制动/禁食、水；高凝状态	无	原发性常见于青壮年。继发性多见于有基础肺部病变者
体征	多数患者没有特异体征。部分严重者患肺部有啰音	可出现两上肢或上、下肢血压相差较大。严重者出现低血压、休克、心脏压塞等	发绀、心率快、血压下降、颈静脉充盈、肺动脉瓣区第二心音亢进	心包摩擦音	气管向健侧移位、患侧胸部隆起，呼吸运动与触觉语颤减弱，叩诊呈过清音或鼓音，呼吸音减弱或消失。ECG无特异性改变
心电图特征	STEMI：特异的动态演变 NSTEMI：ST段压低，可以有急性心肌梗死心电图表现 UA：一过性的ST段抬高或压低，部分患者T波改变	ECG无特异性。内膜撕裂下垂物遮盖冠状窦口可有急性心肌梗死心电图表现	大多数患者缺乏特异性，少数患者ECG有$S_IQ_{III}T_{III}$征（I导联S波加深，III导联出现Q波及T波倒置）	除aVR和V_1导联外所有常规导联ST段呈弓背向下型抬高	

（待续）

（续表）

项目	急性冠状动脉综合征	主动脉夹层	急性肺栓塞	急性心包炎	气胸
实验室检查	cTnT或cTnI、CK-MB升高有助于诊断STEMI及NSTEMI	多无特异性改变。一些患者D-二聚体升高。并发急性心肌梗死时心脏标志物升高	①D-二聚体升高 ②低氧血症、低碳酸血症	无特异性	无特异性
影像学检查	UCG：显示节段性室壁运动异常、室壁瘤、瓣膜启闭及心功能状况等	①UCG：主动脉真假腔或主动脉内膜撕裂漂浮物 ②CTA：内膜撕裂形成条状充盈缺损影，将管腔分割成双腔或多腔 CTA或MR是诊断必须的条件	①胸部X线片多无特异性发现，少数患者有"肺动脉阻塞征" ②UCG：右心室扩大、右心室壁运动幅度减小 ③肺血管CTA：肺动脉内低密度充盈缺损；肺通气/血流灌注核素检查：呈肺段分布的肺血流灌注缺损	UCG：心包积液	X线或CT检查显示气胸线可确诊

（待续）

（续表）

项目	急性冠状动脉综合征	主动脉夹层	急性肺栓塞	急性心包炎	气胸
治疗策略	见"第四章第四节、第五节"	①严密监测、绝对卧床休息、镇静、止痛②药物治疗硝普钠：迅速将收缩压降至90~100mmHg美托洛尔：将心率控制在60次/min左右③根据夹层分型决定外科手术或介入植入覆膜支架	①镇静、吸氧、止痛、心电监护②抗凝：肝素80U/kg静脉注射，随后以18U/（kg·h）静脉滴注，APTT维持正常值的1.5~2.5倍；或依诺肝素钠1mg/kg皮下注射，每12h一次③溶栓：适用于高危（明显呼吸困难、胸痛、低氧血症等）患者，发病48h内溶栓效果较好。尿激酶2万U/kg，持续静脉滴注2h	①心包穿刺：适用于急性心脏压塞（呼吸困难、窦性心动过速、血压下降、脉压变小、颈静脉怒张）②病因治疗③对症支持治疗	①保守治疗：适用于稳定型小量气胸②胸腔穿刺抽气：适用于小量气胸（<20%），呼吸困难较轻、心肺功能尚好的闭合性气胸③胸腔闭式引流：适用于不稳定型气胸、呼吸困难明显、肺压缩程度较重、交通性气胸或张力性气胸

（编委：袁正强）

（责任编委：张征）

第六章　心力衰竭

第一节　概　述

【定义】

心力衰竭（heart failure）简称心衰，是各种原因造成心脏结构和功能的异常改变，使心室收缩射血和（或）舒张充盈功能发生障碍，从而引起的一组复杂临床综合征，主要表现为活动耐量下降（呼吸困难、疲乏）和液体潴留（肺淤血、体循环淤血及外周水肿）。病理生理机制是血流动力学的障碍和神经内分泌系统的异常激活。血流动力学的障碍表现为心输出量降低和肺循环或体循环淤血，其严重程度常与心衰的症状、体征相一致。

【心衰的分类】

心衰可根据不同的病理生理和临床特点做出相应的分类，以利于临床诊断和治疗。

（一）射血分数降低性心衰和射血分数保留性心衰

左心室射血分数（LVEF）值与治疗和预后密切相关，是心衰分类的重要指标。依据 LVEF 值，可分为射血分数降低性心衰（heart failure with reduced ejection fractions，HFrEF）和射血分数保留性心衰（heart failure with preserved ejection fractions，HFpEF）。欧洲心脏病协会（ESC）2016 年最新急性和慢性心衰诊治指南提出心衰新分类（表 6-1），其中提出新的术语——射血分数处于中间范围的心衰（HF with midrange EF，HFmrEF），即 LVEF 位于 40%～49% 的心衰患者，以促进对这组患者的临床特征、病理生理特点和治

疗策略展开研究。中国心力衰竭诊断和治疗指南（2014）中
LVEF 保留性心衰诊断标准中规定 LVEF≥45%。一般来说，
LVEF 降低性心衰指传统概念上的收缩性心衰，即心肌收缩
功能受损，心输出量下降，左心室舒张末期容积和压力增
加。而 LVEF 保留性心衰指舒张性心衰，即左心室舒张期主
动松弛能力受损和心肌顺应性降低，导致左心室在舒张期充
盈受损，左心室舒张末期压增高而发生的心衰。两种情况都
可出现心力衰竭的典型症状和体征。

表 6-1　ESC2016 心力衰竭指南关于 HFrEF、HFmrEF、
HFpEF 的定义

心衰分类	射血分数降低性心衰（HFrEF）	射血分数处于中间范围的心衰（HFmrEF）	射血分数保留性心衰（HFpEF）
诊断标准	1. 症状 ± 体征 2. LVEF ＜40%	1. 症状 ± 体征 2. LVEF40%～49% 3.（1）BNP≥35pg/ml 或 NT-proBNP≥125pg/ml （2）相关心脏结构异常［左心室肥厚和（或）左心房扩大］或者舒张功能异常	1. 症状 ± 体征 2. LVEF≥50% 3.（1）BNP≥35pg/ml 或 NT-proBNP≥125 pg/ml （2）相关心脏结构异常［左心室肥厚和（或）左心房扩大］或者舒张功能异常
描述	收缩性心衰。随机临床试验主要纳入 HF-rEF 患者，有效的治疗已得到证实	此组的临床特征、病理生理、治疗需进一步研究	舒张性心衰。HF-pEF 的诊断是具有挑战性的，因为它需要排除患者的症状是由于非心脏疾病引起的。有效的治疗尚未明确

（二）慢性心衰和急性心衰

根据心衰发生的时间、速度、严重程度可分为慢性心衰和急性心衰。

慢性心衰是指在原有慢性心脏病基础上逐渐出现心衰症状、体征，是缓慢的进展过程，一般均有代偿性心脏扩大或肥厚及其他心脏代偿机制参与。急性心衰系因急性的严重心肌损害或突然加重的心脏负荷，使心功能正常或处于代偿期的心脏在短时间内发生衰竭或使慢性心衰急剧恶化，心衰症状和体征迅速发生或恶化，临床上以急性左心衰竭最常见，急性右心衰竭较少见。

慢性心衰症状、体征稳定 1 个月以上称为稳定性心衰。慢性稳定性心衰恶化称为失代偿性心衰，如失代偿突然发生则称为急性心衰。

急性心衰的另一种形式为心脏急性病变导致的新发心衰，如急性大面积心肌梗死、急性重症心肌炎、急性心脏瓣膜病可导致急性左心衰竭，急性肺动脉栓塞时可导致急性右心衰竭。急性心衰的患者症状严重，血流动力学不稳定，严重时出现急性肺水肿或心源性休克，需要紧急处理。急性和慢性心衰是相对的，多数急性心衰患者经治疗后症状部分缓解，而转入慢性心衰，而慢性心衰患者常因各种诱因急性加重而需要住院治疗。

急性和慢性心衰的治疗有显著区别，急性心衰重在缓解急性症状，稳定血流动力学，纠正组织缺氧和代谢紊乱，降低死亡风险。因此利尿药是急性心衰治疗的一线药物，存在心源性休克的患者应短期使用静脉正性肌力药物。慢性心衰的治疗重在减少其因急性失代偿而住院，改善生活质量，降低死亡率和猝死发生率。药物治疗的目的是抑制神经内分泌系统的激活和改善左心室重构，ACEI（或 ARB）、β- 受体阻断药、醛固酮受体拮抗剂是主要的长期药物。

（三）左心衰竭、右心衰竭和全心衰竭

左心衰竭指因左心室收缩和（或）舒张功能障碍而发生的心衰，临床上较为常见，以肺循环淤血为特征。

右心衰竭是指任何原因引起的右心室收缩和（或）舒张功能障碍，不足以提供机体所需要的心输出量时所出现的临床综合征。单纯的右心衰竭主要见于肺源性心脏病及某些先天性心脏病，以体循环淤血为主要表现。右心衰竭患者因病因及个体遗传背景不同，预后存在差异。

全心衰竭指同时具有左心衰竭和右心衰竭的临床表现。临床中常见为左心衰竭后肺动脉压力增高，使右心负荷增加，长时间后出现右心衰竭，即为全心衰竭。

（四）低排血量和高排血量心衰

低排血量心衰是主要的心衰类型，如冠心病、心肌病、心脏瓣膜病等，有外周灌注不足、四肢发凉、末梢发绀、动静脉血氧差增大等表现。

高排血量心衰多见于贫血、甲状腺功能亢进症、妊娠、动静脉瘘等，由于持续的高心输出量，最终导致心衰，临床表现为四肢温暖和潮红、脉压增大或正常、动静脉血氧差正常或减少，治疗主要是针对原发病。

【心衰的病因学】

心衰大多数是由于左心室心肌功能受损，也可因高血压、心包、心内膜、心瓣膜、大血管病变以及代谢异常所致，心衰的病因见表6-2。在西方国家，冠心病是最常见的原因，其次是高血压，高血压常常与冠心病同时存在，大约占所有心衰病因的3/4。据我国部分地区流行病学调查显示，心衰的危险因素主要有高血压、糖尿病、代谢综合征、动脉粥样硬化，有效治疗这些危险因素能降低心衰的发生风险。

表6-2　慢性心衰的病因

心肌病变
缺血性心脏病 *：心肌梗死（心肌瘢痕、心肌顿抑或冬眠）、冠状动脉微循环异常、内皮功能障碍
心脏毒性药物：酗酒、可卡因、安非他命、合成代谢类固醇、重金属、抗肿瘤药物（如蒽环类）、免疫调节药物、抗抑郁药物、抗心律失常药物、非甾体消炎药、麻醉药物、放射线 *
免疫介导的损害
相关感染：细菌、螺旋体属、真菌、原生动物、寄生虫、HIV感染
与感染无关：淋巴细胞/巨细胞性心肌炎、自身免疫性疾病、过敏性心肌炎
心肌浸润性病变 *：肿瘤的心肌浸润和转移、淀粉样变性、结节病、血色病
代谢内分泌性 *：糖尿病、甲状腺疾病、甲状旁腺疾病、肢端肥大症、生长激素缺乏、醛固酮增多症、肾上腺皮质功能减退症、嗜铬细胞瘤
营养性疾病 *：缺乏维生素 B_1、左旋肉碱、硒、铁、磷、钙
基因异常：肥厚型 *、扩张型、限制型 *、致心律失常右心室心肌病、左心室致密化不全、肌营养不良症
围生期心肌病
应激性心肌病
心脏负荷异常：高血压 *、瓣膜和心脏结构的异常、先天心内或心外分流、缩窄性心包炎、心包积液、心内膜病变
高心输出量状态 *：动静脉瘘、慢性贫血、甲状腺功能亢进
容量负荷过重 *：肾衰竭、输液过多过快
心律失常 *：心动过速、心动过缓、传导系统病变

注：*，表示也可能导致射血分数保留性心衰

【心衰的基本病因】
（一）心肌损害

1. 缺血性心肌损害　冠心病心肌缺血和（或）心肌梗死是引起心衰的最常见原因之一，急性冠状动脉综合征会导致急性左心衰竭，严重者会发展为心源性休克。大面积心肌梗死后或长期慢性缺血导致的缺血性心肌病可引起心

脏扩大、心肌收缩力降低、室壁节段性运动异常、心律失常、心室收缩不同步，导致慢性心衰。改善心肌缺血、减少心肌梗死发生及梗死面积、挽救存活心肌是其治疗原则。

2. 心肌病　心肌病是导致心衰的一组重要疾病，是指心肌结构和功能的异常，除外冠心病、高血压病、心脏瓣膜病、先天性心脏病等疾病。

传统的心肌病分类主要根据形态学分为扩张型、肥厚型、限制型、致心律失常右心室心肌病和未分类的心肌病。

总体而言，心衰的治疗原则主要是针对原发的心肌病变，LVEF 下降性心衰的治疗适用于扩张型心肌病。LVEF 保留性心衰的治疗适用于肥厚型或限制型心肌病。然而某些心肌病的治疗存在一些特殊性。

3. 心肌炎　各种传染性微生物（如病毒、细菌、真菌、原虫）以及毒素和药物可直接损害心肌或通过免疫反应导致心肌损害，引起心肌炎，最常见的是病毒感染。另外，一些全身性疾病（如系统性部分红斑狼疮及艾滋病）引起心肌病变中也存在心肌炎。临床表现可以是严重的血流动力学障碍和左心室功能障碍的急性暴发性心肌炎表现，也可以是亚急性发病和无症状性左心室功能不全。预后也存在个体差异，部分完全恢复，部分发展为扩张型心肌病。免疫抑制治疗在心肌炎中的作用尚无定论。

（二）心脏负荷过重

1. 压力负荷（后负荷）过重　左心负荷过重见于高血压、主动脉瓣狭窄、主动脉缩窄。右心负荷过重见于肺动脉高压、肺动脉瓣狭窄、肺栓塞、慢性阻塞性肺疾病等。为克服增加的心脏负荷，心室肌代偿性肥厚以保证射血量。持久的负荷过重，心肌发生结构和功能改变而终致失代偿，心输出量下降。

2. 容量负荷（前负荷）过重　①心脏瓣膜关闭不全：主动脉瓣关闭不全、二尖瓣关闭不全可引起左心室容量负荷过重，肺动脉瓣关闭不全、三尖瓣关闭不全可引起右心室容量负荷过重。②左、右心或大动脉水平分流的先天性或后天性心脏病：室间隔缺损或穿孔、动脉导管未闭、主动脉窦瘤破裂等。③伴有全身血容量增多或循环血量增多的疾病：慢性贫血、甲状腺功能亢进症、体循环动静脉瘘等，心脏的容量负荷也增加。容量负荷增加早期，心室腔代偿性扩大，心肌收缩功能尚能维持正常，但超过一定限度，心肌结构和功能发生改变即出现失代偿表现。

【急性心衰的病因和诱因】

急性失代偿心衰住院是一个日益增长和重大的公共卫生问题，是老年患者住院的主要原因之一，除了增加医疗费用外，也是与预后相关的事件，伴有高再住院风险和高死亡率。急性失代偿心衰住院患者的病因和诱因见表 6-3。

表 6-3　急性心衰的诱因和病因

通常导致迅速恶化的事件
快速性心律失常和严重的心动过缓 / 传导阻滞
急性冠状动脉综合征（ACS）
ACS 的机械并发症（如室间隔破裂、二尖瓣腱索断裂）
急性肺栓塞
高血压危象
心脏压塞
主动脉夹层
手术和围术期问题
围生期心肌病

（待续）

（续表）

通常导致逐渐恶化的事件
感染（包括感染性心内膜炎）
慢性阻塞性肺疾病急性发作/支气管哮喘
贫血或出血
肾功能不全
饮食/药物治疗的不依从性，自行停药
医源性：如使用了非甾体消炎药或皮质激素、药物相互反应
无显著心率变化的心律失常、心动过缓和传导阻滞
未控制的高血压
甲状腺功能减退或亢进
酒精和药物滥用

（一）急性左心衰竭的常见病因

1. 慢性心衰急性加重。

2. 急性心肌坏死和（或）损伤 ①急性冠状动脉综合征如急性心肌梗死或不稳定型心绞痛、急性心肌梗死伴机械性并发症、右心室梗死；②急性重症心肌炎；③围生期心肌病；④药物所致的心肌损伤与坏死，如抗肿瘤药物和毒物等。

3. 急性血流动力学障碍 ①急性瓣膜大量反流和（或）原有瓣膜反流加重，如感染性心内膜炎所致的二尖瓣和（或）主动脉瓣穿孔、二尖瓣腱索和（或）乳头肌断裂、瓣膜撕裂（如外伤性主动脉瓣撕裂）以及人工瓣膜的急性损害等；②高血压危象；③重度主动脉瓣或二尖瓣狭窄；④主动脉夹层；⑤心脏压塞；⑥急性舒张性左心衰竭，多见于控制不良的老年高血压患者。

（二）急性右心衰竭的常见病因

多见于右心室梗死、急性大块肺栓塞和右侧心瓣膜病。

【心衰的分期及分级】

根据心衰发生发展的过程，从心衰的高危因素进展成结构性心脏病，出现心衰症状，直至难治性终末期心衰，可分成 A、B、C、D 四个阶段（表6-4）。

表6-4　心衰发生发展的各阶段

心衰的阶段	定义	患者群
阶段 A（前心衰阶段）	患者为心衰的高发危险人群，尚无心脏的结构或功能异常，也无心衰的症状和（或）体征	高血压、冠心病、糖尿病患者；肥胖、代谢综合征患者；有应用心脏毒性药物的病史、酗酒史、风湿热史，或心肌病家族史者等
阶段 B（前临床心衰阶段）	患者从无心衰的症状和（或）体征，但已发展成结构性心脏病	左心室肥厚、无症状心脏瓣膜病、以往有心肌梗死（MI）史者等
阶段 C（临床心衰阶段）	患者已有基础的结构性心脏病，以往或目前有心衰的症状和（或）体征	有结构性心脏病伴气短、乏力、运动耐量下降者等
阶段 D（难治性终末期心衰阶段）	患者有进行性结构性心脏病，虽经积极的内科治疗，休息时仍有症状，且需要特殊干预	因心衰需反复住院，且不能安全出院者；须长期在家静脉用药者；等待心脏移植者；应用心脏机械辅助装置者

心衰是一种慢性、自发进展性疾病，很难根治，但可以预防。

ACCF/AHA 的心衰分阶段强调了心衰的发生和进展，并且在 ACCF/AHA 心衰指南（2013）中治疗部分也按照这4个阶段分别进行论述，体现了重在预防的概念，包括：①预防患者从阶段 A 进展至阶段 B，即防止发生结构性心脏病；②预防从阶段 B 进展至阶段 C，即防止出现心衰的症状和体征，这对于已有心脏病的患者尤为重要。这四个阶段不同于纽约心脏学会（New York Heart

Association, NYHA）的心功能分级。

NYHA 分级重点是评价运动能力和症状的严重程度，心脏衰竭的症状量化对于评估治疗的有效性和判断预后有实用价值。NYHA 心功能分级（表6-5）是常用的评估方法，可用于反映患者的症状随病程或治疗而发生的变化，还提供重要的预后信息，NYHA 分级越高，死亡风险越高。ACCF/AHA 的心衰分阶段和 NYHA 心功能分级对于心衰的存在和严重程度提供了有用而互补的信息。

表6-5 NYHA 心功能分级

分级	症状
Ⅰ级	活动不受限。日常体力活动不引起明显的气促、疲乏或心悸
Ⅱ级	活动轻度受限。休息时无症状，日常活动可引起明显的气促、疲乏或心悸
Ⅲ级	活动明显受限。休息时可无症状，轻于日常活动即引起显著的气促、疲乏或心悸
Ⅳ级	休息时也有症状，稍有体力活动症状即加重。任何体力活动均会引起不适。如无须静脉给药，可在室内或床边活动者为Ⅳa级，不能下床并需静脉给药支持者为Ⅳb级

（编委：刘利军）

（责任编委：杨杰孚）

第二节 急性左心衰竭与肺水肿

【定义】

急性左心衰竭（急性左心衰）是由于急性或恶化的左心室收缩和（或）舒张功能严重受损而导致左心室充盈压（左心室舒张末压）骤然增高，伴或不伴左心室容量增多，以及左心室射血量骤降，直接导致肺静脉压力和容量增加，在临床上表现出不同程度的呼吸困难和外周低灌注的临床综合征。严重者的肺静脉压力可高达或超过30mmHg，此时肺泡内会渗出较多体液和红细胞，致患者咳出大量粉红色泡沫痰，极度呼吸困难，伴濒死感，短时间内（约30min）可以因窒息而死亡，临床称之为急性肺水肿，它是急性左心衰的极型。严重的低排血量可导致心源性休克，它与急性肺水肿的死亡率都很高。风湿性二尖瓣狭窄患者发生急性左心衰和肺水肿是特殊类型的心衰，即急性左心房衰竭，左心室功能通常无衰竭。

【分类】

依发病的病理基础分为三种临床类型。第一种类型是新发的急性左心衰；第二种类型是急性失代偿性心力衰竭（acute decompensated heart failure，ADHF），即慢性稳定型心力衰竭急性失代偿；第三种类型是进展的慢性心力衰竭的"终末期"。本节仅涉及第一、二种类型。

另一种急性左心衰仅表现为左心室舒张功能衰竭导致肺间质和（或）肺泡水肿的临床表现。而左心室并未扩大，收缩功能稍低或正常，即左心室射血分数（LVEF）≥50%，称之为舒张性左心衰，或射血分数保留的左心衰。

【病因】

急性左心衰的主要原因见表6-6。

表6-6　急性左心衰的主要原因

急性冠状动脉综合征
急性心肌梗死并发症
急性二尖瓣反流
室间隔穿孔
急性失代偿性心力衰竭
围生期心肌病
风湿性心瓣膜病（二尖瓣狭窄等）

（待续）

（续表）

急性瓣膜病（二尖瓣或主动脉瓣关闭不全）

严重的未能控制的高血压

急性重症心肌炎

心动过速性心肌病

高血压

未治疗的或重症甲状腺功能亢进

长期贫血

急性主动脉综合征（主动脉夹层）

结构性心脏病

【诱因】

急性失代偿性心力衰竭的常见诱因见表 6-7。

表 6-7　急性失代偿性心力衰竭的常见诱因

合并急性冠状动脉综合征

缺血性心肌病加重

非缺血性心肌病加重

瓣膜病加重

高血压危象或控制不良

持续性快速性心律失常

全身感染

严重贫血

电解质紊乱

药物使用不当或依从性差

膳食、盐和液体控制不良

药（毒）物（可卡因、乙醇、非甾体消炎药）

【病理改变】

急性左心衰的病理改变见图 6-1。平均肺毛细血管楔压（PCWP）≥25mmHg 时发生肺间质水肿，出现呼吸困难，如果 PCWP≥30mmHg，发生肺泡水肿，出现咳粉红色泡沫痰。

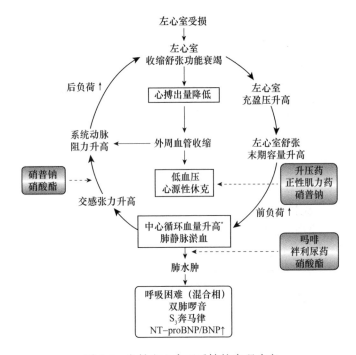

图 6-1 急性左心衰正反馈的病理改变

注：＊，中心循环包括肺静脉、动脉、心房、腔静脉、大动脉、胸腔内血管

【临床表现】

1. 症状

（1）呼吸困难：突发的严重呼吸困难，伴有濒死样窒息感，烦躁不安，出冷汗。

（2）端坐呼吸。

（3）咳嗽：频繁咳嗽伴大量白色泡沫样痰，严重时咳粉红色泡沫样痰，这是急性肺水肿的特征性表现。

2. 体征

（1）两肺干湿啰音：发病早期可仅有呼吸困难，随病情加重两肺可闻及湿啰音和哮鸣音，随病情而变化。消瘦患者可见三凹征。

（2）低心搏出量：口唇发绀，面色灰白，心率增快，舒张期奔马律（S_3），心尖部第一心音（S_1）减弱。严重者出现心源性休克。

（3）病理杂音：若有新发结构性心脏病，可闻及相应的病理杂音，如室间隔穿孔、急性二尖瓣关闭不全伴重度反流。

3. 急性肺水肿　患者极度气急、端坐呼吸、烦躁不安、口唇发绀、冷汗淋漓、喉部出现哮鸣音、咳嗽频繁，咳出大量粉红色泡沫样痰，严重时泡沫血痰可从口鼻中涌出。若不及时抢救，可因全身严重缺氧和心排量锐减，导致血压下降，心源性休克，继而可能猝死。

【实验室检查】

1. 心电图　18 导联心电图用于诊断急性左心衰的病因，如急性心肌缺血，急性心肌梗死和严重快速性心律失常（如心房颤动伴快速心室率、持续性房性和室性心动过速），或是窦性心动过速。

2. 胸部 X 线片（CXR）　观察肺淤血的情况，肺门对称性增大，呈蝶形，双肺野片状阴影，肺纹理紊乱呈粗网状。

3. 超声心动图（UCG）　床旁 UCG 可了解心脏结构和 EF 值，可助诊及指导治疗。

4. 实验室检查

（1）心肌酶和高敏肌钙蛋白（TnT 或 TnI）可增高。

（2）BNP 和 NT-proBNP：阳性有助于快速诊断急性左心衰，阴性则不支持该诊断。急性左心衰的参考值 BNP＞100pg/ml，NT-proBNP＞300pg/ml。

（3）血气分析：因肺泡水肿致氧交换能力急骤降低，故通常 $PaO_2 \leq 70mmHg$，出现严重的低氧血症，并引发代谢性酸中毒，PaO_2 越低，预后越差。

（4）尿素氮和肌酐：其水平增高是重要的病死率增高的预测指标。

（5）其他：肝功能、血、尿常规检查是必要的。

【诊断】

依据特征性"突发的端坐呼吸""双肺啰音"和低心排血量临床表现，以及不难明确的病因或基础病史与病程长短，可以快速做出临床诊断。BNP 和 NT-proBNP 的检测有助于诊断与排除诊断。应常规使用 18 导联心电图和床旁 UCG，其是最实用检查方法。各项化验检查对于评价患者的全身情况是十分重要的，这与治疗和预后密切相关。

【临床评估】

临床评估方法主要有 Killip 法（表 6-8）、Forrester 法（表 6-9）和临床程度分级（表 6-10）三种。Killip 法主要用于急性心肌梗死患者。Forrester 法可用于急性心肌梗死或其他原因所致急性心衰患者，需要监测血流动力学指标，适用于监护室和有血流动力学监测条件的病房。临床程度分级根据 Forrester 法修改而来，可用于推测患者的血流动力学状态，主要根据末梢循环的望诊和肺部听诊，适用于门诊和一般住院患者。

表 6-8　Killip 分级

分级	症状与体征
I 级	无左心衰
II 级	左心衰，双肺中下部湿性啰音（限于肺野下 1/2），可闻及 S_3 奔马律，胸部 X 线片示肺淤血

（待续）

（续表）

分级	症状与体征
Ⅲ级	急性肺水肿，双肺满布湿啰音（超过肺野下 1/2）
Ⅳ级	心源性休克，低血压（收缩压<90mmHg）、发绀、皮肤湿冷、少尿或无尿

表 6-9　Forrester 法分级

分级	PCWP（mmHg）	CI［L/（min·m²）］	组织灌注状态
Ⅰ级	≤18	>2.2	无肺淤血和组织灌注不良
Ⅱ级	>18	>2.2	有肺淤血
Ⅲ级	≤18	≤2.2	无肺淤血，有组织灌注不良
Ⅳ级	>18	≤2.2	有肺淤血和组织灌注不良

注：PCWP，平均肺毛细血管楔压；CI，心脏指数

表 6-10　临床程度分级

分级	皮肤	肺部啰音
Ⅰ级	干、暖	无
Ⅱ级	湿、暖	有
Ⅲ级	干、冷	无/有
Ⅳ级	湿、冷	有

【鉴别诊断】

急性左心衰应与可引起明显呼吸困难的疾病如支气管哮喘发作和哮喘持续状态、急性大块肺栓塞、肺炎、严重的慢性阻塞性肺疾病（COPD）尤其伴感染等相鉴别，还应与其他原因所致的非心源性肺水肿（如急性呼吸窘迫综合征）以及非心源性休克等疾病相鉴别（表 6-11、6-12）。

【处理】

（一）急救处理

1. 坐位　两腿下垂最大限度地减少回心血量。

2. 高流量吸氧　20%~30% 乙醇湿化，流量 6~10L/min 持续至病情缓解，指端 SpO_2>90% 后降低至 2~5L/min，并

表 6-11 心源性哮喘和支气管哮喘的鉴别

病因	心源性哮喘	支气管哮喘
病史	新发或潜在心脏病，多有诱因	常年反复哮喘发作史或对敏史，有季节性，冬春好发
年龄	任何年龄	多见于青少年
症状	夜间或卧位突发呼吸困难，坐起后可减轻，持续数分钟至数十分钟，严重者可伴咳嗽，咳白色或粉红色泡沫痰	发作前有咳嗽、喷嚏、胸闷等征兆，发作与缓解和体位无关，持续数小时至数日
体征	端坐呼吸，两肺湿啰音和哮鸣音，混合相呼吸困难，心动过速，S_3 奔马律，有心脏病体征	双肺哮鸣音为主，呼气性呼吸困难。可有肺气肿征，平素偶有哮鸣音
XCR	肺门呈蝶形增大，双肺云絮状影，肺纹理粗乱	肺纹理增多，可有肺气肿征
UCG	节段性室壁运动异常	心脏正常或右心扩大
ECG	病理性 Q 波，ST-T 改变	正常，或右心房或右心室扩大
BNP	>100pg/ml	<100pg/ml
治疗反应	静脉利尿药，血管扩张剂治疗有效	$β_2$ 受体激动药，氨茶碱、激素治疗有效

注：XCR，胸部 X 线片；UCG，超声心动图；ECG，心电图；BNP，B 型利钠肽

表 6-12 急性左心衰与肺栓塞的鉴别

鉴别点	急性左心衰	肺栓塞
基础心脏病	多有	多无
呼吸困难	与体位关系密切，坐位缓解，或端坐呼吸，患者不能耐受持续数小时呼吸困难，常导致肺水肿，混合型呼吸困难	呼吸困难缓解与体位无直接关系，可持续十几小时或数天，通常无肺水肿
咳嗽、咯血	咳嗽频繁，咳白色或粉红色泡沫样痰，偶尔痰中带血	咳嗽、咯血痰，早期为鲜红色，以后为暗红色，占 11%～30%
胸痛	心前区牵涉性（或放射性）痛为主，心绞痛数分钟至十几分钟，急性心肌梗死胸痛持续数小时	胸痛任何位置，钝痛，时间长短无规律
肺部啰音	两肺湿啰音和哮鸣音，通常稍晚呼吸困难出现（数十分钟或几小时）	肺部湿啰音与栓塞部位一致，常明显晚于症状或发病（数小时至数日），哮鸣音发生率仅5%，常一过性消失
肺不张体征	无	可有
ECG	病理性 Q 波、ST-T 改变	$S_I Q_{III} T_{III}$，电轴右偏、右心室负荷过重
XCR	左心房、左心室增大、肺淤血征	右心房、右心室大、肺动脉高压征
D-二聚体	可阴性	阳性
BNP	>100pg/ml	<100pg/ml

注：ECG，心电图；XCR，胸部 X 线片；BNP，B 型利钠肽

维持 SpO_2 90% 以上。

3. 镇静 吗啡 3～5mg 静脉注射，必要时可以 15min 重复 1～2 次，或 5～10mg 皮下、肌内注射。

4. 快速利尿 强效快速利尿，限制液体入量，500～1000ml/24h。

（1）呋塞米（速尿）：每次 20～40mg 或 80～100mg 静脉注射或 5～20mg/h 静脉滴注。

（2）托拉塞米（托塞米）：20～40mg 或 80～100mg 静脉注射。

5. 扩张血管

（1）硝酸甘油

用法：①立即给予片剂 0.5mg 舌下含化；②静脉注射，每次 100～200μg 弹丸式注射（bolus）；③静脉滴注起始剂量 5～10μg/min，5～10min 递增 5～10μg/min，最大剂量 200μg/min。

（2）硝普钠（NTP）：适用于血压高和严重瓣膜反流的急性左心衰患者。起始剂量为 0.3μg/（kg·min），60～90s 起效，最大剂量不超过 5μg/（kg·min）。尽量避免静脉应用＞72h。

（3）rhBNP（新活素）：负荷剂量 1.5μg/kg、静脉缓慢推注后以 0.0075～0.015μg/（kg·min）静脉滴注；也可直接静脉滴注。疗程一般 3 天。

（二）合并低心搏出量与心源性休克患者的处理

1. 正性肌力药 适用于肺淤血伴明确的低心搏出量患者。

（1）多巴酚丁胺：半衰期 5min，给药 10～15min 起效，停药 10～15min 药效和不良反应消失。起始剂量 2.5～5.0μg/（kg·min），间隔 20min 可增加 1.0～2.0μg/

（kg·min）。通常＜15μg/（kg·min）。

（2）多巴胺：＜3μg/（kg·min）选择性扩张肾动脉、促进利尿；＞5μg/（kg·min）正性肌力和收缩血管作用，直接或间接增加心肌收缩力和心搏出量并升高血压。从小剂量起始，逐渐增加剂量，短期应用。

（3）去乙酰毛花苷：ADHF 和有器质性心脏病或心房颤动伴快速心室率患者用法为 0.4mg＋5% 葡萄糖 10ml，静脉注射 5min，可每 15min 重复一次。AMI 急性左心衰慎用。

（4）磷酸二酯酶抑制剂：米力农，首剂 25～50μg/kg 静脉注射（大于 10min），继以 0.25～1.0μg/（kg·min）静脉滴注。

（5）左西孟旦：钙增敏剂，首剂 12～24μg/kg 静脉注射（大于 10min），继之以 0.1μg/（kg·min）静脉滴注，可酌情减半或加倍。对于收缩压＜100mmHg 的患者，不需要负荷剂量，可直接用维持剂量，以防止发生低血压。常见不良反应为低血压。

2. 血管升压药　用于心源性休克。

（1）多巴胺：5μg/（kg·min）以上静脉滴注。

（2）去甲基肾上腺素：起始剂量 0.02～0.04μg/（kg·min），10～15min 增加一次剂量，直至获得满意的血压。

3. 支气管解痉药：二羟丙茶碱（喘定）不良反应相对少，必要时可使用。

4. 非药物治疗

（1）经皮主动脉球囊反搏（IABP）：适用于急性心肌梗死或严重心肌缺血并发心源性休克，且不能由药物治疗纠正的患者；伴血流动力学障碍的严重冠心病（如急性心肌梗死伴机械并发症）患者；心肌缺血伴顽固性肺水肿患者。

（2）机械通气：指征为出现心跳呼吸骤停而进行心肺复苏时；合并Ⅰ型或Ⅱ型呼吸衰竭。机械通气有无创呼吸机辅助通气和经气管插管人工机械通气。

（3）血液净化治疗：适用于高容量负荷如肺水肿或严重的外周组织水肿，且对袢利尿药和噻嗪类利尿药抵抗；低钠血症（血钠<110mmol/L）且有相应的临床症状如意识障碍、肌张力减退、腱反射减弱或消失、呕吐以及肺水肿等，在上述两种情况应用单纯血液滤过即可；对于肾功能进行性减退，血肌酐>500μmol/L 或符合急性血液透析指征的其他情况。

（4）心室机械辅助装置：急性心衰经常规药物治疗无明显改善时，有条件的可应用此种技术。此类装置有：体外模式人工肺氧合器（ECMO）、心室辅助泵（如可置入式电动左心辅助泵、全人工心脏）。

（三）病因和诱因处理原则

病因处理就是针对造成急性左心衰的疾病进行处理。若急性左心衰的病因需要介入或心外科治疗，应该在纠正左心衰和肺水肿之后及时转诊至有资质的医院处理。如急性冠状动脉综合征需要再灌注治疗，AMI 合并机械并发症应行冠状动脉旁路移植术和相应的心外科治疗。风湿性心瓣膜病如严重二尖瓣狭窄与关闭不全，感染性心内膜炎，外伤引起的严重的急性二尖瓣或主动脉反流均必须经心外科治疗。高血压心脏病、甲状腺功能亢进性心脏病和心动过速性心肌病的急性失代偿期必须有效的降压、抗甲状腺和抗心律失常治疗。但有些急性左心衰的病因不明或无特异治疗，如围生期心肌病和急性重症心肌炎，其治疗仅限于急性和慢性心衰的规范救治。

（四）急性左心衰纠正后处理原则

与规范的慢性心衰相同。舒张性心力衰竭治疗方案：

ABCs，即不用洋地黄，ACEI/ARB，β-受体阻断药，钙通道阻断药，利尿药，低钠饮食。

急性左心衰与肺水肿诊治流程见图 6-2。

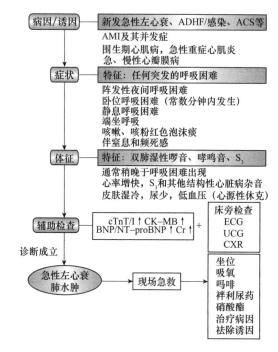

图 6-2 急性左心衰与肺水肿诊治流程

注：BNP 阴性可排除急性左心衰；CXR，胸部 X 线片；ECG，心电图；UCG，超声心动图；cTnT/I，心肌肌钙蛋白 T/I；CK-MB，肌酸激酶同工酶；BNP/NT-ProBNP，B 型利钠肽 / 氨基末端 B 型利钠肽原；Cr，肌酐；AMI，急性心肌梗死；ACS，急性冠状动脉综合征；ADHF，急性失代偿性心力衰竭

（编委：曹雪滨）

（责任编委：季晓平）

第三节　慢性左心衰竭

【心血管事件链】

　　心衰的发生发展是一复杂、连锁、动态的过程，近年来提出的心血管事件链（图 6-3）概念成为慢性心衰防治的新理念。

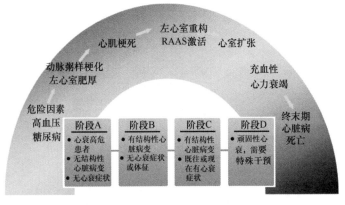

图 6-3　心血管事件链

注：RAAS，肾素 - 血管紧张素 - 醛固酮系统

【诊断】

　　1. 症状　不同程度的呼吸困难，咳白色泡沫痰。

　　2. 体征

　　（1）心脏体征：心率增快、心脏扩大、心尖部收缩期杂音、S_1 减弱、心前区 S_3 奔马律、P_2 亢进，原有心脏病的体征。

　　（2）肺部啰音：两肺底或满肺湿啰音。

　　3. 生物标志物　BNP 或 NT-proBNP 升高，BNP＜

35ng/L，NT-proBNP＜125ng/L 时不支持慢性心衰诊断。

4. 超声心动图 可用于：①诊断心包、心肌或心瓣膜疾病。②定量分析心脏结构及各项功能指标（表 6-13）。③区别射血分数降低心衰（HFrEF）、射血分数中间值的心衰（HFmrEF）和射血分数保留心衰（HFpEF）（详见"第六章第一节"）。④估测肺动脉压。⑤评价治疗效果，详见"第三章第二节"。

表 6-13 常用的左心室舒张功能不全超声心动图测量指标

测量指标	异常	临床意义
e	降低（＜8cm/s 间隔，＜10cm/s 侧壁，或＜9cm/s 平均）	左心室松弛延迟
E/e 比率	高（＞15）	左心室充盈压高
	低（＜8）	左心室充盈压正常
	中等（8～15）	灰色区（需其他参数）
二尖瓣流入 E/A 比率	"限制性"（＞2）	左心室充盈压高
	"松弛受损"（＜1）	容量负荷过重
		左心室松弛延迟
	正常（1～2）	正常的左心室充盈压
		不能下结论（可能是"假性"）
Valsalva 动作时二尖瓣流入	"假性"到"松弛受损"的改变（E/A 比率≥0.5）	左心室充盈压高（经 Valsalva 显示）
Apulm-Amitral 间期	＞30ms	左心室充盈压高

注：e，充盈早期二尖瓣环运动峰值速度；E，左心室快速充盈期通过二尖瓣口的最大血流速度；A，心房收缩期充盈血流的速度

5. 胸部 X 线片　可提供心脏增大、肺淤血、肺水肿及原有肺部疾病的信息。

6. 心电图　可提供既往心肌梗死、左心室肥厚、广泛心肌损害及心律失常等信息。可判断是否存在心脏不同步，包括房室、室间和（或）室内运动不同步。详见"第三章第一节"。

【确定诊断】

（1）HFrEF、HFmrEF 和 HFpEF。

（2）诊断流程见图 6-4。

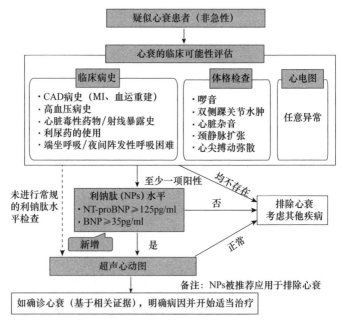

图 6-4　慢性心衰诊断流程

（3）分期及分级见"第六章第一节"。

（4）6min 步行距离试验：6min 步行距离＜150m 为重

度心衰，150～450m 为中度心衰，>450m 为轻度心衰。

【鉴别诊断】

支气管哮喘：见"第六章第二节"。

【处理】

（一）慢性 HFrEF

1. 一般治疗

（1）去除诱发因素，见"第六章第二节"。

（2）监测体重：每日测定体重以早期发现液体潴留。如在 3 天内体重突然增加 2kg 以上，应考虑患者已有钠、水潴留（隐性水肿），需要利尿或加大利尿药的剂量。

（3）调整生活方式

1）限钠：稳定期限制钠摄入不一定获益，正常饮食可改善预后。对控制 NYHA Ⅲ～Ⅳ级心衰患者的充血症状和体征有帮助。心衰急性发作伴有容量负荷过重的患者，要限制钠摄入 <2g/d。

2）限水：严重低钠血症（血钠 <130mmol/L）患者液体摄入量应 <2L/d，严重心衰患者液量限制在 1.5～2.0L/d，轻中度症状的患者常规限制液体可能没有益处。

3）休息和适度运动：失代偿期需卧床休息，多做被动运动以预防深部静脉血栓形成。临床情况改善后在不引起症状的情况下，鼓励体力活动，以防止肌肉"去适应状态"（失用性萎缩）。

2. 药物治疗

（1）利尿药：凡是有液体潴留证据的所有心衰患者均应该给予利尿药。首选袢利尿药，特别适用于有液体潴留或肾功受损的患者。噻嗪类利尿药适用于有轻度液体潴留者。新型利尿药托伐普坦具有仅排水不排钠的作用，顽固性水肿或低钠血症仍适用。利尿药最常见的不良反应为电解质紊乱，如低钾血症、低钠血症等。从小剂量开始，逐渐增加剂量，体重每天减轻0.5～1.0kg为宜。一旦症状缓解、病情控制，即以最小有效剂量长期维持，并根据液体潴留的情况随时调整剂量。常用利尿药及其剂量见表6-14。

表6-14　慢性HFrEF常用利尿药及其剂量（mg）

药物	起始剂量	每天最大剂量	每天常用剂量
袢利尿药			
呋塞米	20～40	120～160	20～80
布美他尼	0.5～1	6～8	1～4
托拉塞米	10	100	10～40
噻嗪类利尿药			
氢氯噻嗪	12.5～25	100	25～50
血管加压素 V_2 受体拮抗剂			
托伐普坦	7.5～15	60	7.5～30

（2）血管紧张素转换酶抑制剂（ACEI）：能降低心衰患者病死率。

1）适应证：所有LVEF下降的心衰患者必须且终身使用，除非有禁忌证或不能耐受。

2）禁忌证：曾发生致命性不良反应如喉头水肿，严重肾衰竭和妊娠妇女。以下情况慎用：双侧肾动脉狭窄，血肌酐＞265.2μmol/L，血钾＞5.5mmol/L，伴症状性低血压（收缩压＜90mmHg），左心室流出道梗阻（如主动脉瓣狭窄、肥厚型梗阻性心肌病）等。

常用的 ACEI 及其剂量见表 6-15。

表 6-15 慢性 HFrEF 常用的 ACEI 及其剂量

药物	起始剂量（mg）	目标剂量（mg）	服药（次 /d）
卡托普利	6.25	50	3
依那普利	2.5	10	2
福辛普利	5	20～30	1
赖诺普利	5	20～30	1
培哚普利	2	4～8	1
雷米普利	2.5	10	1
贝那普利	2.5	10～20	1

3）用法：从小剂量开始，逐渐递增，一般每隔 1～2 周剂量倍增 1 次，直至达到目标剂量或最大耐受量，应终生维持使用。应监测血压、血钾和肾功能，如果肌酐增高＞30%，应减量，如仍继续升高，应停用。

（3）血管紧张素 II 受体拮抗剂（ARB）：基本与 ACEI 相同，推荐用于不能耐受 ACEI 的患者。也可用于经利尿药、ACEI 和 β- 受体阻断药治疗后临床状况改善仍不满意，又不能耐受醛固酮受体拮抗剂的有症状心衰患者。常用的 ARB 及其剂量见表 6-16。

表 6-16 慢性 HFrEF 常用的 ARB 及其剂量

药物	起始剂量（mg）	目标剂量（mg）	服药（次 /d）
坎地沙坦	4	32	1
缬沙坦	20～40	80～160	2
氯沙坦	25	100～150	1
厄贝沙坦	75	300	1
替米沙坦	40	80	1
奥美沙坦	10	20～40	1

（4）β-受体阻断药：可降低病死率和心衰的再住院率，改善患者预后。常用的β-受体阻断药及其剂量见表6-17。

表6-17　慢性HFrEF常用的β-受体阻断药及其剂量

药物	起始剂量（mg）	目标剂量（mg）	服药（次/d）
琥珀酸美托洛尔	11.875～23.75	142.5～190	1
比索洛尔	1.25	10	1
卡维地洛	3.125～6.25	25～50	2
	6.25	50	2～3

1）适应证：结构性心脏病，伴LVEF下降的无症状心衰患者，无论有无MI，均可应用。有症状或曾经有症状的NYHA Ⅱ/Ⅲ级、LVEF下降、病情稳定的慢性心衰患者必须终生应用，除非有禁忌证或不能耐受。

2）禁忌证：伴二度及以上房室传导阻滞、活动性哮喘和反应性呼吸道疾病患者禁用。应用方法：β-受体阻断药治疗心衰要达到目标剂量或最大可耐受剂量。

3）用法：个体化。起始剂量宜小，一般为目标剂量的1/8，递加剂量须慢，每隔2～4周剂量递增1次，通常心率降至55～60次/min为β-受体阻断药应用的目标剂量或最大耐受剂量。

（5）醛固酮受体拮抗剂：可降低心衰患者心脏性猝死率。

1）适应证：LVEF≤35%、已使用ACEI（或ARB）和β-受体阻断药治疗，仍持续有症状（NYHA Ⅱ～Ⅳ级）。AMI后、LVEF≤40%，有心衰症状或既往有糖尿病史，也推荐使用。

2）禁忌证：血钾＞5.0mmol/L；肌酐＞221μmoL/L或eGFR＜30ml/（min·1.73m^2）

3）用法：从小剂量起始，逐渐加量，依普利酮，初始剂量 12.5mg，1 次 /d，目标剂量 25～50mg，1 次 /d；螺内酯，初始剂量 10～20mg，1 次 /d，目标剂量 20mg，1 次 /d。螺内酯可引起男性乳房增生症，为可逆性，停药后消失。

（6）地高辛：轻、中度心衰患者能从地高辛治疗中获益，停用地高辛可导致血流动力学和临床症状恶化，地高辛对心衰患者总病死率的影响为中性。

1）适应证：适用于慢性 HFrEF 已应用利尿药、ACEI（或 ARB）、β- 受体阻断药和醛固酮受体拮抗剂，LVEF≤45%，仍持续有症状的患者，伴有快速心室率的心房颤动患者尤为适合。已应用地高辛者不宜轻易停用。

2）禁忌证：心功能 NYHA Ⅰ级患者不宜应用地高辛。

3）用法：维持量 0.125～0.25mg/d，老年或肾功能受损者剂量减半。

（7）伊伐布雷定：已应用 β- 受体阻断药、ACEI 或 ARB，以及醛固酮受体拮抗剂，心率仍≥70 次 /min 的患者，可降低因心衰住院的风险；心率≥70 次 /min、不耐受 β- 受体阻断药的患者，可降低因心衰住院的风险。起始剂量 2.5mg，2 次 /d，根据心率调整用量，患者静息心率宜控制在 60 次 /min 左右，最大剂量 7.5mg，2 次 /d。

（8）治疗步骤：第一步，利尿药（只要有液体滞留）；第二步，ACEI 或 β- 受体阻断药；第三步，ACEI＋β- 受体阻断药（黄金搭档）；第四步，醛固酮拮抗剂如螺内酯，适用于心功能 NYHA Ⅱ～Ⅳ级。"金三角"概念：ACEI＋β- 受体阻断药＋醛固酮受体拮抗剂。

（9）HFrEF 治疗流程见图 6-5。

3. 非药物治疗

（1）超滤和血液滤过：见"第六章第二节"。

（2）心脏再同步化治疗（CRT）和埋藏式心脏复律除

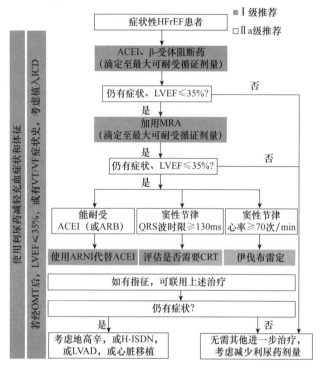

图 6-5　HFrEF 治疗流程

注：H-ISDN，肼屈嗪 - 硝酸异山梨酯；LVAD，左心室辅助装置；ARNI，血管紧张素受体 - 脑啡肽酶抑制剂；MRA，醛固酮受体拮抗剂；OMT，最佳药物治疗；CRT，心脏再同步化治疗；LVEF，左心室射血分数

颤器（ICD）：适应证见表 6-18。

（二）慢性 HFmrEF 和 HFpEF

1. 积极控制血压　目标血压宜低于单纯高血压患者的标准，即收缩压＜130/80mmHg。五大类降压药均可应用，优选 β- 受体阻断药、ACEI 或 ARB。

表 6-18 ICD 和 CRT 治疗推荐（2016ESC 心衰指南）

推荐内容	推荐级别	证据水平
ICD		
二级预防：对于从室性心律失常所致血流动力学不稳定中恢复者以及预期良好功能状态生存＞1 年者，推荐 ICD 以降低猝死和全因死亡风险	I	A
一级预防：对于符合下列条件的患者，推荐 ICD 以降低猝死和全因死亡风险——症状性心衰（NYHA Ⅱ～Ⅲ级），尽管接受≥3 个月最佳药物治疗（OMT），但 LVEF≤35%，预期良好功能状态生存＞1 年，且		
• IHD（除非 40 天内有心肌梗死病史）	I	A
• DCM	I	B
不推荐 40 天内有心肌梗死病史的患者植入 ICD，因此时植入不能改善预后	Ⅲ	A
CRT		
符合下列条件的症状性心衰患者，推荐 CRT 以改善症状、降低发病率和死亡率：窦性心律，QES 间期≥150ms，QRS 波呈 LBBB 形态，尽管接受 OMT 但 LVEF≤35%	I	A
符合下列条件的症状性心衰患者，推荐 CRT 以改善症状、降低发病率和死亡率：窦性心律，QRS 间期 130～149ms，QRS 波呈 LBBB 形态，尽管接受 OMT 但 LVEF≤35%	I	B
对于 HFrEF 患者，无论 NYHA 分级如何，若存在心室起搏适应证和高度房室传导阻滞，推荐 CRT 而不是右心室起搏，以降低发病率，包括房颤患者	I	A
QRS 间期＜130ms 的患者禁用 CRT	Ⅲ	A

2. 应用利尿药　消除液体潴留和水肿十分重要，可

缓解肺淤血，改善心功能。但不宜过度利尿，以免前负荷过度降低而致低血压。

3. 控制和治疗其他基础疾病和并发症　控制慢性心房颤动的心室率，可使用β-受体阻断药或非二氢吡啶类CCB（地尔硫䓬或维拉帕米）。如有可能，转复并维持窦性心律。积极治疗糖尿病，肥胖者要减重。伴左心室肥厚者，为逆转左心室肥厚和改善左心室舒张功能，可用ACEI、ARB、β-受体阻断药等。地高辛不能增加心肌的松弛性，不推荐使用。

4. 血运重建治疗　由于心肌缺血可以损害心室的舒张功能，冠心病患者如有症状或证实存在心肌缺血，应行冠状动脉血运重建术。

（编委：丁振江）

（责任编委：李浪）

第四节　右心衰竭

右心衰竭（right heart failure，RHF）主要原因在于右心室心肌收缩力减弱或右心室负荷增加，或者心肌缺血引起的右心室衰竭，其血流动力学特点表现为右心室排出量降低，右心室舒张末压或右心房压异常升高。临床以肺动脉血流减少和体循环淤血为主要表现。

【右心衰竭的流行病学】

目前右心衰竭在人群的发病情况尚不清楚，在美国心力衰竭患者超过600万，每年的新发病患者大于55万人，在年龄大于65岁的心衰患者中有超过10%的患者合并有肺高压，发展为右心衰竭；我国目前的心衰患者已经高达

400万，但右心衰竭的患病率尚不清楚；有研究发现在主动脉瓣狭窄的患者中有高达65%的患者合并有肺高压和右心衰竭。

　　右心衰竭是影响左心衰竭预后的独立因素，有报道，慢性左心功能不全患者平均随访28个月，发现有轻度肺高压的心衰患者的死亡率是57%，而无肺高压的慢性左心功能不全患者死亡率只有17%。

【右心衰竭的病因】

　　右心衰竭的主要病因有右心室压力负荷过重（如肺高压）或容量负荷过重（如先天性心脏病）、右心室心肌缺血、右心室心肌病或心包疾病。其中以左心疾病包括各种病因所致的左心收缩功能不全、左心舒张功能不全或二尖瓣、主动脉瓣病变，导致肺高压、右心衰竭最为常见。右心衰竭的常见病因见表6-19。

表6-19　右心衰竭的常见病因

一、压力负荷过重

　　左心相关疾病引起的肺动脉高压（最常见的原因）

　　　　左心收缩功能不全

　　　　左心舒张功能不全

　　　　二尖瓣、主动脉瓣病变

　　肺栓塞（常见原因）

　　其他导致肺高压的原因（如慢性阻塞性肺疾病、结缔组织疾病、特发性肺动脉高压等）

　　右心室流出道梗阻

　　周围肺动脉狭窄

　　双腔右心室

　　肺动脉瓣钙化、狭窄、退行性变等疾病

（待续）

（续表）

二、容量负荷过重

  三尖瓣关闭不全

  肺动脉瓣反流

  房间隔缺损

  肺静脉畸形引流

  主动脉窦瘤破裂入右心房

  冠状动脉瘘至右心房或右心室

  类癌综合征

  风湿性心脏瓣膜炎

三、缺血和梗死

  右心室心肌梗死

四、右心室心肌本身疾病

  右心室心肌病

  致心律失常性右心室发育不良

  败血症

五、右心室流入的限制

  三尖瓣狭窄

  上腔静脉狭窄

六、复杂先天性心脏病

  Ebstein 畸形

  法洛四联症

  大动脉转位

  右心室双出口并二尖瓣闭锁

七、心包疾病

  缩窄性心包炎

    根据右心衰竭发生和发展的时间，右心衰竭分为慢性右心衰竭和急性右心衰竭，急性右心衰竭常见于急性肺栓塞、右心室心肌梗死和各种诱因导致的慢性右心衰竭急剧加重。

【分期和预后】

右心衰竭是个逐渐发展的过程，从无症状、右心功能不全到难治性右心衰竭，这个过程与导致右心功能衰竭的原发疾病密切相关。

目前对右心功能衰竭的分期参照左心功能不全来分，分为 A、B、C、D 四个阶段，见表 6-20。

表 6-20　右心衰竭四个阶段

1 阶段	A：有右心衰竭高危因素，无心脏结构性变化及心衰症状和体征
2 阶段	B：出现右心衰竭或结构性变化，但无心衰症状。日常体力活动稍受限制
3 阶段	C：出现有心功能不全或结构性变化，伴有体液潴留、运动耐量下降、疲劳、心悸等右心衰竭的症状和（或）体征
4 阶段	D：难治性右心衰竭，虽积极治疗，休息时也出现严重症状

【临床表现】

（一）症状

1. 呼吸困难　较常见，由于右心功能障碍，右心排血量减少，导致氧合减少，血氧饱和度下降，运动耐量降低；继发于左心功能不全的右心衰竭患者，因肺淤血减轻，呼吸困难可能会减轻。

2. 消化道症状　因胃肠道和肝淤血可引起上腹饱胀、食欲不振、恶心、呕吐及便秘等常见症状。长期肝淤血可以引起黄疸、心源性肝硬化的相应表现。

3. 下肢水肿及胸、腹腔积液　右心衰竭时静脉血回流障碍所致。

4. 心悸　右心衰竭患者，由于交感神经系统过度兴奋、缺氧、心肌重构等，导致自主心脏节律紊乱，表现为心率加快和各种心律失常。致心律失常性右心室心肌病可引起严重的室性心律失常。

（二）体征

1. 原有心脏病的体征　右心室增大，心前区抬举性搏动；心率增快；胸骨左缘第3、4肋间舒张早期奔马律；三尖瓣区收缩期反流性杂音，吸气时增强。肺动脉高压时可有肺动脉瓣第二心音亢进、分裂，并可出现胸骨左缘第2、3肋间舒张期杂音（Graham-Stell杂音）。Graham-Stell杂音多由于肺动脉扩张引起相对性肺动脉瓣关闭不全，产生舒张期杂音。听诊特点：杂音呈递减型，性质为吹风样或叹气样，胸骨左缘第二肋间听诊最响，向第三肋间传导，平卧位及吸气时增强。常见于二尖瓣狭窄、肺源性心脏病、原发性肺动脉高压等。

2. 肝大　重度三尖瓣关闭不全时可发生肝收缩期扩张性搏动。持续慢性右心衰竭可致心源性肝硬化，此时肝触诊质地较硬，压痛可不明显。

3. 颈静脉征　颈静脉压升高，反映右心房压力升高。颈静脉充盈、怒张、搏动是右心衰竭的主要体征，肝颈静脉反流征阳性则更具特征性。

4. 水肿　先有皮下组织水分积聚，体重增加，到一定程度后才出现压凹性水肿，常为对称性。水肿最早出现在身体最低垂部位，病情严重者可发展到全身水肿。

5. 胸腔积液和腹腔积液　系体静脉压力增高所致。大量腹腔积液多见于三尖瓣狭窄、三尖瓣下移和缩窄性心包炎，亦可见于晚期心力衰竭和右心房血栓堵塞下腔静脉入口时。

6. 心包积液　少量心包积液在右心或全心衰竭时并不少见。

7. 恶病质　晚期患者可有明显的营养不良、消瘦甚至恶病质。

（三）实验室检查

血清标志物：B 型利钠肽（BNP）和 N 末端 B 型利钠肽原（NT-proBNP）水平升高与右心扩大和功能不全密切相关，并可用于急性肺栓塞的危险分层。右心衰竭时患者室壁张力增高，氧耗增加，冠状动脉供血减少，伴或不伴有动脉粥样硬化，使得右心缺血或者发生微梗死，继而引起肌钙蛋白水平升高。

（四）非侵入性试验

1. **心电图** 心电图对右心衰竭诊断虽无特异性，但可提示心房扩大、心室肥厚，明确心律失常，急性肺栓塞、肺动脉高压、肺动脉瓣狭窄、右心室心肌梗死、多种累及右心的心肌疾病等均具有相应的心电图改变。

2. **6min 步行距离试验（6MWT）** 是量化评价肺动脉高压、慢性心力衰竭患者运动能力、生活质量最重要的检查方法之一。6MWT 比其他步行试验操作简单，患者容易接受，且能反映患者心功能状态。6MWT 已作为主要终点应用于一系列临床试验，该检查也可以预测肺动脉高压患者的预后。

3. **胸部 X 线片** 可显示导致右心衰竭的基础疾病表现。右心衰竭时 X 线征象可表现为心脏增大，主要以右心房、右心室为主。

4. **超声心动图** 心肌做功指数（MPI）又称 Tei 指数，指右心室等容收缩时间（ICT）＋等容舒张时间（IRT）与射血时间（ET）的比值，是评价右心室整体功能有价值的指标，且不受心率，右心室形状，前、后负荷等因素影响。可以了解左心结构和功能，有无二尖瓣、主动脉瓣病变和左心舒张、收缩功能不全，有无先天性心脏病，了解肺动脉大小，在无右心室流出道和肺动脉瓣狭窄时，根据三尖瓣反流速度间接估测肺动脉的收缩压，超过40mmHg要怀疑有肺动脉高压。

5. 心脏磁共振成像　右心衰竭时心脏磁共振的表现包括右心室扩大、三尖瓣反流、右心室肥厚、室间隔变平或矛盾运动、右心室呈同心圆状。

6. 放射性核素显像　放射性核素心室造影有首次通过法核素心室造影和平衡法核素心室造影两种方法。可以将以上两种方法结合起来，利用首次通过法核素心室造影将左、右心室分开，利用平衡法核素心室造影评估右心室收缩、舒张功能及射血分数等，但这两种方法仍然是平面显像。

（五）侵入性诊断

右心导管检查是确诊肺动脉高压的金标准，还能得到反映右心功能的参数，如：①右心房、右心室压力和血氧饱和度；②上、下腔静脉压力，血氧饱和度和氧分压；③肺动脉压力、血氧饱和度；④右心排血量、心搏指数；⑤肺循环阻力；⑥肺动脉阻力；⑦肺毛细血管楔压（PCWP）。并且能较为准确地了解右心的功能和前后负荷状态，为某些疾病（如右心梗死）提供诊断和治疗支持。

【诊断】

至少具备两个特征：①与RHF一致的症状与体征；②右侧心脏结构和（或）功能异常，或右心室心内压增加的客观依据。

【鉴别诊断】

右心衰竭的症状不具特异性，可出现于左心功能不全或其他疾病状态，鉴别主要依靠右心衰竭的体征和其他相应检查发现。

1. 心包积液或缩窄性心包炎 心包积液者，心浊音界向两侧明显扩大，心尖冲动在心浊音界之内侧，心影随体位改变而改变，如站立或坐位时心影呈烧瓶状，卧位时心底部增宽，并有奇脉，静脉压显著升高。胸部透视时，肺野清晰，无淤血现象。心电图示低电压及 ST-T 改变。超声心动图可显示心包积液的液性暗区。如为缩窄性心包炎，X线片可见蛋壳样钙化影，CT 检查亦有助于鉴别诊断。

2. 肾源性水肿 肾源性水肿发生迅速，从眼睑、颜面开始而遍及全身，有的开始即可有全身水肿。水肿性质软而易移动，伴有其他肾病的征象如高血压蛋白尿、血尿、管型尿等改变。

3. 门静脉性肝硬化 虽可有腹腔积液、水肿，但无心脏病史，无心脏病体征，肺内无湿啰音，无颈静脉怒张，肝颈静脉回流征阴性。可见腹壁静脉曲张及蜘蛛痣，腹腔积液量较多，常有明显脾大，外周水肿不如心脏病显著，肝功能多有明显改变。但右心衰竭晚期亦可发生心源性肝硬化。

4. 极度肥胖综合征（pickwickian syndrome） 患者有嗜睡、发绀、周期性发绀加重低血氧、继发性红细胞增多、右心室肥大及心力衰竭，但无心、肺疾病的既往史。

5. 腔静脉综合征 当上、下腔静脉受肿瘤、肿大淋巴结压迫或血栓阻塞时，可使血液回流受阻，出现颈静脉怒张、上肢或下肢水肿、肝大等表现，与心力衰竭相似，易致误诊，但患者心界不大，心脏无病理性杂音，亦无肺淤血的症状与体征。X线检查有助于鉴别此病与右心衰竭。

【处理】

（一）治疗原则

针对右心衰竭不同的阶段应给予相应的措施积极预防和治疗，首先应考虑积极治疗导致右心衰竭的原发疾病，减轻右心的前、后负荷和增强心肌收缩力，维持窦性节律、房室同步和左右心室同步。

（二）不同阶段的治疗

1. 阶段A　积极控制危险因素，改善生活方式，戒烟酒，加强锻炼。

2. 阶段B　在阶段A的基础上强化原发疾病的治疗，如行瓣膜置换术，先天性心脏病修补或矫正术，积极治疗肺动脉高压等。与左心衰竭不同，肺动脉高压所致的右心衰竭，目前研究还没有证实血管紧张素转换酶抑制剂（ACEI）、血管紧张素受体拮抗剂（ARB）和β-受体阻断药能够降低肺动脉压力，改善右心功能。这些药物还可能导致体循环压力明显下降，从而出现矛盾性肺动脉压力升高、心力衰竭加重、诱发肺水肿等危险，因此不建议使用。

3. 阶段C　在阶段B的基础上加用强心、利尿治疗，根据临床情况可考虑使用起搏器治疗，包括心室同步化起搏治疗、除颤起搏器植入，对于部分先天性心脏病、瓣膜病和慢性血栓栓塞性肺动脉高压患者可选择性手术治疗。

4. 阶段D　在阶段A、B、C的基础上考虑房间隔造口术、右心室辅助装置、肺移植或心肺联合移植。

（三）一般治疗

1. 去除诱发因素　右心衰竭常见的诱因有感染、发热、劳累、情绪激动、妊娠、分娩、乘飞机或高原旅行等。

2. 调整生活方式　严格限制盐的摄取，每天摄入盐的总量控制在2g；戒烟戒酒；病情稳定时可以继续学习或从事轻体力活动、工作。

3. 心理与精神治疗　家属和医护人员应积极对患者进行心理疏导，患者出现失眠、焦虑、抑郁等症状时，建议患者去心理或精神门诊咨询，并接受治疗。

4. 氧疗 对于血氧饱和度低于90%的患者建议常规进行氧疗，肺源性心脏病患者动脉血氧分压＜60mmHg时，每天要持续15h以上的低流量氧疗，维持动脉血氧分压在60mmHg以上。

5. 康复治疗 建议患者参加专业的康复治疗，包括呼吸锻炼和运动治疗，可以增加患者的运动耐量和增强生活信心，提高患者的生活质量。

6. 健康教育 定期进行健康教育增强患者的生活信心，积极配合治疗。

（四）药物治疗

1. 利尿药 右心衰竭患者出现颈静脉充盈、下肢水肿和胸、腹腔积液明显时，建议给予利尿药。但对于COPD患者，应注意避免使用强效的利尿药，以免出现代谢性碱中毒。

2. 洋地黄制剂 洋地黄类药物可以增强心肌收缩力，减慢心室率，心输出量低于4L/min或心指数低于2.5L/（min·m²）是应用地高辛的首选指征；右心衰竭合并窦性心率大于100次/min或快速心房颤动也是应用地高辛的指征。缺氧和低血钾时容易发生洋地黄中毒，对COPD患者使用洋地黄要慎重。

3. 抗凝治疗 右心衰竭患者很容易合并静脉血栓形成，甚至发生肺栓塞，因此需要抗凝治疗，使用低分子肝素或口服华法林。使用华法林时要定期查INR，建议INR维持在1.5～2.5。

4. 血管活性药物 ①硝酸酯类药物和硝普钠，通过扩张静脉和动脉而减轻心脏的前、后负荷，适用于左心收缩或舒张功能不全进展导致的右心衰竭患者。但是对于肺动脉高压导致右心衰竭的患者，这两类药物不能选择性的扩张肺动脉，反而因为降低主动脉及外周动脉血压加重右心缺血缺氧，增加肺动脉阻力，加快患者的死亡，应避免使用。②多巴酚丁胺和多巴胺是治疗重度右心衰竭的首选药物。多巴酚丁胺主要是增强心肌收缩力，增加心输出量，不影响心脏前负荷，大剂量时还有血管扩张的作用，对心率影响小。小剂量多巴胺可以扩张肾动脉，改善肾血流量，增加尿量；中等剂量多巴胺可以起到正性肌力作用，增强心肌收缩力，随剂量增加还可以收缩动脉，升高血压，因此对于血压偏低患者首选多巴胺。两种药物的推荐起始剂量为 $2\mu g/$（$kg \cdot min$），可逐渐加量至 $8\mu g/$（$kg \cdot min$）左右。

5. ACEI 与 β- 受体阻断药　在全心衰竭的患者，ACEI 能增加右心室射血分数，减少右心室舒张末期容量，减轻右心室充盈压；β- 受体阻断药卡维地洛或比索洛尔能改善右心室功能。但对于肺动脉高压导致的右心衰竭患者，ACEI 不能增加患者的运动耐量和改善血流动力学，反而可能因动脉血压下降而使病情恶化；β- 受体阻断药亦会使患者的运动耐量和血流动力学恶化。

6. 合并心律失常的治疗　右心衰竭患者常合并有室内传导阻滞，当 QRS 间期大于 180ms 时，容易发生室性心动过速和心脏性猝死。此时主要治疗导致右心衰竭的原发疾病，减少室性心律失常的发生，如开通狭窄的冠状动脉、矫正心脏畸形、解除瓣膜狭窄和降低肺动脉压力。对于可诱发的单型室性心动过速可以考虑行射频消融治疗，对于发生猝死可能性大的患者建议植入 ICD。

7. 急性和阶段 D 的右心衰竭患者　常需使用正性肌力药物，多巴酚丁胺最常使用，用量为 $2\sim5\mu g/$（$kg \cdot min$），可提高患者心排出量，降低肺血管阻力；合并严重低血压者可合并使用多巴胺。肺高压患者使用地高辛可提高心排出量，但 COPD 患者应用地高辛治疗并不能提高最大耗氧量及改善运动耐量，亦不能提高右心室射血分数。

（五）靶向药物治疗

因为大部分右心衰竭与肺动脉高压有关，针对肺动脉高压的靶向药物治疗进步很快，主要有钙通道阻断药、前列环素及其结构类似物、内皮素受体拮抗剂、5 型磷酸二酯酶抑制剂和 Rho 激酶抑制剂。尽管目前还缺乏循证医学证据证实联合治疗的长期疗效和安全性，但目前对重症患者有许多的内皮素受体拮抗剂、磷酸二酯酶抑制剂、前列环素类药物的相互联合治疗方案，多项短期随机双盲临床试验表明联合不同药物治疗肺动脉高压是安全有效的。

对于左心疾病相关肺动脉高压和与呼吸系统疾病或缺氧相关的肺高压所致右心衰竭，目前没有研究表明上述靶向药物治疗可以改善症状和提高生存率，因此不推荐使用。总之，右心衰竭在心血管疾病中为常见病，进行性发展，预后不好。关于右心功能和右心衰竭的研究不多，亟须加强基础和临床的研究，提高右心衰竭患者的生活质量和生存率。

（六）非药物治疗

左右心室不同步可加重右心衰竭患者病情的恶化，采用左右心室同步治疗可以改善心衰。

1. 机械支持 右心衰竭患者可能需要机械支持维持冠状动脉灌注和体循环血压。主动脉球囊反搏可以增加右心衰竭患者右冠状动脉灌注，减轻缺血，减少血管升压药物如去甲肾上腺素的应用，避免其对肺血管阻力的不利作用。右心室辅助装置能改善血流动力学，是继发于原发心室疾病右心衰竭患者过渡到心脏移植的桥梁。机械通气常用于治疗晚期右心衰竭呼吸疲劳者，目的是改善氧合和通气而不影响右心室后负荷、静脉回流或舒张功能。但是它有可能升高跨肺压，增加右心室输出阻力，从而使右心衰竭恶化，降低心输出量。

2. 外科及介入治疗　主要包括房间隔造口术、肺动脉血栓内膜剥脱术、球囊扩张和（或）支架植入术、整体右心室切除和最终肺或心肺移植。

（编委：刘利军）

（责任编委：高传玉）

第五节　心力衰竭的康复治疗与管理

【风险评估】

1. 意义　在运动处方制订前对 CHF 患者进行评估，以便在适当监测下 CHF 患者安全地进行心肺运动试验和有氧运动康复。

2. 方法　CHF 患者在实施运动康复前应常规进行运动试验。运动试验分极量、亚极量、症状限制性运动试验。运动试验方案应个体化，递增负荷量应小，总的持续时间应保持在 8~12min。表 6-21 为 CHF 患者运动试验与训练禁忌证，对于符合标准的患者必须按表 6-22 进行危险分层，以判断运动中是否需要心电图、血压监测及需监测的次数，争取风险最小、获益最大。

心肺运动试验（CPET）是运动试验的一种形式，用于判断心力衰竭的严重程度和治疗效果，帮助判断预后，评估是否需要心脏移植、运动耐力测试以及运动处方的制订。临床常用踏车及运动平板的运动模式，以前者更为安

表 6-21 CHF 患者运动试验与训练的禁忌证

运动试验与训练禁忌证

1. 急性冠状动脉综合征早期（2 天内）
2. 致命性心律失常
3. 急性心力衰竭（血流动力学不稳定）
4. 未控制的高血压
5. 高度房室传导阻滞
6. 急性心肌炎和心包炎
7. 有症状的主动脉狭窄
8. 严重的肥厚型梗阻性心肌病
9. 急性全身性疾病
10. 心内血栓

运动训练禁忌证

1. 近 3～5 天静息状态进行性呼吸困难加重或运动耐力减退
2. 低功率运动负荷出现严重的心肌缺血（<2 代谢当量，或<50W）
3. 未控制的糖尿病
4. 近期栓塞
5. 血栓性静脉炎
6. 新发心房颤动或心房扑动

运动训练可以增加风险

1. 过去 1～3 天内体重增加>1.8kg
2. 正接受间断或持续的多巴酚丁胺治疗
3. 运动时收缩压降低
4. NYHA 心功能Ⅳ级
5. 休息或劳力时出现复杂性室性心律失常
6. 仰卧位时静息心率≥100 次/min
7. 先前存在并发症而限制运动耐力

表 6-22　美国心脏协会（AHA）危险分层标准

危险级别	NYHA 心功能分级	运动能力	临床特征	监督及心电图监测
A	Ⅰ、Ⅱ	≤6METS	外表健康	无须
B		≤6METS	无心力衰竭表现，静息状态无心肌缺血或心绞痛，运动试验≤6METS 时收缩压适度升高，静息或运动时出现静息或运动时阵发性或非阵发性室性心动过速，有自我调节运动能力	只需在制定的运动阶段初期进行指导，6～12 次心电图和血压监测
C	≥Ⅲ	≤6METS	运动负荷<6METS 时发生心绞痛或缺血性 ST 段压低压，运动时收缩压低于静息时收缩压，运动时非持续性室性心动过速，有心脏骤停史，有可能危及生命的医学情况	运动整个过程需要医疗监督指导和监测，直到安全性确立心电及重点依血压
D	≥Ⅲ	<6METS	失代偿心力衰竭，未控制的心律失常，可因运动而加剧病情	不推荐以增强适应为目的的活动，应重点依复到 C 级或更更高级

全和方便。踏车运动试验方案又分为连续递增运动负荷的 Ramp 方案和分级递增运动负荷的 Bruce 及 Naughton 方案。CPET 的常用指标如下。

（1）峰值摄氧量（peak VO_2）与最大摄氧量（VO_2max）：VO_2max 是指人体在极量运动时最大耗氧能力，代表人体供氧能力的极限水平，即当功率增加，VO_2 不增加形成的平台。低于预测值的 84% 被认为是 VO_2max 降低。如果不能维持功率继续增加而达到最大运动状态，没有平台出现的情况被称为 peak VO_2，通常以 peak VO_2 代替 VO_2max。

（2）无氧代谢阈值（AT）：是指当运动负荷增加到一定量后，组织对氧的需求超过循环所能提供的供氧量，组织必须通过无氧代谢提供更多氧，是有氧代谢到无氧代谢的临界点。正常值大于 40%VO_2max，一般为 50%～60% VO_2max。AT 更能反映肌肉线粒体利用氧的能力，代表的是亚极量运动负荷，不受患者主观因素影响，因此常把 AT 和 peakVO_2 结合在一起判断 CHF 患者的运动耐力。

（3）最大心率（HRmax）和储备心率（HRR）：最大心率是指最大运动量时的心率。储备心率＝最大运动时心率－静息时心率。

（4）血压：一般随运动量增加而增高，若随运动量增加反而下降，往往预示有严重心功能障碍。

（5）肺通气指标 CO_2 通气当量（VE/VCO_2）：反映通气效率，正常值为 20～30。VE/VCO_2 对 CHF 预后有预测价值。VE/VCO_2＞34 可作为心力衰竭患者高危的预测因子。

（6）VO_2 与功率（WR）的关系：常用△VO_2/△WR 表示，正常值为 8.4～11ml/（min·W），反映机械能转变为化学能的效率。△VO_2/△WR＜7 可作为心力衰竭患者高危的预测因子。

（7）呼吸交换率（RER）：即 VCO_2/VO_2 的比值，若>1表示存在乳酸酸中毒或高通气状态，若>1.15 则提示已达到最大运动量。

CHF 患者需临床症状稳定 2 周以上方能进行 CPET 检查，CPET 的禁忌证见表 6-23。运动试验前医生须向患者讲解 Borg scale 自感劳累分级表（RPE）和呼吸困难分级表（表 6-24、表 6-25）。CPET 终止运动指征见表 6-26。

表 6-23　CPET 禁忌证

绝对禁忌证
急性心肌梗死（2 天内）
急性心内膜炎
严重的主动脉缩窄
失代偿的心力衰竭
急性肺动脉血栓形成或肺栓塞
近期发生非心脏原因可影响运动能力的疾病或可因运动而加剧病情（如感染、肾衰竭、甲状腺毒症）
残疾人或不能合作者
未获得知情同意
高危不稳定型心绞痛
导致血流动力学不稳定的心律失常
相对禁忌证
左冠状动脉主干狭窄
中度狭窄的瓣膜心脏疾病
电解质紊乱
心动过速或心动过缓
心室率未控制的心房颤动
肥厚型心肌病
不能合作的脑功能障碍者
高度房室传导阻滞

3. 6min 步行距离试验（6MWT）　适用于中、重度心力衰竭患者。方法：在 30 米长的水平封闭走廊，通过

表 6-24 Borg scale 自感劳累分级表

10级表		20级表	
级别	疲劳感觉	级别	疲劳感觉
0	没有	6	-
0.5	非常轻	7	非常轻
1	很轻	8	-
2	轻	9	很轻
3	中度	10	-
4	稍微累	11	轻
5	累	12	-
6	-	13	稍微累
7	很累	14	-
8	-	15	累
9	非常累	16	-
10	最累	17	很累
		18	-
		19	非常累
		20	-

注：-，无此项数据

表 6-25 呼吸困难分级表

5级表		10级表	
级别	呼吸困难程度	级别	呼吸困难程度
0	没有	11	没有
1	轻度	11.5	非常非常轻
2	轻度	12	很轻
3	中度，能坚持	13	轻度
4	严重，不能坚持	14	中度
		15	稍微重
		16	-
		17	严重
		18	很重
		19	-
		20	-
		21	非常重

注：-，无此项数据

表 6-26　CPET 终止运动指征

绝对指征

　达到目标心率

　急性心肌梗死或怀疑心肌梗死

　严重心绞痛发作

　随功率递增，血压下降＞10mmHg，或持续低于基线血压水平。此外，
　　收缩压＞220mmHg（国外＞250mmHg），舒张压＞115mmHg

　严重心律失常，如二至三度房室传导阻滞、持续性室性心动过速、频发
　　室性期前收缩、快速心房颤动等

　面色苍白、皮肤湿冷及明显气促、呼吸困难

　中枢神经系统症状如眩晕、视觉障碍、共济失调、感觉异常、步态异常、
　　意识障碍

　患者要求停止运动

相对指征

　心电图示 ST 段水平压低或下斜型压低＞2mm；或 ST 段抬高＞2mm

　胸痛进行性加重

　出现严重疲乏、气促、喘鸣音

　下肢痉挛或间歇跛行

　不太严重的心律失常，如室上性心动过速

　运动诱发束支传导阻滞未能与室性心动过速鉴别

尽可能持续的行走，在 6min 内完成尽可能长的地面距离，运动能力用步行的距离定量。

【制订运动处方及随访】

　　运动处方的内容：运动种类、运动强度、运动时间和频率，其中运动强度是制订运动处方的重要内容，直接关系到运动的安全性和效果。运动的主要形式包括有氧运动、阻力运动、柔韧性训练及平衡性训练，本节重点介绍前两者。

　　1. 有氧运动　是 CHF 患者运动康复的主要形式。

　　（1）种类：走路、踏车、游泳、骑自行车、爬楼梯等。

（2）运动时间：30～60min，包括热身运动、整理运动时间，针对体力衰弱的CHF患者，建议延长热身运动时间，通常为10～15min，真正运动时间为20～30min。运动频率：每周3～5次为最佳。

（3）运动强度：可参照心率、peak VO_2、VO_2 AT、Borg scale自感劳累分级评分等确定。①心率标准：CHF运动目标心率从（50%～60%）HRmax开始，循序渐进；或从40%HRR开始，逐步递增。② peak VO_2标准：建议从50% peak VO_2开始，逐步递增。③ VO_2 AT标准。④ Borg scale自感劳累分级标准：推荐RPE 10～14级（20级表）。

根据peak VO_2或VO_2AT制订运动强度的方法，按照1MET＝3.5ml/（kg·min）换算得到代谢当量（METS）。METS是心脏康复中极为重要的指标，是把运动试验结果与实际生活中的各种活动定量联系起来的唯一方法，从而为患者开出合适的运动处方。如果以每小时2英里（1英里≈1.6千米）速度行走，则达到2.5METS的运动强度。

（4）运动模式：连续有氧运动和间歇有氧运动。连续有氧运动步骤：热身运动-运动-整理运动，运动阶段平稳；间歇有氧运动步骤：热身运动-运动-整理运动，运动阶段呈运动-间歇-运动-间歇交替。间歇有氧运动更安全，可在运动训练早期采纳。间歇有氧运动的运动强度分高强度与低强度，根据患者的运动能力选择。高强度间歇有氧运动可在踏车上进行，步骤：5～10min热身运动→4min有氧运动（90%～95% peak VO_2）→3min间歇（低强度）→5～10min整理运动。低强度间歇有氧运动可在功率自行车上进行，步骤：强度采用50%峰值运动负荷（峰值运动负荷由运动试验测得），运动时间/间歇时间比（可有30s/60s，20s/90s，10s/80s），可把运动初期的三组运动强度降低，以作为热身运动。

（5）运动康复方案实施：分三阶段，第一阶段在心电图、血压等监护下进行，多在医院完成，也可远程监护。第二阶段须在医务人员指导下进行，包括对运动康复知识的培训、营养指导、疾病知识的培训及让患者了解依从性的重要性，可以在医院里进行。第三阶段为家庭运动计划，如果成功完成前两阶段运动训练，未出现任何负面事件，安全性已经确立，可制订继续的家庭运动计划，医生电话随访或患者到门诊随访。

以储备心率制订运动强度的连续有氧运动模式可参照HF-ACTION 研究的连续有氧运动方案（表 6-27）。

表 6-27　HF-ACTION 研究的连续有氧运动方案训练阶段地点

训练阶段地点	周	每周次数	有氧运动时间（min）	运动强度（心率储备百分数，HRR%）	运动方式
最初医院监测阶段	1～2	3	15～30	60	走路或踏车
医院监测阶段	3～6	3	30～35	70	走路或踏车
医院 / 家庭	7～12	3/2	30～35	70	走路或踏车
家庭	13 周至治疗结束	5	40	60～70	走路或踏车

2. 阻力运动　可作为有氧运动的有效补充。有氧运动与阻力运动结合可以增加运动康复效果。提倡被列为 B 级和 C 级的 CHF 患者经历了 3～4 周有氧运动后可以进行阻力运动，在几周至数月内，逐渐增加运动训练强度，上肢从 40% 1-RM（1-repetition maximum）至 70% 1-RM，下肢

从 50% 1-RM 至 70% 1-RM。对 CHF 患者阻力训练分三阶段：第一阶段为指导阶段，主要是掌握正确方法，提高肌肉间协调性；第二阶段为阻力 / 耐力训练阶段，提高局部有氧耐力和肌肉间的协调性；第三阶段为力量训练阶段，提高肌肉的体积和肌肉间的协调性。具体运动强度、重复次数，训练频次见表 6-28。阻力运动也可以采用哑铃、杠铃、弹力带等简单易行的方法代替，适合基层医院。

表 6-28　CHF 患者阻力 / 力量训练建议

训练阶段	强度	重复次数	频率（次 / 周）
指导阶段	<30% 1-RM，RPE<12	5～10	2～3
阻力 / 耐力训练阶段	30%～40% 1-RM，RPE 12～13	12～25	2～3
力量训练阶段	40%～60% 1-RM，RPE<15	8～15	2～3

运动处方效果判断可依据 CPET 判断 CHF 患者心肺储备功能及运动耐力改善情况，同时调整 CHF 患者的运动处方。其他判断指标和工具包括临床随访结果、心脏超声心动图、情绪量表及生活质量量表评估等。

3. 系统随访　主要内容包括患者的基本状况如日常生活和运动能力，容量负荷及体质量变化，饮酒、膳食和钠摄入状况，药物应用的剂量、依从性和不良反应。评估肺部啰音、水肿程度、心率和心律等。必须注意患者的心理康复及药物康复，帮助患者树立信心。同时，饮食调理及行为调理也非常重要。为患者提供详细的药物处方、营养处方、运动处方、心理处方及戒烟处方。随访监测便于早期发现病情变化，及时评估治疗效果及调整治疗方案，提高患者的生活质量，减少 CHF 的再住院率。

心力衰竭运动康复流程见图 6-6。

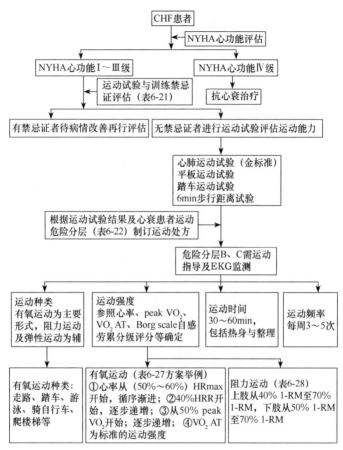

图 6-6 心力衰竭患者运动康复流程

（编委：郑海军）

（责任编委：董吁钢）

第一节 概 述

【危险因素】

高血压是遗传因素和环境因素相互作用的结果。

1. 遗传因素 高血压发病有明显的家族聚集性。约60%高血压患者可询问到高血压家族史。

2. 环境及其他因素 高盐饮食、精神紧张、体重超重、避孕药、睡眠呼吸暂停综合征、吸烟史、重度饮酒史、心理因素等。

【高血压的定义和分类】

高血压定义为未使用降压药物的情况下诊室收缩压≥140mmHg和（或）舒张压≥90mmHg，根据血压升高水平，又进一步分为1~3级。非同日3次血压测得值均高于正常即可诊断为高血压。详见表7-1。

表 7-1 血压水平分类和定义（mmHg）

分类	收缩压		舒张压
正常血压	<120	和	<80
正常高值血压	120~139	和（或）	80~89
高血压	≥140	和（或）	≥90
1级高血压（轻度）	140~159	和（或）	90~99
2级高血压（中度）	160~179	和（或）	100~109
3级高血压（重度）	≥180	和（或）	≥110
单纯收缩期高血压	≥140	和	<90

注：当收缩压和舒张压分属于不同分级时，以较高的级别作为标准。以上标准适用于任何年龄的成年人

7

【血压测量方法的评价标准及意义】

（一）家庭血压

1. 家庭血压测量方法

（1）上臂式全自动电子血压计

1）优点：准确性和重复性较好，方法易于掌握，是家庭血压测量的优先推荐。

2）注意事项：坐位休息至少5min后开始测量血压。上臂与心脏处于同一水平。

（2）腕式血压计

1）优点：使用方便。

2）缺点：需注意测量方法，否则差别较大。

（3）汞柱血压计

1）优点：准确。

2）缺点：需要听诊器，需要训练分辨收缩压和舒张压。

2. 家庭血压测量的频率（次数）与时间（天数）　家庭血压监测时，应每天早（起床后或6:00～9:00）、晚（睡觉前或18:00～21:00）各测量2～3次，间隔1min。初诊患者、治疗早期或虽经治疗但血压尚未达标或不稳定者，应在就诊前连续测量5～7天；血压控制良好时，每周测量1次。

3. 家庭血压的诊断标准　家庭血压≥135/85mmHg时可以确诊高血压，＜130/80mmHg时为正常血压。

（二）诊室血压

目前高血压的诊断以诊室血压为主，诊室血压多采用水银柱式血压计，其测量结果准确。

标准测量方法：患者30min内避免进行剧烈运动、进食、吸烟、喝咖啡，精神放松。血压一般测3次，至少取2次读数平均值，每次间隔1～2min，若两次测得数值相差5mmHg以上，应再次测量，以3次平均值作为测量结果。

（三）动态血压

动态血压监测可提供 24h 中白昼与夜间各时间的节律性，比诊室血压更为准确，可排除白大衣性高血压。动态血压能补充诊所测量血压的不足。

1. 动态血压　一般设白昼时间为 6:00～22:00，每15 或 20min 测血压一次；晚间为 22:00～次晨 6:00，每30min 测量一次。

2. 血压标准　24h 平均动脉血压值<130/80mmHg；白昼平均值<135/85mmHg；夜间平均值<125/75mmHg。正常情况下，夜间血压值较白昼血压值低 10%～15%。

3. 适应证　凡怀疑有白大衣高血压、隐蔽性高血压、顽固性高血压、发作性高血压或低血压，以及降压治疗效果差、血压不稳定的患者，均应考虑将动态血压监测作为常规血压的补充手段。

（编委：付世全）

（责任编委：雷寒）

第二节　原发性高血压

【定义】

原发性高血压是以动脉血压持续升高为主要临床表现，伴或不伴有心血管危险因素的综合征。在临床诊治中，需除外继发性高血压。

【建立诊断】

在未用抗高血压药的情况下，非同日 3 次测量，收缩压≥140mmHg 和（或）舒张压≥90mmHg，可诊断为高血压。家庭血压≥135/85mmHg；动态血压白天≥135/

85mmHg，或24h平均值≥130/80mmHg为高血压诊断的阈值。患者既往有高血压史，目前正在服用抗高血压药，血压虽低于140/90mmHg，也应诊断为高血压。

【血压水平分级】

血压水平分级见表7-1。

【危险水平分层】

1. 影响预后的因素　见表7-2。

表7-2　影响高血压患者心血管预后的重要因素

心血管危险因素	靶器官损害	伴随临床疾患
高血压（1～ 3级） 年龄>55岁 吸烟 血脂异常 早发心血管疾病 家族史 肥胖 缺乏体力活动	左心室肥厚 颈动脉内膜增厚或斑块 血肌酐轻度升高：115～133μmol/L （1.3～1.5mg/dl，男性）；107～ 124μmol/L（1.2～1.4mg/dl，女性） 尿微量白蛋白 30～300mg/24h 或白 蛋白 / 肌酐≥30mg/g	脑血管病：脑卒中， 短暂性脑缺血发作 心脏疾病：心肌梗 死，心绞痛，冠状 动脉血运重建，慢 性心力衰竭 肾病 周围血管病 视网膜病变：出血或 渗出，视盘水肿 糖尿病

注：依据2009年基层版《中国高血压防治指南》

2. 危险分层标准　见表7-3。

表7-3　高血压患者心血管危险分层标准

其他危险因素和病史	高血压		
	1级	2级	3级
无	低危	中危	高危
1～2个其他危险因素	中危	中危	高危
≥3个其他危险因素或靶器官损害、临床并发症 或合并糖尿病	高危	高危	高危

注：依据2009年基层版《中国高血压防治指南》将高危和很高危统一列为高危

【鉴别诊断】

常见继发性高血压：慢性肾病、睡眠呼吸暂停综合征、原发性醛固酮增多症、肾动脉狭窄、嗜铬细胞瘤、皮质醇增多症、大动脉疾病、药物引起的高血压等。详见"第七章第三节"。

【实验室检查】

血生化（钾、空腹血糖、总胆固醇、三酰甘油、高密度脂蛋白胆固醇、低密度脂蛋白胆固醇、尿酸、肌酐）；全血细胞计数、血红蛋白和血细胞比容；尿液分析（蛋白、糖和尿沉渣镜检）；餐后 2h 血糖、血同型半胱氨酸、尿白蛋白定量、尿蛋白定量。

心电图、超声心动图、24h 动态血压监测、颈动脉超声、眼底、胸部 X 线检查、脉搏波传导速度以及踝臂血压指数等。

【处理】

1. 治疗原则

（1）治疗性生活方式干预：减轻体重，少钠盐和脂肪摄入，补充钾盐，戒烟限酒，增加运动和减轻精神压力，保持心态平衡。启动药物治疗的时机见图 7-1。

（2）血压控制目标值：<140/90mmHg。对于老年收缩期高血压患者，收缩压控制在 150mmHg 以下，如果能够耐受可降至 140mmHg 以下。

（3）心血管危险因素协同控制：在降压治疗的同时，综合干预患者所有并存的危险因素和临床疾患。

（4）血压达标的时间：治疗 2～4 周评估血压是否达标，如达标，则维持治疗；如未达标，及时调整用药方案。对 1～2 级高血压，一般治疗后 4～12 周达标；若患者治疗耐受性差或高龄老年人达标时间可适当延长。

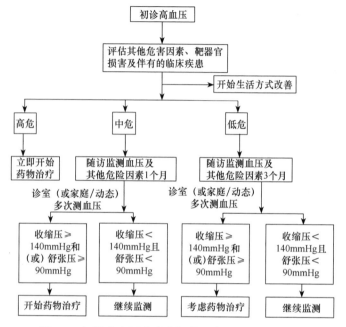

图7-1　初诊高血压患者的评估及启动药物治疗流程

注：家庭血压平均值或动态血压白天平均值比诊室低5mmHg（即家庭或动态血压白天135/85mmHg）

2. 降压药物治疗

（1）使用降压药物应遵循4项原则，即小剂量开始，优先选择长效制剂，联合用药及个体化。

（2）降压药物种类：目前常用降压药物可归纳为五大类，即利尿药、β-受体阻断药、钙通道阻断药（CCB）、血管紧张素转换酶抑制剂（ACEI）和血管紧张素Ⅱ受体拮抗剂（ARB）。

（3）降压治疗方案：联合治疗应采用不同降压机制的药物，我国临床主要推荐应用的优化联合治疗方案是：ACEI/

ARB＋二氢吡啶类 CCB；ARB/ACEI＋噻嗪类利尿药；二氢吡啶类 CCB＋噻嗪类利尿药；二氢吡啶类 CCB＋β-受体阻断药。3 种降压药联合治疗一般必须包含利尿药。初始小剂量单药或小剂量 2 种药物联合治疗选择流程见图 7-2。

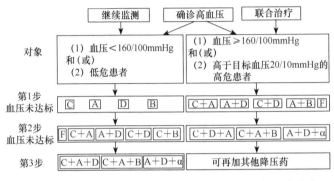

图 7-2 高血压初始小剂量单药或小剂量 2 种药物联合治疗
选用流程参考图

注：A，血管紧张素转化酶抑制剂（ACEI）或血管紧张素Ⅱ受体拮抗剂（ARB）；B，小剂量 β-受体阻断药；C，钙通道阻断剂（二氢吡啶类）；D，小剂量噻嗪类利尿药；α，α 受体阻断药；F，固定低剂量复方制剂。第 1 步药物治疗后血压未达标者，可在原药基础上加量或另加一种降压药，如血压达标，则维持用药；第 2 步也是如此

【特殊人群高血压处理】

1. 老年高血压　老年人容易合并多种临床疾病，并发症较多，其高血压的特点是收缩压增高、舒张压下降、脉压增大；血压波动性大，容易出现直立性低血压及餐后低血压；血压昼夜节律异常、白大衣高血压和假性高血压相对常见。老年高血压患者的血压应降至 150/90mmHg 以下，如能耐受可降至 140/90mmHg 以下。CCB、ACEI、ARB、利尿药或 β-受体阻断药都可以考虑选用，可首先考虑 CCB 和利尿药。

2. 高血压合并冠心病　冠心病心绞痛常用 β-受体

阻断药或长效 CCB；心肌梗死后首选 β- 受体阻断药、ACEI，或加用醛固酮拮抗剂。对舒张压低于 60mmHg 的冠心病患者，应谨慎降压，避免引发心肌缺血。

3. **高血压合并心力衰竭**　心力衰竭首选 ACEI 或 ARB、利尿药（包括醛固酮受体拮抗剂）、β- 受体阻断药。β- 受体阻断药应从小剂量开始，逐渐缓慢加至目标量。

4. **高血压合并糖尿病**　肾功能允许（血肌酐＜265μmol/L）时，首选 ACEI 或 ARB。为达到目标血压，常需加 CCB 或小剂量噻嗪类利尿药或小剂量 β- 受体阻断药，同时要平稳控制血糖。

5. **高血压合并慢性肾病**　首选 ACEI 或 ARB，有利于防止肾病进展；常需联合 CCB、利尿药以及 β- 受体阻断药。用 ACEI/ARB 后血肌酐较基础升高＜30%，可谨慎使用或减量；如升高＞30%，可考虑停药。若血肌酐＞132.6μmol/L（1.5mg/dl）须选择袢利尿药。若肾功能显著受损［例如血肌酐水平＞265.2μmol/L（3mg/dl）］此时应首选 CCB。因可增加高钾血症、肾功能恶化的风险，避免 ACEI 与 ARB 联合。

6. **妊娠高血压**

（1）诊断依据：妊娠高血压是指妊娠后 20 周，孕妇发生高血压（≥140/90mmHg）；或血压较孕前或孕早期升高≥30/15mmHg；至少测量 2 次血压，应间隔 6h。妊娠高血压综合征：妊娠高血压同时伴蛋白尿和（或）水肿；子痫：妊娠高血压综合征的患者发生抽搐。

（2）处理原则：及时转上级医院治疗；必要时用甲基多巴、肼苯哒嗪、拉贝洛尔、硫酸镁等；分娩后继续监测血压。

7. **高血压急症**

（1）定义：原发性或继发性高血压在某些诱因作用下，血压突然明显升高（＞180/120mmHg），伴有心、脑、肾等重要靶器官功能不全的表现称为高血压急症，包括 ACS、脑卒中、高血压脑病、急性心力衰竭、主动脉夹层等。血压明显升高但不伴有靶器官损害的称为高血压亚急症。

（2）处理原则：迅速降压。数分钟至 1h，平均动脉压降低幅度不超过治疗前水平的 25%，随后的 2～6h 内血压降至较安全水平，一般为 160/100mmHg 左右；对于急性脑卒中降压需慎重。视病情及条件可考虑口服短效降压药，如卡托普利、拉贝洛尔、硝苯地平等，有条件的在密切监测血压的情况下，缓慢静脉滴注硝普钠、硝酸甘油、艾司洛尔；或静脉注射尼卡地平、乌拉地尔。

【分级管理】

高血压患者长期随访中，根据患者血压是否达标分为一、二级管理。血压达标者，每 3 个月随访 1 次；血压未达标者，建议每 2～4 周随访 1 次（表 7-4）。高血压基层管理流程见图 7-3。

表 7-4　高血压分级随访管理

项目	一级管理	二级管理
管理对象	血压已达标患者（<140/90mmHg）	血压未达标患者（≥140/90mmHg）
非药物治疗	长期坚持	强化生活方式干预并长期坚持；加强教育，改善治疗依从性
随访频率	3 个月 1 次	2～4 周 1 次
药物治疗	维持药物治疗保持血压达标	（1）在 1 种药物小剂量基础上，增加剂量至常规治疗目标量，或 （2）在 1 种药物的基础上，增加另外一种降压药，或 （3）开始 2 种药物联合治疗，或开始用复方制剂

注：随访内容包括血压水平、治疗措施、不良反应、其他危险因素干预、临床情况处理等。根据患者存在的危险因素、靶器官损害及伴随的临床疾病，可定期或不定期进行血糖、血脂、肾功能、尿常规、心电图等检查

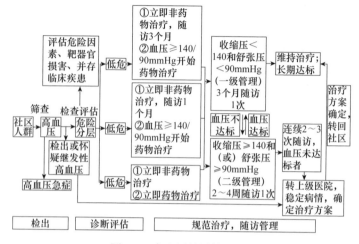

图 7-3　高血压基层管理流程

（编委：刘涛）

（责任编委：孙英贤）

第三节　继发性高血压

【定义】

继发性高血压也称为症状性高血压，是由某些疾病在发生发展过程中产生的症状之一，因此继发性高血压往往除了血压难以控制以外，还常伴有原发疾病的一些临床表现，当原发病治愈后血压也会随之下降或恢复正常。目前认为继发性高血压所占高血压的比例可能超过10%。

【常见原发病】

1. 阻塞性睡眠呼吸暂停综合征。

2. 肾性高血压　包括肾的实质性病变，如各类型肾炎、慢性肾盂肾炎、多囊肾、巨大肾积水、肾肿瘤、肾结石、肾结核等；肾血管性疾病，如大动脉炎、肾动脉纤维性结构不良、肾动脉粥样硬化、外伤导致的肾动脉血栓等。

3. 内分泌疾病　常见的有原发性醛固酮增多症、库欣综合征及嗜铬细胞瘤等肾上腺疾病；此外还有甲状腺疾病、亚急性甲状腺炎、垂体瘤、肾素分泌瘤等。

4. 心血管疾病　如主动脉硬化、主动脉瓣关闭不全、主动脉缩窄、动脉导管未闭等。

5. 全身性疾病　如系统性红斑狼疮、硬皮病、风湿病等；糖尿病、痛风等代谢性疾病。

6. 神经系统疾病　如颅内压增高、间脑综合征、脊髓横贯性损伤。

7. 血液系统疾病　如真性红细胞增多症、特发性血小板增多症、淋巴瘤等。

8. 精神心理疾病　如抑郁和焦虑。

9. 药物导致的继发性高血压。

【临床特点】

1. 病史和症状

（1）发病年龄早或55岁以后新发高血压，血压水平呈中、重度升高，药物治疗反应差或原有降压药物疗效明显下降；血压的波动性大，急进性和恶性高血压，阵发性高血压和夜间高血压。

（2）老年患者原来血压正常或者规律服用降压药物下血压控制平稳，但突然出现高血压或者原有降压药物疗效下降。

（3）靶器官损害严重程度与病程不相符。

（4）常伴有原发病的症状，如肌无力、周期性瘫痪、夜尿增多；明显的怕热、多汗、消瘦；阵发性高血压伴头痛、心悸；睡眠时反复出现呼吸暂停、多梦、清晨头痛；血尿、泡沫尿等现象。

2. 体征　皮肤苍白、口唇和甲床发绀、多汗、皮疹；肢体脉搏不对称，双侧上肢血压相差>20mmHg，下肢血压明显低于上肢，股动脉等搏动减弱或不能触及，颈部或腹部闻及粗糙的血管杂音；腱反射减弱，第二性征发育。

【常见的继发性高血压】

1. 睡眠呼吸暂停综合征　是一种常见的睡眠呼吸障碍疾患，与高血压有着密切的关系。常表现为嗜睡、头晕、乏力、精神行为异常、头痛、个性变化及性功能障碍，也有的表现为睡眠时呼吸费力、频繁憋醒，睡眠质量差；查体往往可见肥胖、颈部粗短、小颌畸形、舌质肥大和不可解释的口唇、舌质和甲床的发绀。血压升高往往表现为夜间高血压、清晨高血压和难以控制的高血压。主要通过24h动态血压和多导睡眠呼吸监测来明确诊断。

2. 肾实质性高血压　由各种肾实质性疾病引起的高血压统称为肾实质性高血压。往往有贫血、眼底病变重，更易发生心血管并发症；尿常规检查多有血尿、蛋白尿、管型尿和白细胞尿等，生化检查可有血肌酐升高等肾功能不全的表现，双肾超声、肾ECT有助于诊断，肾穿刺活检和病理检查对鉴别肾病类型和治疗提供重要依据。肾性高血压的预后比原发性高血压差。最主要的疾病类型为原发性慢性肾小球肾炎、肾病综合征和继发性肾小球疾病；最主要的病理类型为系膜增生性肾炎、局灶增生或局灶硬化性肾炎。

3. 肾血管性高血压　是指各种原因引起的肾动脉或其主要分支的狭窄或闭塞性疾病，引起肾血流量减少或缺血所致的高血压。引起肾血管性高血压的常见病因有大动脉炎、动脉粥样硬化性肾动脉疾病、系统性坏死性血管炎、肾动脉纤维性发育不良等疾病。影像学检查双肾大小不等时应高度考虑肾血管性高血压可能性。其他检查如卡托普利试验、螺旋CT、肾血管显影均为无创性检查，肾血管多普勒超声、肾血管磁共振成像、肾核素闪烁扫描及肾血管计算机断层血管造影术可以用于筛检肾动脉狭窄。双肾动脉DSA是有创性检查，是确诊的金标准。

4. 原发性醛固酮增高症　是由于肾上腺的皮质肿瘤或增生，醛固酮分泌异常增多所致。临床表现为高血压、低血钾、碱中毒、低肾素、高醛固酮血症；肾上腺B型超声、CT或磁共振成像（MRI）有助于原发性醛固酮增高症的定位诊断。以往原发性醛固酮增高症的筛查和诊断多在高血压合并低血钾的患者中进行，但近年发现原发性醛固酮增高症患者只有30%左右合并低血钾，影像报告的阳性率仅25%上下。原发性醛固酮增高症的筛查和诊断往往需要经过醛固酮、肾素测定及其比值的初步筛查；内分泌负荷或抑制的确诊试验、肾上腺CT或肾上腺静脉取血醛固酮测定（AVS）分型定侧的三步流程。

5. 皮质醇增多症　由于多种病因引起肾上腺皮质长期分泌过量皮质醇所产生的一组症候群，分为促肾上腺皮质激素（ACTH）依赖型和非ACTH依赖型，70%～90%的患者临床表现有高血压。主要临床表现为食欲亢进、体重明显增加、性功能障碍、全身疲乏；向心性肥胖、紫纹、毛发增多、皮肤菲薄等。定性诊断要通过皮质醇节律、午夜1mg地塞米松抑制试验、标准小剂量地塞米松抑制试验、地塞米松抑制试验、ACTH等检查明确皮质醇增多症诊断；定位诊断主要依靠大剂量地塞米松抑制试验、垂体以及肾上腺 CT、MRI，同时要注意异位内分泌导致的皮质醇激素异常增多。

6. 嗜铬细胞瘤　嗜铬细胞瘤可分为肾上腺和肾上腺外的嗜铬细胞瘤，是导致难治性高血压和发作性高血压的重要病因，典型病例为阵发性的高血压，常伴有剧烈头痛、心悸、大汗的"三联征"和全身高代谢症候群；在发作期检测血、尿儿茶酚胺，尿 3- 甲氧 -4 羟杏仁酸（VMA）对诊断有一定的帮助，测定血间羟去甲肾上腺素（NMN）、间羟肾上腺素（MN）则有更高的敏感性及特异性。CT 扫描、MRI、^{131}I- 间位碘苄胍（^{131}I-MIBG）显像对嗜铬细胞瘤的定位诊断十分重要。

【基本实验室检查】

1. 血常规　红细胞增多可导致高血压，这种情况常见于原发性红细胞增多症、长期吸烟、高原生活、阻塞性睡眠呼吸暂停综合征和过量使用促红细胞生成素。急进型高血压时可有微血管病性溶血性贫血，伴畸形红细胞；慢性肾功能不全导致的肾性高血压也常有正细胞正色素性贫血。血常规中白细胞计数增高或者中性粒细胞、单核细胞或嗜酸粒细胞的百分比增高对诊断各类血管病导致的高血压均有重要的意义。

2. 尿常规及尿蛋白定量　尿中的白细胞、红细胞、葡萄糖、蛋白和管型，既可以提示是否是肾性高血压、肾血管性高血压，也可以提示肾病的性质，还可以反映是否合并糖尿病及血糖控制的基本情况，其中尿比重和蛋白定量可以反映高血压肾损害的情况。

3. 血清钾　血钾的正常值为 3.5～5.3mmol/L。高血压伴有低血钾最常见的原因是钾离子经肾丢失过多。常见于服用排钾类利尿药（噻嗪类或袢利尿药），原发性或继发性的醛固酮增多症和失钾性肾病。另外还可以见于皮质醇增多症、甲状腺功能亢进症等内分泌性高血压以及 Liddle 综合征、11-β 以及 17-α 羟化酶缺乏症等单基因遗传性罕见病因。

4. 血糖 空腹血糖 7.0mmol/L 或餐后 2h 血糖 11.1mmol/L 是糖尿病的界定值。糖尿病是高血压患者心血管疾病危险分层的主要危险因素，伴有糖尿病的高血压患者属于高危人群，应立即开始对高血压和并存的其他危险因素或疾病进行药物治疗。同时嗜铬细胞瘤、甲状腺功能亢进症、皮质醇增多症等内分泌性疾病由于体内升血糖激素分泌增多，在血压升高的同时，可引起继发性糖尿病。

5. 血脂 高血压患者常伴有脂质代谢紊乱。血总胆固醇＞6.24mmol/L（240mg/dl）或低密度脂蛋白胆固醇（LDL-C）＞4.16mmol/L（160mg/dl），或高密度脂蛋白胆固醇（HDL-C）男性＜1.04mmol/L（40mg/dl），女性＜17mmol/L（45mg/dl）是高血压患者心血管疾病危险性分层的危险因素之一。三酰甘油（TG）水平升高往往是胰岛素抵抗、代谢综合征的重要指标。

6. 血清肌酐（Cr） 是肌肉组织中肌酸的终末代谢产物，血 Cr 主要通过肾小球滤过，肾小管也能分泌一部分，低尿流率时也可能被重吸收，因此，Cr 不是反映肾小球滤过率（GFR）的理想指标，其正常值是男性 79.6～132.6μmol/L（0.9～1.5mg/dl），女性 70.7～106.1μmol/L（0.9～1.2mg/dl），虽然血 Cr 测定不敏感，无法评价早期肾功能，但其浓度相对恒定，目前仍以其作为诊断急、慢性肾衰竭及慢性肾功能不全分期的主要指标。只有在肾功能不全失代偿期，GFR 下降至正常人的 1/3 时，血 Cr 才明显上升，肾功能正常时，BUN/Cr 通常为 10/1。发生氮质血症时，如果 BUN/Cr 升高，说明此氮质血症系肾前性因素引起；如 BUN/Cr 降低，则多为肾本身实质性病变所致。故 BUN/Cr 有助于鉴别肾前性、肾性氮质血症，也可用于鉴别肾血管性或肾性高血压。

【诊断思路】

（1）面对每一个高血压患者尤其是严重的或难以控制的高血压患者时都应该思考和警惕是否为继发性高血压。

（2）阻塞性睡眠呼吸暂停综合征、内分泌疾病、肾和肾血管疾病以及精神心理疾病是最主要的继发性高血压的原因，要熟悉常见继发性高血压的临床表现，注意识别。

（3）血常规、尿常规、血脂、血糖、电解质、肾功能、眼底、24h 动态血压、心电图、双肾 B 型超声这些最基本的实验室检查可以提供绝大多数继发性高血压的线索，应该细心分析和思索。

（4）继发性高血压往往血压难以控制，又常伴随多种并发症易于造成更为严重的心血管损害，对于高度怀疑为继发性高血压的患者应该及时转往上级医院以明确病因和制订相应的治疗方案。

（5）病因明确的继发性高血压患者，有的去除病因后血压恢复到了正常水平，有的需要持续的病因治疗加血压控制，这些患者仍然需要长期的血压监测和管理。

【继发性高血压的排查思路】

继发性高血压的排查思路见图 7-4。

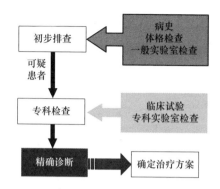

图 7-4 继发性高血压的排查思路

【继发性高血压的筛查流程】

继发性高血压的筛查流程见图 7-5。

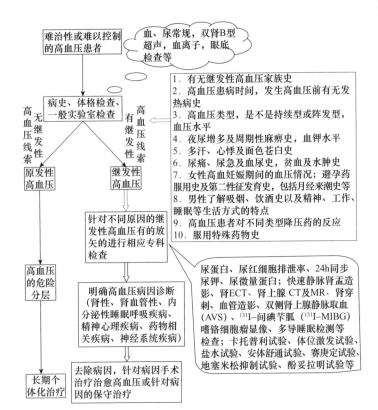

图 7-5　继发性高血压的筛查流程

（编委：张宁汝）

（责任编委：李南方）

第四节　高血压和脑卒中预防

【高血压的管理】

1. 高血压管理的内容　根据基层卫生服务机构的条

件和医生的情况，在基层高血压患者长期随访中，医生根据患者血压是否达标分为一、二级管理。血压达标者，每1~3个月随访1次；血压未达标者，建议每2~4周随访1次。随访主要内容包括：观察血压、用药情况、不良反应；指导生活方式；同时应关注心率、血脂、血糖等其他危险因素、靶器官损害和临床疾病。分级管理可有效利用现有资源，重点管理未达标的高血压患者，提高血压控制率。根据不同管理级别，定期随访和监测，基本目标是血压达标。对心血管高危患者，应积极进行综合干预，必要时增加随访次数。当患者出现高血压急症时，应立即转运至2、3级医院进行检查和治疗。

2. 初诊评估及长期随访 患者因高血压在社区卫生服务机构初期就诊时，需根据血压、并存的危险因素、靶器官损害及临床疾病评估个体心血管疾病的危险程度，决定起始使用降压药物的时机以及治疗方案。在长期随访中，可根据血压是否控制达标确定随访管理级别，进行相应级别的管理。

3. 高血压患者自我管理 在专业人员的指导下，以社区卫生服务机构为单位组织或患者自发组织自我管理小组，学习健康知识和防治知识，交流经验，提高高血压的管理效果。要认识高血压的危害，学会自测血压，学习如何调整饮食、戒烟限酒、适当运动、保持心情愉快等保健知识，增强防治高血压的主动性及降压治疗的依从性，提高与医生沟通的能力和紧急情况下寻求医疗帮助的能力。

4. 家庭血压测量 家庭自测血压是血压自我管理的核心内容，建议有条件的患者使用经过国际标准认证合格的上臂式自动血压计自测血压。血压未达标者，建议每天早晚各测量血压 1 次，每次测量 2～3 遍，连续 7 天，以后 6 天的血压平均值为医生治疗的参考。血压达标者，建议每周测量 1 天。指导患者掌握测量技术，规范操作，至少安静休息 5～10min，取坐位，袖带绑缚于上臂，并置于桌上。测量血压时要保持安静，不讲话，不活动，2 次血压之间间隔 1min。如实记录血压测量结果，随访时提供给医务人员作为治疗参考。

【脑卒中的管理】

1. 脑卒中的概念　脑卒中又称中风或脑血管意外，是一组突然发病，以局灶性神经功能缺失为共同特征的急性脑血管疾病。包括出血性脑卒中与缺血性脑卒中。出血性脑卒中的根本原因是脑血管破裂出血。缺血性脑卒中的根本原因是脑血管闭塞，导致脑组织因缺血而坏死，因而又称脑梗死。根据导致脑血管闭塞的部位及原因，可分为大动脉粥样硬化血栓形成性脑卒中、外（心）源栓塞性脑卒中、小动脉闭塞导致的腔隙性脑卒中等多种类型。如果缺血所导致的局灶性神经功能缺失持续时间不到 24h，又称为一过性脑缺血发作。

脑卒中后患者是指那些发生过一次或多次脑卒中，但度过急性期后存活下来而且病情稳定的患者，可以有神经功能缺失所导致的肢体或认知残疾，也可能所有神经功能均已恢复，并未留下任何残疾。不管有无残疾，脑卒中后再发脑卒中以及再发后死亡的风险极高，因此，对脑卒中后患者而言，预防脑卒中再发最重要。如有肢体或认知残疾，还应注意预防发生各种并发症，并进行各种康复治疗，以促进功能恢复和重建。

2. 脑卒中诊断与分型　根据脑卒中急性期诊断与治疗史，通常可作出脑卒中的诊断。但最重要的是准确分型，是出血性脑卒中，还是缺血性脑卒中。分型决定选择何种预防脑卒中再发的治疗措施，如为缺血，则需要抗血小板或抗凝治疗；如为出血，则通常不需要这些治疗。急性期内进行过 CT 等影像学检查者，通常可以准确分型；急性期未进行过 CT 等影像学检查者，应进行影像学等检查，以确定脑卒中病因学分型。

3. 脑卒中危险因素 脑卒中后患者最重要的治疗是控制危险因素，预防脑卒中再发。因此，应系统筛查各种心血管危险因素，包括血压、血糖、血脂、心电图等检查，以确立高血压、糖尿病、血脂紊乱、心房颤动等疾病的诊断，并加以控制。

4. 脑卒中后的管理

（1）改善生活方式：不吸烟，不酗酒，低盐、低脂饮食，多吃新鲜蔬菜水果，少饮用含糖饮料，加强体育锻炼。

（2）心理康复治疗：脑卒中后患者常伴有抑郁、焦虑情绪，表现为少言、淡漠、缺乏主动性，对治疗和训练持怀疑态度。应对患者进行积极的心理疏导。必要时，请心理专科医生进行会诊。

（3）血压管理：应将血压降至 140/90mmHg 以下，也可如中国高血压指南所建议，降至 150/90mmHg 以下。如患有高血压（收缩压≥140mmHg 或舒张压≥90mmHg），则应进行降压治疗。ACEI、ARB、CCB、噻嗪类利尿药以及 β-受体阻断药等五大类药物均可使用，单药或联合治疗。

（4）血糖管理：应将糖化血红蛋白降至 7.0% 以下，如根据糖化血红蛋白≥6.5% 诊断糖尿病，则应降至 6.5% 以下。如患有糖尿病（空腹血糖≥7.0mmol/L，餐后 2h 血糖≥11.1mmol/L，或糖化血红蛋白≥6.5%），则应进行降糖治疗，包括控制饮食，增加体力活动，口服降糖药，或

7

皮下注射胰岛素等。

（5）血脂管理：缺血性脑卒中患者，或血脂紊乱患者，应使用强降脂他汀类药物，以降低低密度脂蛋白胆固醇，预防脑卒中再发。

（6）缺血性脑卒中抗血小板与抗凝治疗：如无禁忌，使用阿司匹林75～100mg/d；如有阿司匹林禁忌，可使用氯吡格雷75mg/d；必要时两者可联合使用。如患有心房颤动，特别是外（心）源栓塞性脑卒中患者，应进行抗凝治疗，使用华法林或凝血因子Ⅱa（达比加群）或Ⅹa抑制剂（阿哌沙班等多种药物）等新型抗凝药物。如使用华法林，则应监测INR，通常应控制在2～3。

（7）基础护理：肢体或认知残疾者，应给予适当的护理支持。注意饮食，预防便秘；做好呼吸道护理、口腔护理，预防呼吸系统并发症；长期卧床患者，注意预防压疮。

（8）肢体康复护理与治疗：肢体残疾患者应进行肢体康复护理与治疗。康复护理包括：保持患侧肢体功能位，预防关节挛缩与畸形；帮助患者做患侧上、下肢各关节被动屈伸、内收、外展、内外旋转等被动运动；让患者学会自己翻身、使用便器等床上肢体活动。必要时，应转诊到肢体康复专科，制订专门的康复训练计划。

（编委：罗俊）

（责任编委：王继光）

第一节 概 述

【定义】

心律失常是指心脏激动的起源、频率、节律、传导速度和传导顺序等异常。

【病因】

1. 生理性因素 如运动、情绪激动、吸烟、饮酒等，多为一过性，不会对人体产生危害。多表现为心动过速、房性期前收缩及室性期前收缩。

2. 病理性因素

（1）器质性心脏病：以冠心病、心肌病、心衰多见。

（2）非心源性疾病：包括内分泌疾病、慢性阻塞性肺疾病、急性脑血管疾病、急腹症、妊娠高血压综合征等。

（3）电解质紊乱和酸碱平衡紊乱。

（4）理化因素及毒物影响。

（5）医源性因素如药物、麻醉、心导管检查等。

（6）部分原因不明。

【机制】

1. 心脏激动起源异常

（1）窦性激动异常：包括窦性心动过速、窦性心动过缓、窦性心律不齐。

（2）异位激动异常：包括期前收缩、逸搏、异位性心动过速。

（3）触发性激动异常：包括早期后除极及延迟后除极。

2．心脏激动传导异常

（1）折返激动。

（2）传导阻滞。

【分类】

分类方法有多种。按心律失常速率分为3种：①快速性心律失常；②缓慢性心律失常；③快速性伴缓慢性心律失常。

【临床表现和体格检查】

1．临床表现　心律失常的类型不同，临床表现各异，轻者可无明显症状，严重者晕厥甚至死亡。

（1）心血管系统表现：取决于有无器质性心脏病、基础心功能及有无血流动力学障碍等，常表现为心悸、胸闷、气短、乏力，严重者可出现心绞痛、低血压、晕厥、休克、心衰，甚至猝死。

（2）低心排血量表现：心律失常可出现各系统供血不足的表现，如脑动脉供血不足表现为头晕、乏力、视物模糊、晕厥、抽搐、昏迷等；肾动脉供血不足出现少尿、蛋白尿、氮质血症等；肠系膜动脉供血不足出现腹胀、腹痛、腹泻等。

2．体格检查

（1）听诊：大部分心律失常可通过听诊发现。最常表现为心跳频率与节律的变化。

（2）颈静脉波动：颈静脉"搏动"样波动，是观察和诊断某些心律失常的重要线索，如完全性房室传导阻滞。心房颤动可见强度不等、毫无规律的颈静脉充盈波。

（3）按摩颈动脉窦：有助于鉴别诊断快速性心律失常的性质。按摩颈动脉窦可使阵发性室上性心动过速立即转为窦性心律，可使心房扑动的室率成倍下降，也可使窦性心动过速的心率逐渐减慢，停止按摩后恢复至原来水平。

【基层医生需要识别的常见心电图及动态心电图的应用】

1. **心电图分析步骤** ①检查心电图导联有无标错，有无伪差和干扰；②根据 P 波判断基本心律是窦性还是异位；③估测平均心电轴；④测定 PP 或 RR 间期、PR 间期、QT 间期，P 波、QRS 波时间；⑤观察各导联 P 波、QRS 波、T 波电压、形态方向及 ST 段特征；⑥分析有无其他心律失常。

2. **心电图报告内容** ①基本心律；②心电轴有无偏移；③有无钟向转位；④心电图特征性改变；⑤心电图是否异常。

3. **常见心电图** 见"第三章第一节"。

4. **动态心电图的应用** 动态心电图可行 24～72h 监测，可提高对各种心律失常的检出率，为临床诊断提供有力的证据。

（1）动态心电图临床应用范围：①心律失常的定性和定量诊断；②心悸、头昏、晕厥原因的诊断，尤其是发现心源性晕厥的病例；③心肌缺血的诊断和评价，尤其是发现无症状心肌缺血；④心肌缺血及抗心律失常药物的疗效评价；⑤心脏病患者预后评价，如有无恶性心律失常等；⑥选择安装起搏器的适应证，评价起搏器功能，检测起搏器相关的心律失常；⑦医学科学研究。

（2）动态心电图分析注意事项：①要求患者详细记录检测过程中活动日志以便正确分析；②动态心电图监测过程受活动、睡眠等因素影响，某些检测结果需要结合临床资料综合分析进行诊断。

【心律失常手术适应证】

1. **起搏器适应证** 心脏起搏器治疗的适应证主要是"症

状性心动过缓"，指由于心率缓慢导致心排血量下降，重要脏器尤其大脑供血不足而产生的一系列症状，如一过性晕厥、近似晕厥、头晕、黑蒙等；长期的心动过缓也可引起全身性症状，如疲乏、运动耐量下降以及充血性心力衰竭等。

（1）病态窦房结综合征伴有阿 - 斯综合征或类似晕厥发作。

（2）病态窦房结综合征有明显症状，或不能从事正常工作和生活者。

（3）病态窦房结综合征、慢 - 快综合征必须用药物控制心动过速发作者。

（4）有症状的二度以上 AVB。

（5）无症状的二度以上 AVB，但心室率＜40 次 /min，或证实心脏停搏＞3s。

（6）由高度 AVB 诱发的快速异位心律失常而需药物治疗者。

（7）颈动脉窦过敏综合征，有晕厥发作，心脏停搏＞3s。

2. ICD 植入适应证

（1）非可逆性原因引起的心室颤动或血流动力学不稳定的持续室性心动过速导致的心脏骤停。

（2）器质性心脏病的自发持续性室性心动过速，无论血流动力学是否稳定。

（3）原因不明的晕厥，在心电生理检查时能诱发有显著血流动力学改变的持续室性心动过速或心室颤动。

（4）心肌梗死所致左心室射血分数（LVEF）＜35%，且心肌梗死后 40 天以上，心功能 Ⅱ 或 Ⅲ 级（NYHA 分级）。

（5）心功能 Ⅱ 或 Ⅲ 级，LVEF≤35% 的非缺血性心肌病患者。

（6）心肌梗死所致 LVEF＜30%，且心肌梗死 40 天以上，心功能Ⅰ级。

（7）心肌梗死后非持续室性心动过速，LVEF<40%，且心电生理检查能诱发出心室颤动或持续室性心动过速。

3. CRT植入适应证

（1）同时满足以下条件者可植入有/无ICD功能的CRT：①LVEF≤35%；②窦性心律；③LBBB且QRS时限≥150ms；④指南推荐的药物治疗基础上心功能Ⅱ、Ⅲ级或不必卧床的Ⅳ级患者。

（2）指南推荐的药物治疗基础上LVEF≤35%、窦性心律、LBBB且QRS时限120～149ms、NYHA心功能Ⅱ～Ⅳ级的患者。

（3）指南推荐的药物治疗基础上LVEF≤35%、窦性心律、非LBBB阻滞且QRS时限≥150ms、NYHA心功能Ⅲ～Ⅳ级的患者。

（4）指南推荐的药物治疗基础上LVEF≤35%的房颤节律患者，若需心室起搏或符合CRT标准；或者房室结消融/药物治疗后导致近乎100%心室起搏。

（5）指南推荐的药物治疗基础上LVEF≤35%、预期心室起搏比例>40%的新植入或更换起搏器的患者。

4. 射频消融适应证

（1）预激综合征合并阵发性心房颤动和快速心室率。

（2）房室折返性心动过速、房室结折返性心动过速、房性心动过速和无器质性心脏病证据的室性心动过速（特发性室性心动过速）呈反复发作性，或合并有心动过速心肌病，或者血流动力学不稳定者。

（3）发作频繁、心室率不易控制的典型心房扑动。

（4）发作频繁、心室率不易控制的非典型心房扑动。

（5）发作频繁，症状明显的心房颤动。

（6）不适当窦性心动过速合并心动过速心肌病。

（7）发作频繁和（或）症状重、药物预防发作效果差的合并器质性心脏病的室性心动过速，多作为 ICD 的补充治疗。

（编委：任晖）

（责任编委：张澍）

第二节　缓慢类心律失常

一、病态窦房结综合征

【定义】

病态窦房结综合征（sick sinus syndrome，SSS）是窦房结本身及其周围组织的器质性病变，或者由于各种外在因素的影响导致窦房结冲动形成或冲动传出障碍而产生多种心律失常和临床症状的综合征，其临床表现是以缓慢性心律失常为基础（如窦性心动过缓、窦性停搏、窦房传导阻滞）而产生的头晕、晕厥等症状，同时也可在此基础上表现出多种快速心律失常（如房性心动过速、心房扑动、心房颤动）。

【病因】

SSS 病因可以是窦房结本身器质性病变（冠状动脉性心脏病、特发性退行性变、心肌病等）导致其功能障碍，也可以是其他外在因素作用于窦房结（药物影响、自主神经系统影响、电解质紊乱等）导致其继发性功能改变。

【诊断】

1. 临床表现　症状是诊断 SSS 的重要依据。主要表现为心跳慢、头昏、乏力、黑蒙和晕厥等。

2. 心电图　心电图是诊断 SSS 的可靠依据，包括12

导联心电图、24h 动态心电图等。心电图有严重窦性心动过缓（<45 次 /min）、窦性停搏、窦房传导阻滞、慢 - 快综合征或同时伴有房室传导阻滞，均是诊断 SSS 比较肯定的依据。心电图表现见第三章第一节。

3. 运动试验　运动试验可鉴别心动过缓是否为迷走神经张力过高所致。SSS 患者行运动试验后可能心率不仅不能增快至预期目标，反而会出现更加严重的心律失常表现。

4. 窦房结功能评价　阿托品试验：药物阿托品激发后窦性心率增加至 90 次 /min 以上为阴性，说明窦房结功能尚正常；心率达不到 90 次 /min 为阳性，说明窦房结功能障碍。

【处理】

对单纯窦性心动过缓患者无症状或症状较轻可不用处理，有症状时给予对症治疗，常用药物：阿托品 0.3～0.6mg，每日 3 次；沙丁胺醇 2.4mg，每日 3 次口服；阿托品静脉注射 0.5mg/ 次，可重复使用；异丙肾上腺素静脉滴注：初始剂量 0.5μg/（kg·min）。显著心率缓慢伴相关症状者，窦性停搏时间＞3s 伴或不伴临床症状者，房性心律失常终止转为窦性心律（停搏间期＞5s）伴或不伴临床症状者应接受起搏器治疗。

二、房室传导阻滞

【定义】

心房激动向心室传导延迟或完全不能传至心室称为房室传导阻滞。房室传导过程中（心房内、房室结、房室束及束支、浦肯野系统）任何部位的传导障碍均能引起房室传导阻滞。

【病因】

各种局灶性或弥漫性急性心肌炎性变（如风湿性、细菌性、病毒性）、急性心肌缺血或坏死性变、传导系统或心肌退行性变、损伤性变（如心脏手术）、先天性心脏传导系统缺损、传导系统功能性变（如迷走神经亢进、缺氧、电解质紊乱、药物、甲状腺功能异常等）均可引起房室传导阻滞。

【诊断】

房室传导阻滞诊断主要依据心电图（12导联心电图、24h动态心电图）。心电图表现见"第三章第一节"。

［注意］

① 下列几种情况考虑存在一度房室传导阻滞：成人PR间期大于0.20s，儿童（<14岁）大于0.18s；PR间期超过相应心率PR间期的最高值；PR间期虽未超过0.20s，但与过去心电图相比，在心率相近情况下，PR间期延长≥0.04s。②高度房室传导阻滞：偶发的或交替脱落的心房激动和完全性阻滞之间的一个中间阶段。二度Ⅱ型房室传导阻滞呈3:1或3:1以上比例，称为高度房室传导阻滞（图8-1）。③2:1房室传导阻滞：房性激动每间隔一次才能下传，则为2:1房室传导阻滞。2:1型传导可能是二度Ⅱ型阻滞，因为符合Ⅱ型阻滞PR间期稳定的特点，但同样可认为是Ⅰ型阻滞，因为此时房率是规则的，RP间期也是稳定的，仍是RP间期决定的PR间期Ⅰ型的特点。因此，2:1房室传导阻滞的临床意义由其伴随的节律紊乱决定（图8-2）。

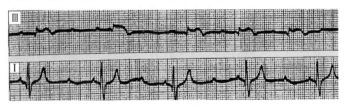

图8-1 房室传导阻滞

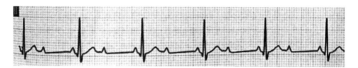

图 8-2 2:1 房室传导阻滞

【处理】

一度房室传导阻滞与二度Ⅰ型房室传导阻滞心室率不太慢，并不影响血流动力状态者，主要针对病因治疗（如解除迷走神经过高张力、停药、纠正电解质紊乱等）。二度Ⅱ型与三度房室传导阻滞如心室率显著缓慢，伴有明显症状或血流动力学障碍者应给予起搏器治疗。

药物治疗：阿托品（0.5～2.0mg，静脉滴注）可提高房室传导阻滞的心率，适用于阻滞位于房室结的患者；异丙肾上腺素（1～4μg/min，静脉滴注）适用于任何部位的房室传导阻滞，但应用于急性心肌梗死时应十分慎重，因其可能导致严重的室性心律失常，仅适用于无心脏起搏条件的应急情况。因此，对于症状明显、心室率缓慢者，应及早予心脏起搏治疗。

（编委：范珊）

（责任编委：高传玉）

第三节　期 前 收 缩

【定义】

期前收缩是指窦房结以外的异位起搏点提前发生的冲动，又称过早搏动或简称早搏。

【机制】

期前收缩可能由一个异位起搏点兴奋性增加、折返激动，或触发活动所引起，也可能来自不同的起搏点。

【分类】

房性、房室交界性（交界性）和室性期前收缩。房性和室性期前收缩较为常见。

【代偿间期】

代偿间期指期前收缩后较长的间歇。正常成人 60% 有房性期前收缩，40%～75% 有室性期前收缩，在情绪激动、紧张、疲劳、喝酒或浓茶、咖啡等情况下易发生，器质性心脏病患者更易发生。

【诊断】

1. 症状　心悸、心脏压迫或无明显不适。
2. 体格检查　脉搏有脱落，听诊可闻及心律不齐。
3. 心电图、Holter　显示心律失常类型及严重程度。

【鉴别诊断】

1. 严重窦性心动过缓　二联律未下传的房性期前收缩酷似严重窦性心动过缓。鉴别要点：两个相邻的窦性节律后的 T 波形态不同。

2. 窦性停搏　未下传的房性期前收缩酷似窦性停搏。鉴别要点：长间歇前面的 T 波形态明显不同于其他正常 T 波形态时，可以断定有提前出现的 P 波重叠于其中。

3. 房性期前收缩伴室内差异传导　易误诊为室性期前收缩。鉴别要点：代偿间期不完全的类似室性期前收缩形态，应该仔细辨识其前隐藏的提早 P 波。

4. 交界性期前收缩伴差异性传导　易误诊为室性期前收缩。鉴别要点：①观察起始向量：畸形 QRS 波与窦性 QRS 波一致者多考虑交界性期前收缩；②QRS 时间：<0.14s 者多考虑交界性期前收缩，≥0.14s 者多考虑室性期前收缩；③QRS 波易变性：加长导联描记心电图，QRS 波易变性大者，多考虑交界性期前收缩并差异性传导。

【处理】

期前收缩的治疗主要根据患者全身情况、基础心脏疾病和临床症状等选择合理的治疗方案。

1. 改善生活方式 戒烟、避免饮酒或喝浓茶、咖啡等刺激性物质；适当运动、清淡饮食、缓解工作压力、避免过度劳累和熬夜。

2. 病因治疗和控制危险因素 因病毒或细菌感染导致的期前收缩须积极控制感染；缺氧导致的期前收缩首先纠正缺氧；积极控制血压、血糖、血脂和治疗其他慢性疾病。

3. 针对基础心脏疾病的治疗 无器质性心脏病一般不需特殊治疗。有心悸不适等症状者宜心理疏导，可试用 β-受体阻断药和镇静剂。若症状非常严重、药物疗效不佳或频发单形性室性期前收缩>10 000 次/24h 或 10% 总心搏，亦可考虑行射频消融术治疗。

4. 有器质性心脏病者的治疗 除积极治疗原发疾病外，可酌情使用抗心律失常药物。房性期前收缩和交界性期前收缩可选用 Ⅰa、Ⅰc、Ⅱ、Ⅳ类药物；急性心肌梗死除选用 β-受体阻断药外，出现频发室性期前收缩可选用胺碘酮或利多卡因；伴心力衰竭患者禁用Ⅰ类抗心律失常药物，首选胺碘酮；长 QT 间期综合征患者禁用Ⅰ类和Ⅲ类抗心律失常药物，首选 β-受体阻断药；甲状腺功能异常者禁用胺碘酮。对于心肌梗死后室性期前收缩患者，β-受体阻断药虽然疗效并不显著，但是能降低心肌梗死后猝死的发生率、再梗死率及总死亡率。对于药物治疗失败、药物治疗有明显不良反应或希望避免抗心律失常药物治疗，有远期不良反应且愿意承受视频消融手术风险的患者，消融也许是一个更持久和有效的方法。

5. 特别强调　①对于无器质性心脏病的患者，室性期前收缩不会增加其心脏性死亡的危险性，故如无明显症状，不必使用药物治疗。②对于合并急性心肌缺血的患者，目前并无证据表明原发性心室颤动与室性期前收缩具有必然联系，故不需要预防性使用抗心律失常药物。③若急性心肌梗死患者发生窦性心动过速与室性期前收缩，则可提前应用 β- 受体阻断药可以减少心室颤动的风险。④临床医生应该注意对患者进行心血管风险的评估和管理，对于高风险患者（频发室性期前收缩、短联律间期、室性期前收缩伴宽 QRS、多形性室性期前收缩、有心脏病家族史、R-on-T、运动导致室性期前收缩加重等）的室性期前收缩患者需要慎重对待，积极查明原因或治疗原发病。可采用心脏磁共振成像、冠状动脉造影、基因检测等方法排除可能的、隐匿性心脏疾病。⑤对于临床常用的 LOWN 分级法，在心肌梗死患者中才有评估意义，而对一般的室性期前收缩不具有评估预后的意义。

（编委：陈宗宁）

（责任编委：曾锐　李东泽　曾智）

第四节　预激综合征和室上性心动过速

【定义】

广义的室上性心动过速（简称室上速）是所有希氏束

及其之上传导系统病变造成的静息状态下心房和（或）心室率超过 100 次 /min 的心律失常，包括窦性心动过速、房室结折返性心动过速（AVNRT）、房室折返性心动过速（AVRT）、房性心动过速、心房扑动及心房颤动等快速性心律失常。狭义的室上速（通常是临床上所指的室上速）仅特指房室结及房室折返性心动过速。

预激综合征是指起源于窦房结或心房的激动，同时经正常的房室传导系统和旁路下传激动心室，因旁路传导速度快，提前激动一部分或全部心室，致心电图发生改变，出现预激波。

【诊断及心电图表现】

一般室上速患者在心动过速未发作时无特殊临床及心电图表现，因此最重要的诊断依据是发作时的心电图，最好是 12 导联同步记录的心电图。如入院无发作心电图的患者，动态心电图如能记录到发作时心电图也有一定帮助。室上速发作常见的心电图表现是窄 QRS 波心动过速。

预激综合征在窦性心律时可见 PR 间期缩短、预激波（δ波），心室预激明显时伴有继发性 ST-T 改变。根据预激波在各导联的方向，可以大致定位旁道的位置（图 8-3～图 8-5）。

预激综合征引发的心动过速是房室折返性心动过速，是房室旁路和房室结 - 希普系统之间发生的折返性心动过速，根据心动过速时激动经过房室结传导的方向，分为顺向型和逆向型。前者前向传导经正常的房室结，心电图多为窄 QRS，后者逆向传导经正常的房室结，由于激动经旁路前传，心电图呈宽 QRS。预激综合征并发心房扑动或心房颤动，心房激动可经房室旁路快速传导至心室引起极快的心室率（图 8-6），尤其房室旁路前传能力强时有时可蜕变为心室颤动。

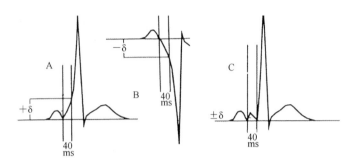

图 8-3 δ波极性判断模式图（QRS波起始处前40ms
有顿挫处即预激波）

注：A，δ波正向用"＋"表示；B，δ波负向用"－"表示，C，δ波在
等电位线用"±"表示

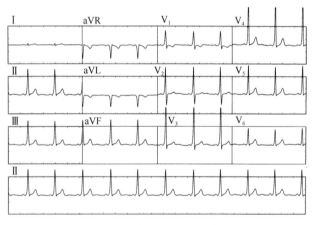

图 8-4 $V_1 \sim V_6$ 导联预激波和QRS主波方向均为正向，
旁路位于左侧

通过心电图可以大致判断心动过速类型，窄QRS心动过速心电图诊断流程见图8-7。但心动过速类型的确诊需行心内电生理检查明确。

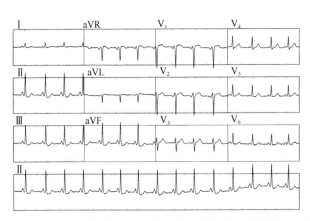

图 8-5 V_1、V_2 预激波和 QRS 主波方向为负向，旁路位于右侧

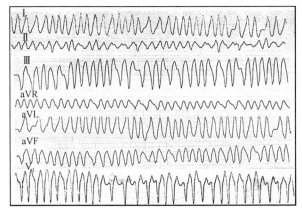

图 8-6 右侧房室旁路合并心房颤动，旁路前传

注：心房颤动经右侧显性旁路前传时体表心电图 Ⅰ、Ⅱ、Ⅲ、aVR、aVL、aVF 和 V_1 导联记录，心室率快、不齐，QRS 形态与窦性心律时类似

【鉴别诊断】

逆向型房室折返性心动过速心电图呈宽 QRS，需与室性心动过速相鉴别。

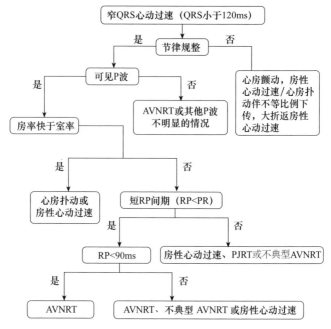

图 8-7　窄 QRS 心动过速诊断流程

注：PJRT：持续性房室折返性心动过速；AVNRT：房室结折返性心动过速；AVRT：房室折返性心动过速

【处理】

1. 节律规整的室上性心动过速的急诊处理流程　见图 8-8。

[注意] 刺激迷走神经方法有瓦氏动作，刺激会厌部引起呕吐反射，将脸浸入冷水，也可进行颈动脉窦按摩和按压眼球（此两种方法老年人尽量避免使用，以防发生脑

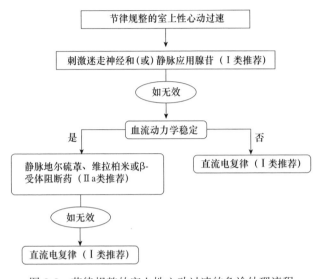

图 8-8 节律规整的室上性心动过速的急诊处理流程

卒中和视网膜剥脱）。

2. 节律规整的室上性心动过速后续治疗流程 见图 8-9。

［注意］预激综合征并发心房扑动和心房颤动（图 8-6），下列情况患者可能为高危患者：在自发或诱发的心房颤动中心室率过快，RR 间期小于 250ms；有心动过速和晕厥病史；存在多条旁道；合并 Ebstein 畸形者应予识别并高度警惕，尽早行射频消融术根治。

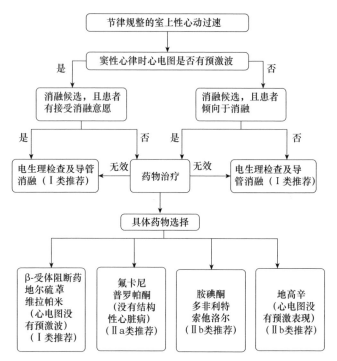

图 8-9　节律规整的室上性心动过速后续治疗流程

（编委：周振宇　刘涛）

（责任编委：杨新春）

第五节　心房扑动和心房颤动

【定义】

心房扑动（简称房扑）是心房肌连续不断地进行快速而规律的除极和复极，心房激动频率达 250～350 次 /min，心电图上表现为形态、方向和振幅完全相同的锯齿状的扑

（2）积极寻找房颤病因/相关危险因素：行 BNP/pro-BNP、甲状腺功能、血糖、电解质、心肌酶谱等检验及超声心动图、冠状动脉 CTA、脑部 CT 或 MRI 等影像学检查以寻找病因及诱因。

（3）评估房颤血栓栓塞风险：目前，用于卒中危险分层的系统有 CHADS2 评分、CHA2DS2VASC 积分等。CHADS2 评分系统（表 8-2）作为一种简便易行的卒中风险分级方法，在临床上广泛使用。CHADS2 评分越高，患者未来发生缺血性卒中的风险就越大。对于没有禁忌证的房颤患者，如果 CHADS2 评分≥2 分，卒中危险等级为中 - 高危，需要长期口服抗凝药治疗；若患者 CHADS2 评分为 1 分，危险等级为中危，可用长期口服抗凝药或阿司匹林，具体选择哪种药物需综合患者的意愿、出血风险、INR 检测条件等方面来选择；如果 CHADS2 评分为 0 分，则危险等级为低危，可口服阿司匹林。房颤患者的血栓栓塞风险是连续的和不断变化的，对于房颤患者应定期评估其血栓栓塞风险。

表 8-2 CHADS2 评分系统

危险因素	积分
充血性心力衰竭/左心室功能障碍（C）	1
高血压（H）	1
年龄≥75 岁（A）	1
糖尿病（D）	1
卒中/TIA/血栓栓塞病史（S）	2
总积分	6

注：TIA，短暂性脑缺血发作

【处理】
（一）生活方式干预及控制危险因素
1. 生活方式　戒烟限酒、运动、清淡饮食、缓解工作压力、注意休息等。

2. 控制危险因素　控制血压、血糖、血脂，积极治疗其他慢性疾病。

（二）药物治疗

1. 心室率控制药物　常使用洋地黄、β- 受体阻断药和非二氢吡啶类钙通道阻断药三类药物。

（1）β- 受体阻断药：主要有美托洛尔、阿替洛尔、卡维地洛等。对支气管哮喘、慢性阻塞性肺疾病、心衰急性加重的患者应用需谨慎。

（2）非二氢吡啶类钙通道阻断药：维拉帕米和地尔硫䓬是最常用的药物。慎用于收缩功能不全的心力衰竭患者。

（3）洋地黄类药物：尤其适用于房颤或房扑伴心衰患者，主要通过增加迷走神经张力减慢房室结传导来减慢心室率。常用制剂为毛花苷 C 和地高辛，应用前应注意排除低血钾。

2. 节律控制药物　国内主要有以下几种。

（1）普罗帕酮：Ic 类药物，通过降低自律性、减慢传导速度而发挥作用，对于新近发生的房颤转复成功率可达90%。国外指南指出，如无器质性心脏病的患者可选择普罗帕酮 450～600mg 顿服（pill-in-the-pocket），但需在监护条件下并能够确保安全的情况下进行。

（2）胺碘酮：Ⅲ 类药物，在转复房颤和预防复发方面最为有效，也是器质性心脏病或心力衰竭患者较好的选择，但不良反应多。

（3）索他洛尔：Ⅲ 类药物，兼具非选择性 β- 受体阻断功能。在快心率时其复极的影响较小，在慢心率时显著延长复极，对房颤的急性转复作用有限。

3. 防治血栓栓塞　房扑和房颤患者血栓栓塞事件尤

其是脑栓塞的预防是最为重要的方面。应在充分评估患者血栓和出血风险的基础上考虑抗栓药物的选择。

（1）华法林：为目前最为有效而常用的房颤抗凝药物。建议用于房颤脑卒中的中高危者，尤其是高危患者。华法林抗凝治疗的效益和安全性取决于抗凝治疗的强度和稳定性。在应用华法林治疗过程中，应定期监测国际标准化比值（INR），并据此调整华法林剂量。临床试验证实抗凝强度为 INR 2.0～3.0 时，可以有效预防脑卒中事件，并不明显增加脑出血的风险。INR 过低则预防血栓形成的作用显著减弱，过高则出血并发症显著增多。

（2）阿司匹林：既往建议用于房颤脑卒中的低危患者。近年来，国外房颤指南中关于阿司匹林的推荐逐渐下降，阿司匹林预防房颤血栓栓塞风险的有效性和临床获益有待评价。

（3）新型口服抗凝药：主要包括 II α 因子抑制剂（达比加群）、X α 因子抑制剂（利伐沙班、阿哌沙班和依度沙班）等，为房颤患者血栓栓塞并发症的预防提供了新的选择。预防卒中和栓塞事件的有效性不劣于或优于华法林。更为重要的是，与华法林相比出血事件发生率显著降低，尤其是颅内出血事件，且不需要频繁监测抗凝强度。

（三）非药物治疗

1. 电复律　用于药物治疗不能迅速控制房颤或房扑的心室率而导致心肌缺血、低血压或心衰；房颤或房扑合并预激伴快速心室率导致血流动力学不稳定者，建议电复律。

2. 介入或手术治疗　对一些特殊患者，可建议转上级医院行相关介入或手术治疗。

（四）诊治流程图

房扑 / 房颤诊治流程见图 8-10。

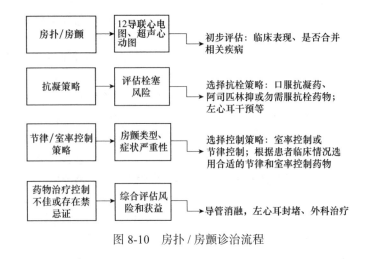

图 8-10　房扑 / 房颤诊治流程

（编委：郝应禄）

（责任编委：马长生）

第六节　室性心动过速和心室颤动

一、室性心动过速

【定义】

室性心动过速（简称室速），是指起源于希氏束分支以下的特殊传导系统或者心室肌的连续 3 个或 3 个以上的异位心搏，频率等于或大于 100 次 /min。

【病因】

室速多见器质性心脏病，也可见于心脏结构无明显异常改变的"正常人"。引起室速的病因和诱因很多，最常见为冠心病，特别是曾有心肌梗死的患者，其次是心肌病、心力衰竭、二尖瓣脱垂、心瓣膜病等，其他病因包括代谢障碍、电解质紊乱、遗传性心律失常综合征如 QT 间期延长（LQT）综合征等。室速发生在无器质性心脏病患者的称为特发性室速。

【室性心动过速分类】

（一）根据临床表现分类

1. 血流动力学稳定性室速　心室率较慢，可无症状或症状轻微，多诉心悸、心跳过重、心动过速等，血压在正常范围，意识清晰。

2. 血流动力学不稳定性室速　心室率较快，发作时，轻者一过性头晕、乏力或黑蒙；重者晕厥与意识丧失，严重者心脏性猝死，尤其在有严重的器质性心脏病或心功能不全患者。

（二）根据心电图分类

1. 非持续性室速　持续时间<30s。

2. 持续性室速　持续时间≥30s 或虽<30s 但伴有明显的血流动力学障碍需行紧急干预者。多为器质性心脏病。

3. 无休止性室速　室速持续时间超过 24h，应用所有抗心律失常药物及电复律均不能有效终止其发作。

4. 单形性室速　同一导联 QRS 波形态均相同。

5. 多形性室速　同一导联 QRS 波形态呈现两种或两种以上。稳定性较差，易蜕变为心室颤动（室颤）。

6. 尖端扭转型室速　见"第三章第一节　心电图"，尖端扭转型室速通常发生在先天性或获得性 LQT 综合征患者。

7. 双向性室速　常和洋地黄中毒相关。见"第三章第一节　心电图"。

8. 束支折返性室速　常见于扩张型心肌病、冠心病患者。大多为左束支传导阻滞图形。

8

【临床特征】

室速取决于心室率、持续时间、基础心脏病变和心功能状况。非持续性室速常无症状。伴有明显血流动力学障碍与心肌缺血的持续性室速可有低血压、少尿、晕厥、气促、心绞痛等。

【诊断与鉴别诊断】

（一）心电图诊断

符合室速心电图特点，见"第三章心电图"。

（二）鉴别诊断

与其他宽QRS波心动过速相鉴别，包括室上性心动过速伴差异传导、经房室旁路前传的逆向型房室折返性心动过速、经房室旁路前传的房性心动过速以及起搏器介导的心动过速等。少数左心室特发性室速的QRS波宽大畸形不明显，须注意鉴别。鉴别诊断时需注意以下几点。

1. 临床资料的采集　包括基础心脏病的病史和特征、心动过速发作时的血流动力学变化如黑蒙或晕厥等、药物或迷走神经刺激能否终止心动过速和有无起搏器植入史等。

2. 仔细阅读患者窦性心律时的心电图特征　窦性心律下心电图是否有预激波表现，是否出现束支传导阻滞现象，是否有异常Q波，以及窦律时的心电图是否记录到与宽QRS波心动过速形态相同的室性期前收缩等。

3. 仔细分析宽QRS波心动过速发作时的心电图特征　宽QRS波心动过速的鉴别诊断采用Brugada四步诊断法，见图8-11。

4. 心腔内电生理检查　如上述鉴别诊断方法仍不明确，可考虑行心内电生理检查以确定诊断。

（三）其他辅助诊断

1. 心脏超声　提示患者是否存在心瓣膜病和心肌肥

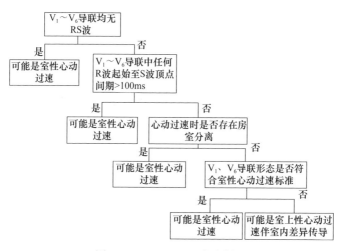

图 8-11 Brugada 四步诊断法

厚，准确测定心腔大小，了解心功能状态。

2. 影像学检查 心脏磁共振成像（MRI）检查能较明确识别心脏脂肪组织和纤维化的瘢痕组织，对有些心脏疾患如致心律失常性右心室心肌病等有重要诊断价值。

3. 冠状动脉 CT 和冠状动脉造影 了解冠状动脉有无病变及其程度，这对于室速的病因诊断与鉴别诊断以及治疗有重要价值。

（四）心电生理检查

对于体表心电图不能明确诊断的室速，心腔内电生理检查是极其重要的诊断方法。可以明确室速的发生机制，有助于指导制订导管射频消融治疗方案。

【处理】

（一）室速治疗原则

血流动力学稳定者，静脉给药以终止室速。血流动力学不稳定者，首选电复律以尽快终止室速。无休止性室速对抗心律失常药物和电复律治疗均无效，急诊行导管射频消融治疗可能是唯一的治疗措施。

（二）急症处理

1. 药物治疗

（1）器质性心脏病室速：血流动力学稳定者首选药物治疗。冠心病、心力衰竭及心肌病等室速首选胺碘酮，也可应用利多卡因。

胺碘酮的静脉使用方法：静脉负荷剂量＋静脉维持。首剂负荷量：首先给予100～150mg，溶液稀释后缓慢（约10min）注入，必要时可在10～15min后重复给予100～150mg。静脉维持：1～2mg/min，维持6h，随后以0.5～1.0mg/min维持18h，第一个24h内总量一般为1200mg，最高不超过2000mg/d。

普罗帕酮可应用于先天性心脏病室速等，对于冠心病和心力衰竭室速不建议使用。

（2）特发性室速：应根据室速的心电图确定其起源部位，右束支传导阻滞伴电轴左偏，可能对维拉帕米敏感，电轴不偏或右偏伴左束支传导阻滞图形，可选用β-受体阻断药或非二氢吡啶类钙通道阻断药，如无效则可考虑普罗帕酮，必要时选择胺碘酮治疗。

（3）尖端扭转型室速：这类室速应努力寻找和去除导致QT间期延长的病因，停用或可能诱发的药物。治疗上首选静脉注射镁盐。对心动过缓和明显长间歇依赖者可考虑心房或者心室临时起搏治疗，也可短时使用提高心率的药物，如阿托品、异丙肾上腺素以等待临时起搏安置。先天性长QT间期综合征治疗应选用β-受体阻断药，对于基础心室率明显缓慢者，可考虑起搏联合β-受体阻断药治疗。

2. 非药物治疗

（1）电复律：血流动力学不稳定或为无脉搏室速，应尽早行电复律，双向200J，单向360J，单次复律不成功者可重复多次；如患者血流动力学虽有改变，但心电监护显示室速波形振幅较大，尚未发展至心室颤动，可行同步电复律治疗。先从50J开始，如无效可考虑逐渐递增至100～200J。对于复律失败者可尝试给予抗心律失常药物后再行复律。

（2）心肺复苏：对于无脉搏室速，应立即启动基础心肺复苏，在电复律或电除颤的同时给予胸外按压、开放气道和给氧等其他心肺复苏治疗。

（三）预防室速复发

抗心律失常药物和电复律可终止室速发作，但并不能根治室速。因此，室速发作终止后必须给予有效的抗心律失常药物维持治疗，以预防室速复发。但长期应用抗心律失常药物可能会带来不良反应，应严密观察。导管消融可能是目前唯一的根治性治疗措施，尤其是对于特发性室速患者。特发性室速的消融成功率高，器质性心脏病室速的成功率较低，消融后复发率也较高。此外，病因与诱因治疗，如改善心肌供血、纠正低血钾、积极治疗心衰等也十分重要。

二、心室颤动

【定义】

心室颤动（简称室颤）是恶性室性心律失常，室颤时心室快速、不规则和不同步的收缩，可造成心室机械收缩消失，失去泵血功能，从而导致严重的血流动力学障碍和组织低灌注。

【病因】

室颤常见于缺血性心脏病，尤其是在急性心肌梗死期间。遗传性心律失常综合征如 Brugada 综合征和早期复极综合征患者易发生室颤。抗心律失常药物，特别是引起 QT 间期延长的 Ⅲ 类抗心律失常药物有致室颤的风险。严重缺氧、缺血、预激综合征合并快室率心房颤动经旁路前传及电击伤等亦可引起。

【临床表现】

室颤时患者意识丧失、抽搐、浅快呼吸，继而迅速转为呼吸停止、低血压甚至休克，大血管搏动不能扪及，心音消失，如果救治不及时，最终导致患者死亡。

【诊断】

1. 诊断原则　①在不影响抢救的前提下确立诊断。②心电图、动态心电图或心电监测是诊断室颤的最重要依据。③不能过于依赖心电图诊断，对于心脏骤停的患者应优先考虑室颤。

2. 心电图特征　见"第三章第一节　心电图"。

【处理】

1. 急症处理　一旦确诊，即行体外电击复律。若无体外除颤仪，应立即行心肺复苏抢救。心肺复苏的同时应给氧及行心电监护。

（1）直流电除颤：非同步除颤，单相波 360J，双相波 200J。一次不成功者可连续电复律治疗。除颤间隙持续心肺复苏。

（2）抗心律失常药物的应用：多次电击不成功者，可静脉给予抗心律失常药物提高除颤成功率，胺碘酮的疗效可能优于利多卡因，尤其是对严重心肌缺血或急性心肌梗死患者。对于 LQT 综合征患者，应选用 β- 受体阻断药治疗。

2. 预防室颤复发

（1）病因治疗：根据不同的病因进行相关原发病的治疗，如血运重建治疗，改善心功能的治疗，纠正电解质平衡等。

（2）转复后的抗心律失常药物的选用：应根据不同的病因决定，如冠心病和心功能不全者应选用 β- 受体阻断药和胺碘酮，LQT 综合征和儿茶酚胺敏感性多形性室速（CPVT）患者选用 β- 受体阻断药，Brugada 综合征选用奎尼丁，心房颤动伴经旁道前传者可选用 Ic 类抗心律失常药物（如普罗帕酮）治疗。

（3）心内转复除颤器（ICD）：不可逆性原因引起的室颤是 ICD 治疗的强适应证。

（4）导管消融：对于由室性期前收缩猝发的室颤，尤其是频繁发作的室颤风暴，可应用导管消融治疗。目前仅处于探索阶段。

8

（编委：李德才）

（责任编委：曹克将）

第九章 心肌与心包疾病

第一节 心 肌 炎

【定义】

心肌炎是指心肌局限或弥漫性炎症性疾病。

【病因】

感染、过敏、变态反应、物理、化学、药物等因素所致，其中以病毒感染多见。发病机制主要是病毒的直接损伤、细胞凋亡和免疫反应，遗传易感性亦有关联。本节专述病毒感染所致心肌炎。

【临床表现】

1. 症状　取决于病变的广泛程度与部位。轻症可完全无症状，多数患者发病前1~3周有病毒感染前驱症状，如发热、咽痛、倦怠、胃肠炎等表现，随后出现心悸、气短、面色苍白、胸痛、胸闷、多汗等。临床诊断大部分以心律失常为主诉或首发症状，少数可发生晕厥、心力衰竭、心源性休克、阿-斯综合征，甚至猝死。

2. 体征

（1）心脏增大：轻者轻度增大，重者明显扩大。

（2）心率改变：与体温不相称的心动过速，少数心动过缓。

（3）心音改变：心音低钝及奔马律、心音分裂。

（4）心脏杂音：多为心尖部收缩期杂音，随病情好转心脏杂音消失。

（5）心律失常：各种心律失常都可出现。

（6）心力衰竭：重症心肌炎可出现急性心力衰竭，甚至心源性休克。

3. 辅助检查

（1）血液检查：白细胞计数可升高、正常或降低，急性期红细胞沉降率可增快，C反应蛋白可增高，心肌肌酸激酶同工酶（CK-MB）增高和肌钙蛋白阳性。

（2）心电图：常见ST-T改变，包括ST段轻度移位和T波倒置，少数重症患者ST段抬高或出现异常Q波。可见各型心律失常，以室性心律失常和房室传导阻滞最为多见。

（3）X线检查：弥漫性心肌炎时心影增大，有心包积液时呈烧瓶样改变。

（4）超声心动图：可正常，重者心房、心室扩大，以左心室扩大为主，提示左心功能障碍。

（5）心脏磁共振成像：心肌间质水肿表现为T_2WI的局灶性高信号。

（6）病毒学检查：急性期心内膜、心肌、心包及穿刺液中检测出病毒、基因片段或蛋白抗原。病毒抗体阳性、特异性IgM增高。

【诊断与鉴别诊断】

1. 诊断标准　在病毒感染3周内出现心脏表现、心律失常体征及异常心电图、心肌损伤指标三项中的任意两项，排除其他原因的心肌疾病后临床诊断为病毒性心肌炎。心脏病毒检验及心内膜活检（EMB）为有创操作，一般不做。病毒抗体、特异性IgM检验对病因有提示作用，不能作为诊断依据。

2. 鉴别诊断

（1）风湿性心肌炎：除心脏体征外有反复呼吸道感染

史，链球菌感染证据，风湿活动症候。

（2）中毒性心肌炎：有严重感染史及原发病症状和体征、药物中毒史等，去除病因后心肌中毒症状和体征可缓解。

（3）甲状腺功能亢进症：可有心悸症状、心律失常体征。甲状腺肿大、甲状腺功能异常、高代谢症状、抗甲状腺药物治疗有效。

（4）冠心病：有冠心病易患因素、典型心绞痛、典型心电图改变、冠状动脉造影异常。

（5）川崎病：儿童需与川崎病鉴别，可累及心脏，但有持续发热及皮肤、黏膜、淋巴结病变。

【重症心肌炎识别】

起病急，发展迅速，预后凶险，若能得到及时诊治可改善预后。

1. 急性心力衰竭　烦躁不安、呼吸困难、心率增快、奔马律、水肿、肝迅速增大。

2. 心源性休克　面色苍白、皮肤湿冷、末梢发绀、脉搏细弱、血压下降、少尿。

3. 阿-斯综合征　面色苍白、意识突然丧失、晕厥、抽搐。

4. 心外症状　相当一部分首发症状为心外症状，如恶心、呕吐、腹痛等消化道表现和晕厥、头痛等神经系统表现。

【处理】

1. 一般治疗　休息非常重要。病重者吸氧、心电监护、记录出入量，烦躁时镇静、控制静脉入液量和速度、告病危。

2. 营养心肌　维生素C、磷酸肌酸钠、果糖二磷酸钠、辅酶Q_{10}等。

3. **控制心力衰竭**　利尿药、血管扩张剂、ACEI，应注意补钾。有心源性休克时静脉注射大剂量维生素 C，补液、纠正酸中毒。必要时使用升压药维持血压。

4. **控制心律失常**　快速心律失常首选 β-受体阻断药、胺碘酮。严重窦性心动过缓和高度房室传导阻滞者应及时给予糖皮质激素，静脉给予异丙肾上腺素、阿托品、大剂量维生素 C，必要时安装临时或永久心脏起搏器。

5. **免疫抑制**　难治性心肌炎可选用丙种球蛋白。重症心肌炎（三度房室传导阻滞、难治性心衰、心源性休克）给予糖皮质激素。

6. **抗病毒治疗**　利巴韦林、更昔洛韦、干扰素等。

经积极治疗多数预后良好，少部分患者可演变为扩张型心肌病。基层医院若发现患者合并以下情况应考虑及时转诊：伴有严重的血流动力学紊乱或严重心律失常、ST段和 T 波显著异常甚至出现病理性 Q 波、心肌标志物持续升高、超声心动图发现心脏扩大和室壁运动异常等。

（编委：顾成圻）

（责任编委：李凌）

第二节　心　肌　病

心肌病是由不同病因（遗传性病因较多见）引起的心肌病变导致心肌机械和（或）电功能障碍，常表现为心室肥厚或扩张。该病可局限于心脏本身，也可为系统性疾病的部分表现，最终可导致心脏性死亡或进行性心力衰竭。根据WHO 的分类标准，目前心肌病的分类具体如下：原发性心肌病，包括扩张型心肌病、肥厚型心肌病、限制型心肌病、致心律失常右心室心肌病。继发性心肌病,包括高血压性心肌病、缺血性心肌病、先天性心脏病导致的心肌病变等。

原发性心肌病

原发性心肌病的比较见表9-1。

表9-1　原发性心肌病的特点比较

特点	心肌病		
	扩张型	肥厚型	限制型
心腔大小	扩大	缩小	正常
室壁厚度	正常	明显增厚	正常
收缩功能	严重低下	明显增强	正常或低下
舒张功能	不正常	不正常	不正常
流出道梗阻	无	有	无

一、扩张型心肌病

【定义】

扩张型心肌病(DCM)是以左心室或双心室扩大伴收缩功能障碍为特征的心肌病。临床表现为心脏扩大、心力衰竭、心律失常、血栓栓塞及猝死。病死率较高,男多于女(2.5∶1),发病率为(5~10)/10万。

【病因】

病因不明,可能有以下原因。

1. 感染　病毒或细菌感染,以病毒感染最常见。

2. 炎症　肉芽肿性心肌炎、多肌炎和皮肌炎可伴发心肌炎。

3. 中毒、内分泌和代谢异常　化疗药物,某些维生素和微量元素缺乏,内分泌疾病。

4. 遗传　20%~50%有基因突变或家族遗传背景,

主要表现为常染色体显性遗传。

5. 其他　妊娠、酗酒、代谢异常。

【建立诊断】

有心力衰竭的临床表现，胸部 X 线见心胸比例扩大，肺淤血，超声心动图（UCG）有心腔扩大、室壁运动普遍减弱及心脏收缩功能降低，考虑 DCM。

【鉴别诊断】

引起心脏扩大、收缩功能减低的其他继发原因，包括心脏瓣膜病、高血压性心脏病、冠心病、先天性心脏病等。可通过病史、查体及 UCG、心肌核素显像、心脏磁共振（CMR）、冠状动脉 CT 成像（CTA）、冠状动脉造影（CAG）等检查鉴别。

【确定诊断】

具备以下条件可确诊：①左心功能不全，甚至全心衰竭的临床表现；②心脏典型 UCG 改变；③排除其他疾病引起的心肌损害。

【超声心动图】

早期左心室轻度扩大，后期各心腔均扩大，左心室为主。室壁运动普遍减弱，心肌收缩功能下降，射血分数（EF）显著降低。

【心电图】

无特异性，可有肢导联低电压、胸前导联 R 波递增不良及左胸导联 R 波明显升高。也可出现各种心律失常。

【处理】

1. 病因及诱因治疗　积极寻找病因或诱因给予相应治疗，如控制感染、限酒或戒酒、治疗内分泌或自身免疫性疾病，纠正电解质紊乱，改善营养失衡等。

2. 针对心力衰竭的药物治疗　详见"第六章第三节慢性心力衰竭"。

（1）改善患者预后：① ACEI 或 ARB；② β- 受体阻断药；③盐皮质激素受体拮抗剂（MRA）；④伊伐布雷定：不能耐受 β- 受体阻断药，心率≥70 次 /min 的窦性心律患者。

（2）改善患者症状：①水钠潴留者应用利尿药；②洋地黄：经上述处理仍有心衰症状，或不能耐受 β- 受体阻断药，尤其是伴快速心室率的房颤患者。

3. 针对心力衰竭的非药物治疗　①心脏再同步化治疗（CRT）；②超滤；③左心室辅助装置；④左心室成形术及心脏移植等。

4. 抗凝治疗　有房颤或已经有附壁血栓或有血栓栓塞病史患者应长期华法林等抗凝治疗。

5. 心律失常和心脏性猝死的防治　参考"第八章心律失常"相关章节。置入 ICD 可预防心脏性猝死。

【特殊类型心肌病】

1. 致心律失常右心室心肌病（ARVC，也称 ARVD）是一种遗传性心肌病，右心室心肌被脂肪及纤维组织代替，左心室可受累。青少年猝死的首要病因，临床以室性心动过速、右心室扩大和右心衰为特点。心电图 V_1 导联见 Epsilon 波。

2. 心肌致密化不全　属于遗传性心肌病。临床表现左心衰和心脏扩大。UCG 显示左心室疏松层与致密层之比大于 2；CMR 也有助诊断。处理应针对心力衰竭。

3. 心脏气球样变（又称"伤心综合征"或"应激性心肌病"）　与情绪急剧激动或精神刺激等有关。临床表现突发胸骨后疼痛伴心电图 ST 段抬高或 T 波倒置，冠状动脉造影未见狭窄，心室造影或 UCG 显示心室中部和心尖部膨出。临床过程呈一过性，支持和安慰是主要治疗，β-

受体阻断药可减少心脏破裂。

二、肥厚型心肌病

【定义】

肥厚型心肌病（HCM）是一种遗传性心肌病，以心室壁非对称性肥厚为解剖特点，是青少年运动猝死的最主要原因之一。根据左心室流出道有无梗阻又可分为梗阻性和非梗阻性 HCM。本病预后差异很大，少数进展为终末期心衰，不少患者症状轻微，预期寿命可以接近常人。

【病因】

HCM 为常染色体显性遗传，目前已发现至少 18 个疾病基因和 500 种以上变异，其中最常见的基因突变为 β- 肌球蛋白重链及肌球蛋白结合蛋白 C 的编码基因。

【建立诊断】

有劳力性呼吸困难和乏力，心悸，劳力性胸痛，可伴有晕厥。心脏轻度增大，可闻及 S_4，流出道梗阻者胸骨左缘第 3～4 肋间粗糙喷射性收缩期杂音，心尖部也可闻及收缩期杂音。增加心肌收缩力或减轻心脏后负荷的措施可使杂音增强；相反减弱心肌收缩力或增加心脏后负荷的因素使杂音减弱。

【鉴别诊断】

需要与左心室负荷增加引起的心室肥厚，包括高血压心脏病、先天性心脏病及主动脉瓣狭窄、运动员心脏肥厚等鉴别。此外还需要除外淀粉样变、糖原贮积症等。

【确定诊断】

超声心动图示舒张期室间隔厚度达 15mm 以上或与后壁厚度之比≥1.3。近年来 CMR 越来越多用于诊断。阳性家族史及基因检查有助于明确遗传学异常。

【超声心动图】

超声心动图是临床最主要的诊断手段。心室壁不对称肥厚而无心室腔增大为其特征。舒张期室间隔厚度达15mm以上或与后壁厚度之比≥1.3。伴有二尖瓣前叶在收缩期前移（systolic anterior motion，SAM）征。部分患者心肌肥厚限于心尖部。

【处理】

1. 药物治疗　是治疗HCM的基础。

（1）减轻左心室流出道梗阻：β-受体阻断药及非二氢吡啶类钙通道阻断药是梗阻性HCM的一线治疗用药，可改善心室松弛，增加心室舒张期充盈时间，减少室性及室上性心动过速。但不主张二者合用。

（2）针对心力衰竭及心律失常治疗。

2. 非药物治疗

（1）手术治疗：药物治疗无效，心功能Ⅲ～Ⅳ级，存在严重梗阻，考虑行室间隔切除术。

（2）乙醇室间隔消融术：对药物无效、严重梗阻、年龄过大、手术耐受差或不愿手术以及并发症多的患者，可以经冠状动脉间隔支注入无水乙醇造成该供血区域室间隔坏死，此法可减轻部分患者梗阻及二尖瓣反流，改善症状。

（3）心脏起搏治疗：对药物疗效差又适合手术或介入治疗者可考虑双腔起搏治疗。

（4）猝死的风险评估及ICD预防：HCM是青年和运动员心脏性猝死最常见的病因。ICD能有效预防猝死的发生。

三、限制型心肌病

【定义】

限制型心肌病（RCM）是以单或双心室充盈受限，舒张容积缩小为特征，收缩功能及室壁厚度正常或接近正常，而产生临床右心衰竭症状为特征的一类心肌病。可单独出现，也可与其他疾病同时存在。

【病因】

RCM 属于混合性心肌病，约一半为特发性，另一半为病因清楚的特殊类型，如淀粉样变。

【建立诊断】

活动耐力下降、乏力、呼吸困难，逐渐出现肝大、腹腔积液、全身水肿；查体可见颈静脉怒张，听诊闻及奔马律，肝大，移动性浊音阳性，下肢可呈压凹性水肿。

【鉴别诊断】

应除外缩窄性心包炎。缩窄性心包炎既往有活动性心包炎或心包积液病史。查体可有奇脉、心包叩击音；胸部 X 线或 CT 可见心包钙化；UCG 见心包增厚和室间隔抖动征。

【确定诊断】

临床出现全心衰竭，以右心衰竭为重，UCG 心房明显扩张，室壁增厚。除外缩窄性心包炎等其他疾病可诊断。

【超声心动图】

患者心房明显扩张，早期左心室不扩张，收缩功能多正常，室壁不增厚或仅轻度增厚；后期出现左心室收缩功能受损和心室腔扩大。

【处理】

原发性 RCM 无特异治疗手段，其所引起的心力衰竭常常为难治性心衰。继发性 RCM，部分有针对病因的治疗。

（编委：胡厚祥）

（责任编委：马依彤）

继发性心肌病

【定义】

继发性心肌病亦称特异性心肌病，指由明确的心脏疾病原因引起的，或非心脏疾病引起但病因明确的全身各系统疾病所导致的心肌病变。其以心脏扩大和不同程度的心力衰竭为主要临床特点，常伴有心内膜和（或）心包的病变。

【常见的继发性心肌病】

1. 缺血性心肌病　因冠状动脉粥样硬化病变导致冠状动脉狭窄和闭塞，引起心肌缺血和心肌坏死的心绞痛和心肌梗死。粥样硬化性冠心病通常分为急性冠状动脉综合征（ACS）以及慢性冠状动脉病变，而冠状动脉粥样硬化是最主要的原因。

2. 瓣膜性心肌病　表现为与瓣膜损伤导致的异常负荷状态不符的心室功能障碍。

3. 高血压性心肌病　因体循环高血压所导致，常表现为左心室肥大或伴扩张，以限制性心力衰竭为主要特点。

4. 感染/免疫性心肌病　为心肌炎性相关伴心功能不全的心肌疾病。病毒性心肌炎最终转化为扩张型心肌病，最常见的病原体有柯萨奇病毒、流感病毒、腺病毒、巨细胞病毒、人类免疫缺陷病毒等，以及细菌、真菌、立克次体和寄生虫（例如 Chagas 病由克氏锥虫感染引起）等。

5. 中毒性心肌病　长时间暴露于有毒环境，如酒精性、化疗药物、放射性、微量元素缺乏所致心肌病等。

6. 围生期心肌病　于妊娠最后1个月或产后5个月内发生心脏扩大和心力衰竭，原因不明，可能与感染和自身免疫相关，表现为继发于左心室收缩功能障碍的心力衰竭，临床症状类似于扩张型心肌病。

7. 部分遗传性疾病伴发扩张型心肌病　见于多种神经肌肉疾病，如 Duchenne 肌肉萎缩症、Backer 征等均可累及心脏，出现扩张型心肌病临床表现。

8. 自身免疫性心肌病　如系统性红斑狼疮、胶原血管病等。

9. 代谢、内分泌性和营养性心肌病　如嗜铬细胞瘤、甲状腺疾病、卡尼汀代谢紊乱、硒缺乏、淀粉样变性、糖原累积症等，其累及心脏尤其心肌的损伤，导致心脏扩大和心力衰竭。

10. 心律失常性心肌病（AIC）　由心律失常引起心脏扩大、心功能不全，甚至血栓栓塞、心脏性猝死等临床表现的心肌疾病。

【建立诊断】

本节重点讨论非心脏疾病引起的病因明确的全身性疾病所导致的心肌病。

1. 感染/免疫性心肌病　由多种病原体感染，如病毒、细菌、立克次体、真菌、寄生虫等引起心肌炎而转变为扩张型心肌病。诊断依据：①符合扩张型心肌病的诊断标准；②有心肌炎病史或心肌活检证实存在炎症浸润、检测到病毒 RNA 的持续表达、血清免疫标志物抗心肌抗体等。

2. 酒精性心肌病　诊断依据：①符合扩张型心肌病的诊断标准；②长期过量饮酒（WHO 标准：男性＞80g/d，女性＞40g/d，饮酒 5 年以上）；③既往无其他心脏病病史；④早期发现戒酒 6 个月后扩张型心肌病临床状态得到缓解。饮酒是导致心功能损害的独立原因，建议戒酒 6 个月后再作临床状态评价。

3. **围生期心肌病** 诊断依据：①符合扩张型心肌病的诊断标准；②妊娠最后1个月或产后5个月内发病。

4. **心律失常性心肌病** 诊断依据：①心律失常发生前心脏大小和功能正常；②心律失常负荷≥10%；③心律失常发生后，进行性心脏增大和心功能恶化；④心律失常终止或合适治疗后，心脏大小和功能显著改善或完全恢复正常，但晚期AIC患者可无明显改善；⑤不纯型AIC患者，心律失常发生后，心脏大小和功能明显恶化，心律失常终止或合适治疗后，心脏大小和功能可恢复至原基础水平；⑥排除其他原发性和继发性心肌病。

【鉴别诊断】

本病主要需与原发性心肌病即扩张型心肌病、肥厚型心肌病、限制型心肌病鉴别。

【确定诊断】

发现有足以引起心肌病变的系统性疾病的存在，针对病因治疗后心肌病变恢复可确诊。

【处理】

1. **病因治疗** 积极寻找病因，排除任何引起心肌疾病的可能病因并给予积极的治疗。如控制高血压、糖尿病等；药物、介入及手术治疗改善冠心病心肌缺血；心瓣膜病以及先天畸形的介入或换瓣、纠治手术等，均应在出现临床心衰症状前进行；酒精性心肌病应长期持续性戒酒，甲状腺功能亢进性心肌病应控制甲亢，围生期心肌病应采取避孕或绝育措施预防复发等。

2. **针对心力衰竭的药物对症治疗及非药物治疗** 同扩张型心肌病。

3. **栓塞的预防** 房颤患者如没有禁忌证可口服阿司匹林75～100mg/d，预防附壁血栓形成。对于心腔内已有附壁血栓形成和发生血栓栓塞的患者必须长期抗凝治疗，口服华法林，调节剂量使 INR 保持在 2.0～2.5。

4. 猝死的预防 室性心律失常和猝死是心肌病常见症状和转归，预防猝死主要是控制诱发室性心律失常的可逆性因素：①纠正心力衰竭，降低室壁张力；②纠正低钾、低镁；③改善神经和激素功能紊乱，选用 ACEI 和 β-受体阻断药；④避免药物因素，如洋地黄、利尿药的不良反应；⑤胺碘酮（200mg/d）有效控制心律失常，对预防猝死有一定作用。

【处理流程】

继发性心肌病的处理流程见图 9-1。

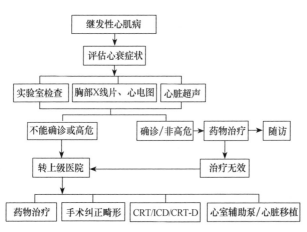

图 9-1 继发性心肌病的处理流程

注：CRT，心脏再同步化治疗；ICD，心脏转复除颤器；CRT-D，心脏再同步化并心脏转复除颤器

（编委：柳永华）

（责任编委：光雪峰）

第三节　心包积液和心脏压塞

【定义】

心包疾病或其他疾病累及心包造成心包渗出和心包积液，当积液快速增加或积液量超过一定量时，可造成心脏回心血量及心排血量明显下降，血流动力学受损而产生临床症状，即心脏压塞。

【病因】

急性心包积液及心脏压塞的原因主要有：急性心肌梗死伴室壁破裂、主动脉夹层破入心包腔、心脏手术后、胸部外伤、穿刺伤、急性心包炎等。

慢性心包积液及心脏压塞的原因主要有：结缔组织病、病毒、甲状腺功能低下、细菌及结核性心包炎、恶性肿瘤、尿毒症、乳糜性积液等。

【临床表现】

1. 症状　最常见的症状是呼吸困难，呼吸浅而快、严重者呈端坐呼吸，身体前倾、面色苍白，可有发绀。可伴有干咳、声音嘶哑及吞咽困难（局部压迫所致）。最初可出现胸痛，位于心前区，与呼吸运动有关，可伴放射痛。还可出现上腹部疼痛，重者可出现休克表现。

2. 体征　脉搏增快，心包积液量大时，脉搏可减弱，出现奇脉。血压通常偏低，大量心包积液可使收缩压降低，而舒张压变化不大，故脉压变小。大量心包积液影响静脉回流，出现体循环淤血表现，如颈静脉怒张、肝大、肝颈静脉回流征。心尖搏动减弱，通常无法触及。心音低而遥远。心脏压塞的临床特征为 Beck 三联征：低血压、心音低弱、颈静脉怒张。

【辅助检查】

1. 心电图　心动过速，常有 QRS 波低电压，大量积液者可见电交替。

2. 超声心动图　超声心动图是最有效的诊断手段，简单易行、迅速可靠。可提供心包积液的位置和深度，引导心包穿刺引流。

3. X 线检查　心影向两侧增大呈烧瓶状，心脏搏动明显减弱或消失。特点是肺野清晰而心影显著增大。

【诊断与鉴别诊断】

根据患者呼吸困难症状，结合颈静脉怒张、奇脉、心浊音界扩大、心音遥远等典型体征，应考虑此诊断，超声心动图见心包积液可确诊。心包积液病因诊断可根据临床表现、实验室检查、心包穿刺液检查以及是否存在其他疾病进一步明确。

主要与心力衰竭鉴别。根据心脏原有的基础疾病，结合肺部湿啰音、心音、心脏杂音等进行判断，超声心动图有助于明确诊断。

【处理】

1. 心包穿刺引流　是解除心脏压塞最简单有效的手段，详见"第三章第十节"。对所有血流动力学不稳定的急性心脏压塞都应立即行心包穿刺引流或外科手术引流。

2. 扩容　对伴发休克者可扩容治疗。

3. 原发病治疗　对于血流动力学稳定的心包积液患者，应设法明确病因，针对原发病治疗，必要时心包穿刺引流送检。

（编委：于海初）

（责任编委：江洪）

第四节　慢性缩窄性心包炎

【定义】

缩窄性心包炎是由于心脏被致密厚实的纤维化心包所包围，使心脏舒张期充盈受限而产生的循环功能障碍的临床表现。缩窄性心包炎可以继发于急性心包炎。通常，1年内发生缩窄者被称为急性缩窄，1年以上发生缩窄者为慢性缩窄。

【病因】

病因以结核性占首位，其次为化脓性、创伤性，此外与外科手术、自身免疫（结缔组织）疾病、结节病、心包肿瘤，特发性、放射性心包炎和心脏直视手术引起等有关。也有部分患者病因不明。

【诊断】

患者有腹腔积液、肝大、颈静脉怒张及Kussmaul征、静脉压显著增高等体循环淤血体征，而无显著心脏扩大或瓣膜杂音时应考虑缩窄性心包炎。结合相关的辅助检查如超声心动图、CT、MRI可以确诊。

【鉴别诊断】

1. 肝硬化　常有病毒性肝炎、长期饮酒等相关病史；有蜘蛛痣、肝掌、腹腔积液、胸腔积液等门静脉高压症，B型超声、上腹部CT有助于鉴别。

2. 结核性腹膜炎　发热与盗汗最为常见，热型以低热和中等热居多，不同程度的腹痛，多为持续性隐痛或钝痛，疼痛多位于脐周、下腹，有时在全腹部，腹壁柔韧感，伴小量或中等量腹腔积液。腹腔积液检查可以鉴别。

3. 限制型心肌病　必要时需通过心内膜心肌活检来诊断。

【处理】

通常在心包感染被控制、结核活动已静止即应及早行心包剥离术或心包切除术，并在术后继续用药1年。以避免发展到心源性恶病质、严重肝功能不全、心肌萎缩等。手术前应卧床休息、低盐饮食；酌情给予利尿药；有贫血或血清蛋白降低者，应给予支持疗法，改善一般情况；有活动性结核病者，应积极进行抗结核治疗；对病程较长、心功能减退较明显者，术前或术后可给予强心药，以避免发生心衰；单有心包钙化而无静脉压增高者不需要特殊治疗。心肌对强心药反应差或肝、肾功能很差者，不宜手术，对不能手术治疗者，主要是利尿和支持治疗，必要时抽除胸、腹腔积液。

（编委：范忠才）

（责任编委：王乐民）

9

第十章 肺血管疾病

第一节 概　述

肺血管疾病是指原发性或继发性肺血管功能与结构改变的一组疾病或病变的总称，是现在社会严重威胁人类健康、引起死亡的主要疾病。既往肺血管疾病的漏诊率和误诊率高，发病率被严重低估。近年来随着对肺血管疾病认识的不断深入，如何早期识别、降低肺血管疾病的病死率成为心肺专科医生关注的焦点。欧美心脏病学会及中华医学会心血管疾病学分会等学术机构制定了肺高压及肺栓塞的诊断与治疗指南及中国专家共识，旨在提高临床医生对肺血管疾病的认知程度、规范诊疗行为，对提高我国肺血管疾病的诊治水平具有重要意义。

【专用术语与定义】

肺栓塞（pulmonary embolism，PE）：是由内源性或外源性栓子堵塞肺动脉引起肺循环障碍的临床综合征。

肺血栓栓塞症（pulmonary thromboembolism，PTE）：是指来自静脉系统或右心的血栓阻塞肺动脉或其分支所致疾病，以肺循环和呼吸功能障碍为主要临床表现和病理生理特征。

肺梗死（pulmonary infarction，PI）：肺栓塞基础上进一步发生肺组织坏死。

深静脉血栓形成（deep vein thrombosis，DVT）：是引起PTE的主要血栓来源，DVT多发于下肢或盆腔深静脉，血栓脱落后随血流进入肺动脉及其分支。

静脉血栓栓塞症（venous thromboembolism，VTE）：

PTE 和 DVT 两者是同一疾病中的两个不同阶段，统称 VTE。

肺高压（pulmonary hypertension，PH）：指肺内循环系统发生高血压，包括肺动脉高压、肺静脉高压和混合型肺高压。

肺动脉高压（pulmonary arterial hypertension，PAH）：已知或未知原因引起的肺动脉压异常升高，经右心导管检查静息状态下平均肺动脉压力≥25mmHg。

特发性肺动脉高压（idiopathic pulmonary arterial hypertension，IPAH）：原因不明的肺动脉高压，过去称为原发性肺动脉高压。

【肺循环系统解剖特点】

肺循环是指从肺动脉到肺静脉的整个管道系统，包括肺动脉、肺静脉和两者之间的微循环血管。与体循环不同，肺循环有高容量、低压力、低阻力的特点，以确保正常的气体交换。

【病因】

肺血管本身病变、肺实质病变、心脏疾病或全身性疾病均可引起肺循环结构和（或）功能的改变。

【临床表现】

肺血管疾病因病因不同而临床表现多样，轻者可无任何症状，重者可出现显著的呼吸困难、胸痛，甚至猝死。影响肺血管疾病临床表现的主要因素包括起病缓急、受累肺血管部位、范围以及肺循环系统受影响程度。

【临床分类】

1. 急性肺栓塞的临床分类

（1）大面积肺栓塞：急性肺栓塞伴有持续性低血压（收缩压＜90mmHg 持续 15min 以上），并排除心律失常、低血容量、败血症、左心室功能不全、心动过缓等。

（2）次大面积肺栓塞：急性肺栓塞不伴有低血压（收缩压≥90mmHg），而合并右心室功能障碍或心肌损伤。

（3）低危肺栓塞：排除大面积、次大面积肺栓塞，无临床预后不良指标的肺栓塞。

2. 肺高压的临床分类

（1）肺动脉高压：①特发性PAH；②遗传性PAH；③药物和毒物诱导；④相关因素所致：结缔组织病、HIV感染、门静脉高压、先天性心脏病、血吸虫病；⑤新生儿持续性PH。

（2）左心疾病相关性PH：①左心室收缩功能障碍；②左心室舒张功能障碍；③心脏瓣膜疾病；④先天性/获得性左心流入/流出道梗阻和先天性心肌病；⑤先天性/获得性肺静脉狭窄。

（3）与呼吸系统疾病或缺氧相关的PH：①慢性阻塞性肺疾病；②间质性肺疾病；③其他限制性与阻塞性通气功能障碍并存的肺部疾病；④睡眠呼吸障碍；⑤肺泡低通气综合征；⑥慢性高原病；⑦进展性肺疾病。

（4）慢性血栓栓塞性肺高压（CTEPH）和其他肺动脉闭塞。

（5）不明原因或多种因素所致PH：①血液系统疾病：溶血性贫血、骨髓增生性疾病、脾切除；②全身性疾病：类肉瘤样病、肺朗罕细胞瘤、组织细胞增多症、淋巴管肌瘤病、多发性神经纤维瘤、血管炎；③代谢性疾病：糖原累积病、戈谢病、甲状腺疾病；④其他：肿瘤性阻塞、纤维性纵隔炎、长期透析的慢性肾衰竭。

【辅助检查】

1. 6min步行距离试验（6-MWD）　对诊断为肺动脉高压患者基础状态的心肺功能、药物治疗效果和预后的估

价有很大的价值，6-MWD≥440 米提示预后较好，<165
米预示死亡风险较高。

2. 心电图　心电图对肺血管疾病的敏感性、特异性
较低，主要表现为右心负荷过重征象。

3. 胸部 X 线检查　胸部 X 线片可提供初步诊断线
索，但缺乏诊断特异性。怀疑肺血管疾病的患者拍摄胸部
X 线片的主要目的是评价肺血管改变，以此推断心脏血流
动力学，并排除其他疾病。

4. 超声心动图　超声心动图是筛查肺血管疾病重要
的无创检查方法，在肺动脉高压和肺栓塞诊断中具有重要
价值。

5. CT 肺血管造影　CT 肺动脉造影（CTPA）在临床
上广泛应用于筛查肺血管疾病。CTPA 可清晰显示主、叶
及段肺动脉内的血栓，并可确定是肺部疾病还是心脏疾病
导致的肺高压，是肺血管疾病的重要检查手段，其局限性
主要在于对亚段及以远肺动脉内的血栓敏感性有限。

6. 肺通气灌注扫描　肺通气灌注扫描是一种无创评
价肺血液灌注和肺通气的方法。对诊断肺栓塞有重要价
值，可诊断亚段以远的肺动脉栓塞。此外，可通过定性和
定量分析判断肺动脉高压的严重程度。

7. 右心导管检查　右心导管检查是诊断肺动脉高压的
金标准。对病情稳定、肺动脉高压功能分级Ⅰ～Ⅲ级的患
者，只要没有明确的禁忌证，均应积极行右心导管检查。

8. 肺血管造影　肺动脉造影适用于肺血管疾病的诊
断及效果评价，是诊断 PE 的"金标准"，还可检测肺循环
血流动力学和右心功能的变化。

【诊断策略】

对于临床上怀疑肺血管疾病的患者首先应结合患者的

病史、家族史、危险因素及临床表现对疾病的临床可能性及危险分层进行评估，其次再按照标准诊断流程选择检查手段以明确诊断（诊断流程详见各章节）。

【处理】

肺血管疾病的治疗不单纯是药物治疗，而且包括病情的严重程度评价、危险分层、一般及支持治疗、联合治疗、疗效评估及介入外科治疗等综合措施。对于肺栓塞患者可根据危险分层不同选择抗凝、溶栓或介入外科治疗。肺动脉高压的治疗包括氧疗、药物治疗（血管扩张药、抗凝药物和其他药物如利尿药等）、肺或心肺移植、健康指导等，具体详见各章节描述。

（编委：王志方　崔斌）

（责任编委：黄岚）

第二节　肺动脉高压

【定义】

肺动脉高压（PAH）定义见"第十章第一节"。

【病因】

PAH 主要是肺小动脉原发病变或其他原发疾病导致的肺动脉阻力增加而形成的一种血流动力学和病理生理学状态，其病理损害是远端肺血管中膜增厚、内膜增生和纤维化，外膜增厚并伴有血管周围炎症浸润，严重者表现为复合病变（丛样病变、扩张性病变）及血栓形成等。

【分类】

肺动脉高压的临床分类见"第十章第一节"。

【临床表现】

1. 症状

PAH 的临床症状无特异性，最常见的首发症状是活动后气短、晕厥或眩晕、胸痛、咯血等。气短往往标志着 PAH 患者出现右心功能不全。当发生晕厥或眩晕时，往往表明患者心输出量已明显下降。此外，PAH 患者首次出现症状至确诊的时间长短与预后有明确的相关性，因此病历采集时应准确记录首次出现症状的时间。

2. 体征

（1）PAH 的体征：最常见的体征是肺动脉瓣区第二心音亢进，右心室肥大时于心前区或剑突下可触及抬举性搏动，合并相对性三尖瓣关闭不全时可闻及三尖瓣区收缩期杂音；严重者可有皮肤、黏膜发绀，发生右心衰竭时可出现颈静脉充盈或怒张、双下肢水肿等。

（2）PAH 相关疾病的特殊体征：①先天性心脏病发生艾森曼格综合征时常出现发绀、杵状指（趾），其中上下肢差异性发绀（下肢出现杵状趾而手指正常或较轻）是诊断动脉导管未闭伴重度 PAH 的重要线索。②室间隔缺损患者胸骨左缘第 3～4 肋间可闻及收缩期杂音并向右侧传导，但重度肺动脉高压时此杂音可减弱或消失。③遗传性出血性毛细血管扩张症患者常表现反复自发性鼻出血及特征性体表皮肤毛细血管扩张。④面部红斑、关节畸形、外周血管杂音等则提示结缔组织疾病的征象。⑤肩胛部收缩期血管杂音往往提示肺动脉狭窄或慢性血栓栓塞性 PH。⑥两肺下野闻及血管杂音提示肺动静脉瘘。

【危险因素】

PAH 的危险因素包括：①既往有先天性心脏病、结缔组织病、HIV 感染、肝病等病史。②有危险物品接触史：

如油墨、汽油、染发剂等长期接触史。③有减肥药物治疗史或吸毒史等。④女性患者有习惯性流产史，男性患者的母亲或姐妹等亲属有习惯性流产史。⑤家族其他成员有家族遗传性疾病史等。

【辅助检查】

1. **心电图检查**　PAH患者心电图能提示右心增大或肥厚，严重者可伴有室上性心律失常，如心房扑动、心房颤动等。心电图检查作为PAH的筛查手段，其敏感性与特异性均较低，表明PAH患者的心电图诊断价值有限。

2. **胸部X线检查**　PAH患者胸部X线表现因病因不同而差异较大，先天性心脏病伴PAH时可有肺血增多、肺动脉段突出及左心室增大表现，当进展至艾森曼格综合征时，胸部X线检查主要表现为主肺动脉及肺门动脉扩张，外周肺血管稀疏的"截断现象"，并可伴右心房、右心室扩大征象。部分IPAH患者在确诊时胸部X线检查可能是正常的。

肺动脉高压的X线特征包括：①右下肺动脉干扩张，其横径≥15mm或右下肺动脉横径与气管横径比值≥1.07，或动态观察右下肺动脉干增宽>2mm；②肺动脉段明显突出或其高度≥3mm；③中心肺动脉扩张和外周分支纤细，形成"残根"征；④圆锥部显著凸出或其高度≥7mm；⑤右心室增大。

3. **超声心动图**　超声心动图是筛查PAH最重要的无创性检查方法。多普勒超声心电图估测肺动脉收缩压>50mmHg将高度考虑存在肺动脉高压。但超声心动图对肺动脉压力的判断是通过测量收缩期右心室与右心房压差进行估测，具有一定的误差。

4. **肺功能检查**　所有PAH患者均需进行肺功能检

查，了解患者有无各种通气障碍。PAH 患者的通气功能一般正常，可表现为肺弥散功能障碍和轻度肺容积减少；肺容积和肺弥散功能同时降低提示肺间质性疾病，慢性阻塞性肺疾病患者可表现为肺通气功能与弥散功能均降低。

5. 胸部 CT 检查　胸部 CT 检查的主要目的是了解有无肺间质病变及其程度，肺及胸腔有无占位，肺动脉内有无占位，血管壁有无增厚及充盈缺损性改变，主肺动脉及左右肺动脉有无淋巴结挤压等。进行 CT 肺动脉造影可使大多数慢性血栓栓塞性肺动脉高血压患者获得明确诊断而避免肺动脉造影。

6. 右心导管检查　右心导管检查不仅是确诊 PAH 的金标准，也是指导确定科学治疗方案必不可少的手段。对病情稳定、WHO 肺动脉高压功能分级 Ⅰ～Ⅲ 级、没有明确禁忌证的患者均应积极开展标准的右心导管检查。一般认为，右心导管检查过程中必须获得的参数有：①心率和体循环血压。②上、下腔静脉压力，血氧饱和度。③右心房及右心室收缩压、舒张压、平均压和血氧饱和度。④肺动脉收缩压、舒张压、平均压和血氧饱和度。⑤心输出量、心指数。⑥全肺血管阻力、肺动脉阻力、体循环阻力。⑦肺毛细血管楔压（PCWP）。⑧对疑诊门静脉高压相关 PAH 患者还需测量肝静脉压力梯度（>5mmHg 提示门静脉压力增高）。

7. 急性肺血管扩张试验　目前国际上公认可用于急性肺血管扩张试验的药物有 4 种：静脉泵入依前列醇或腺苷、吸入一氧化氮（NO）或伊洛前列素。阳性标准为：平均肺动脉压下降至≤40mmHg，而且下降幅度≥10mmHg，同时心输出量增加或至少不变。一般仅有 10% 的 IPAH 患者可以达到此标准。

10

8. 肺动脉造影　肺动脉造影检查不仅可了解有无肺血管发育异常，尚可明确有无肺动脉血栓栓塞，有助于 PAH 的病因诊断。一般认为，下列情况应行肺动脉造影检查：①临床怀疑有慢性血栓栓塞性肺高压而无创检查不能提供充分证据者。②筛查出适合外科手术的患者及进行术前评价。③临床诊断为肺血管炎，需要了解肺血管受累程度者。④肺动静脉瘘的诊断。⑤提示肺动脉内肿瘤的诊断。⑥先天性肺动脉发育异常的诊断。

【诊断】

1. 诊断要点

（1）临床症状：活动后气短、晕厥或眩晕、胸痛、咯血等。

（2）PAH 的体征：肺动脉瓣区第二心音亢进，心前区或剑突下抬举性搏动，三尖瓣区收缩期杂音，发绀，颈静脉充盈或怒张，双下肢水肿等。

（3）PAH 相关危险因素：先天性心脏病、结缔组织病、HIV 感染、肝病等病史，危险物品接触史，习惯性流产及家族遗传性疾病史等。

（4）心电图检查：电轴右偏、Ⅰ 导联 s 波、右心室肥厚及右胸前导联 T 波低平或倒置。

（5）胸部 X 线检查：肺血增多、肺动脉段突出、左心室增大，或主肺动脉及肺门动脉扩张、外周肺血管稀疏及右心室增大等。

（6）超声心动图检查：估测肺动脉收缩压＞50mmHg，对提示 PAH 诊断有重要价值。

（7）右心导管检查：测压示平均肺动脉压≥25mmHg，PCWP≤15mmHg，肺血管阻力（PVR）＞3WU，是诊断 PAH 的金标准。

2. 诊断流程　PAH 的诊断流程见图 10-1。

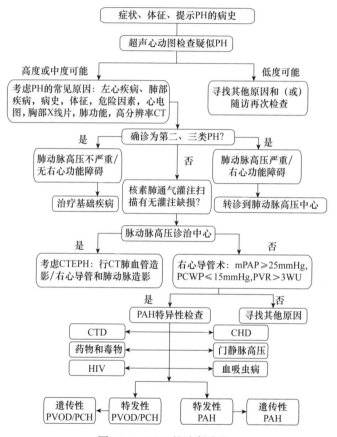

图 10-1　PAH 的诊断流程

注：CTEPH，慢性血栓栓塞性肺高压；mPAP，平均肺动脉压；PCWP，肺毛细血管楔压；PVR，肺血管阻力；PAH，肺动脉高压；CTD，结缔组织疾病；CHD，先天性心脏病；HIV，人类免疫缺陷病毒；PVOD/PCH，肺静脉闭塞病和（或）肺毛细血管瘤样增生症

【鉴别诊断】

特发性肺动脉高压（IPAH）属于排除性诊断，须除外各种引起肺动脉高压的病因后方可做出诊断，凡能引起肺动脉高压的疾病均应与 IPAH 进行鉴别。

【处理】

1. 一般措施

（1）身体锻炼与康复指导：运动应以不引起明显的气短、眩晕、胸痛为宜，康复训练应在专业人员指导下进行。适度的运动和康复训练有助于提高患者的运动耐量。

（2）妊娠与分娩：既往相关指南及专家共识均认为重度 PAH（特别是艾森曼格综合征）患者应避免妊娠，因此类患者妊娠后胎儿及母亲死亡率均较高。故应指导患者采取适当的避孕措施，但不建议使用雌激素类避孕药，以免增加深静脉血栓形成风险。若患者意外妊娠，则应尽早终止。然而，近期美国心脏协会（AHA）颁布的一项科学声明显示，在恰当的管理下，复杂先天性心脏病（包括单心室、大动脉转位、肺高压、艾森曼格综合征及严重主动脉狭窄等）女性患者妊娠是可行的。分娩医院的心脏病医生应该具有丰富的复杂先天性心脏病管理经验，产科医生应具备对高危母胎患者的管理经验。医院还应配备心脏麻醉和心脏外科手术团队。

（3）旅行指导：至今为止，没有关于长时间飞行的 PAH 患者途中是否需要吸氧的研究。根据目前对低氧反应的认识，建议心功能 Ⅲ～Ⅳ 级及动脉血氧分压低于 60mmHg 的 PAH 患者在飞行过程中给予吸氧。避免不携带氧气到海拔超过 1500～2000 米处旅行。

（4）心理支持：许多 PAH 患者由于生活质量下降及对本病严重性片面认识，常常产生焦虑和（或）情绪低落，导致病情进一步加重。临床医生应及时给予解释与心理疏导。

（5）预防感染：积极指导患者预防受凉、感冒，患者应及时接种流感和肺炎链球菌疫苗，以免因患肺炎等而导致严重后果。

2. 支持治疗

（1）吸氧：尽管氧疗可以降低 PAH 患者的肺血管阻力，但是无随机数据表明长期氧疗有益。基于慢性阻塞性肺疾病患者的证据，当动脉血氧分压持续低于 60mmHg 或者血氧饱和度低于 91% 时，建议吸氧使氧分压达到 60mmHg 以上。

（2）利尿药：PAH 合并右心衰竭时可引起体液潴留，使用利尿药可明显改善临床症状。利尿药种类、剂量和用法可根据病情轻重及临床医生经验选择。轻者可口服氢氯噻嗪和螺内酯，严重者静脉注射呋塞米。使用利尿药时应注意监测肾功能及血生化指标变化，防止出现低钾血症及血容量减少引起肾前性肾衰竭。对于发绀患者，如果血红蛋白明显升高，不建议长期使用利尿药。

（3）洋地黄类药物：由于患者右心功能差，肝代谢能力降低，建议采用小剂量给药方式。用法：口服地高辛 0.125mg，1 次 /d；去乙酰毛花苷 0.2～0.4mg，稀释后缓慢静脉注射，必要时可重复应用。目前尚缺乏足够的证据证明 ACEI、ARB、β- 受体阻断药或伊伐布雷定在 PAH 患者应用的有效性和安全性。

（4）抗凝治疗：IPAH 患者的尸检结果显示血管内原位血栓形成的发生率较高，患者存在凝血纤溶的异常，同时存在静脉血栓的危险因素。因而，对于 IPAH、遗传性和减肥药引起的 PAH 患者建议口服抗凝药物。而疾病相关肺动脉高压患者应用口服抗凝药物是否获益尚不明确。

3. 降低肺动脉压治疗

（1）钙通道阻断药：硝苯地平、地尔硫䓬和氨氯地平为常用药物。对心率偏慢者宜选用硝苯地平或氨氯地平，心率偏快者用地尔硫草；一般从小剂量开始。①硝苯地平缓释片：10mg/次，2次/d，最大量可用至120～240mg/d。②地尔硫草：30mg/次，3次/d，最大量可用至240～720mg/d。③氨氯地平：2.5mg/次，1次/d，最大量可用至20mg/d。

［注意］①部分患者可发生低血压、下肢水肿等不良反应，必要时需减量或停药。②治疗3～4个月后需要用右心导管重新评估血管反应性。③未进行急性肺血管扩张试验的患者或肺血管扩张试验阴性者不应使用钙通道阻断药治疗。

（2）内皮素受体拮抗剂

1）波生坦（bosentan）是一种非选择性内皮素受体拮抗剂，可竞争性抑制内皮素-1（endothelin-1，ET-1）与ET-A受体和ET-B受体的结合，从而阻断ET-1对肺血管的收缩作用。可降低肺动脉压力，改善其血流动力学，延长患者生存时间。适用于WHO功能分级Ⅱ～Ⅳ级IPAH、先天性心脏病相关性PAH和结缔组织病相关性PAH患者的治疗。口服给药，初始剂量62.5mg/次，2次/d，4周后改为125.0mg/次，2次/d，维持治疗。

［注意］波生坦有潜在致肝损害的不良反应，用药期间至少每月查肝功能一次。一旦发生丙氨酸氨基转移酶增高，应按下列原则处置：①增高在正常值高限3倍以下者，可继续用药；②增高3～5倍者，可减半剂量继续使用或暂停用药，每2周监测一次肝功能，待丙氨酸氨基转移酶恢复正常后再次使用；③增高5～8倍者，暂停用药，每2周监测一次肝功能，待丙氨酸氨基转移酶恢复正常后可考虑再次用药；④增高8倍以上者，需立即停药。

2）安立生坦（ambrisentan）是一种选择性 ET-A 受体拮抗剂。口服给药，初始剂量为 2.5mg/d，耐受后可增至 5mg/d，最大量可用至 10mg/d。

［注意］肝功异常发生率较波生坦低，为 0.8%～ 3%。少数患者用药后可发生外周水肿。

（3）前列环素类药物

1）伊洛前列素（iloprost，商品名万他维）：作为治疗 PAH 的靶向药物，选择性作用于肺血管，可改善症状、提高运动耐量、降低肺血管阻力。吸入给药，5～20μg/ 次，每日 6～9 次。

［注意］①每次吸入剂量应因人而异，具体需要急性肺血管扩张试验进行评价。②吸入伊洛前列素的常见不良反应有咳嗽、头痛、面部潮红。

2）贝前列素钠：是口服的前列环素类药物，理化性质稳定。贝前列素钠口服可改善 PAH 患者活动能力与症状，但其治疗 PAH 的长期疗效尚不明确。通常，成人饭后口服。40μg/ 次，3 次 /d。

［注意］①常见不良反应有头痛、头晕、面部潮红。严重不良反应有出血倾向、休克、间质性肺炎、肝功能低下、心绞痛等。②正在使用抗凝血药、抗血小板药、血栓溶解剂的患者，月经期的妇女，有出血倾向及其因素的患者应慎用。

（4）磷酸二酯酶 -5（PDE-5）抑制剂

1）西地那非（sildenafil）：是一种强力、高选择性 PDE-5 抑制剂，能改善 PAH 患者的运动耐量、功能分级及血流动力学。口服给药，20mg/ 次，3 次 /d。

2）他达拉非：为长效的 PDE-5 抑制剂，推荐剂量为 40mg/ 次，1 次 /d。

10

3）伐地那非：作用较西地那非、他达拉非强。推荐治疗剂量为5mg，1次/d，持续2～4周后加量为5mg，2次/d。

［注意］药物不良反应较轻，大都与血管舒张相关，如头痛、面色潮红、鼻出血等。

4. 非药物治疗

（1）球囊房间隔造口术：IPAH合并卵圆孔未闭者比无卵圆孔开放的患者存活率高，提示房间隔造口术可作为IPAH患者的一种治疗手段。房间隔造口术后，心房内血右向左分流可以减轻右心室腔的压力，增加左心室前负荷和左心排血量，不仅可改善体循环血液输送，还可降低交感神经的过度兴奋，使血流动力学及临床症状得到不同程度改善。适应证：① WHO功能分级Ⅳ级伴药物治疗复发的右心衰竭或伴有严重晕厥症状的患者。②等待肺移植或内科治疗无效的患者。在进行房间隔造口术前应对其风险进行仔细评估，并使患者接受最佳的内科治疗，包括静脉使用正性肌力药物等。终末期患者若右心房压＞20mmHg且静息状态下氧饱和度＜80%者不宜行球囊房间隔造口术。

（2）肺移植或心肺联合移植：对于已给予最优化的内科治疗但临床症状仍不能得到改善的患者应考虑行肺移植或心肺联合移植，以提高患者生存率及生活质量。但由于供体等原因，使肺移植或心肺联合移植受到严重限制。

（编委：薛玉增）

（责任编委：光雪峰　戴雪龙）

常见先天性心脏病 / 第十一章

【病因和预防】

先天性心脏病（简称先心病）发病与遗传、母体和环境因素有关，但大多数患者病因不太清楚，85%以上先心病可能是胎儿环境因素与遗传因素相互作用的结果。因此加强孕妇的保健，积极预防风疹、流感等病毒性疾病，以及避免与发病有关的因素接触，保持健康的生活方式等，对预防先心病有积极意义。

【分类】

先心病临床常用的两种分类方法，一是根据患者是否有紫绀，分为无紫绀型和紫绀型；二是根据血液的分流方向分为左向右分流型、右向左分流型和无分流型。

【辅助检查方法】

心电图、X线、超声心动图、心脏CT、CT血管造影（CTA）、心脏磁共振、心导管检查、心血管造影等，其中心电图、X线、超声心动图基层诊断价值明显。

【诊断】

根据病史、症状、体征结合心电图、X线初步诊断、超声心动图检查可明确诊断，部分患者可进一步做心脏CTA、磁共振、心导管检查等。

【治疗】

先心病患者可通过介入、外科修补、畸形矫正进行手术治疗，有介入治疗适应证者首选介入治疗，晚期患者失去手术机会，不得已采取保守治疗。手术最佳治疗时间取决于多种因素，其中包括先天畸形的复杂程度、患儿的年

11

龄及体重、全身发育及营养状态等。一般简单先心病，建议1～5岁，因为年龄过小，体重偏低，全身发育及营养状态较差，会增加手术风险；年龄过大，心脏会代偿性增大，有的甚至会出现肺动脉压力增高，同样会增加手术难度，术后恢复时间也较长。对于合并肺动脉高压、先天畸形严重且影响生长发育、畸形威胁患儿生命、复杂畸形需分期手术者手术越早越好，不受年龄限制。

【预后】

病情及预后与其所造成的血流动力学影响有明显关系。多数患者可通过介入封堵术或外科手术得到根治或明显提高生活质量及改善预后，失去手术机会者预后差。对于先心病的诊治提倡早发现、早诊断、早治疗。建议产妇常规进行产前先心病筛查。

【常见先心病】

（一）房间隔缺损

1. 临床诊断　P_2亢进呈固定分裂，并可闻及Ⅱ～Ⅲ级收缩期杂音，结合心电图、X线有右心扩大的表现，考虑房间隔缺损可能，超声心动图检查可确诊并提供缺损的大小、周边情况、分流方向、估测分流量的大小及右心室、肺动脉压力。经食管超声可更准确地测量房间隔缺损的大小和部位。

2. 鉴别诊断　应与肺静脉畸形引流、肺动脉瓣狭窄及小型室间隔缺损等鉴别，超声心动图检查可明确诊断和排除。

3. 治疗　超声检查有右心负荷增大的证据应尽早关闭缺损。

（1）介入治疗

1）适应证：①左向右分流继发孔型的房间隔缺损患者，5mm≤缺损直径≤36mm，并伴右心负荷增大；②缺损边缘距冠状静脉窦、上下腔静脉及肺静脉不少于 5mm，至房室瓣不少于 7mm；③房间隔的整体直径应大于拟使用的封堵器直径；④不合并必须外科手术的其他心血管畸形。

2）禁忌证：①已有右向左分流者；②合并有其他复杂的先天性心血管畸形；③原发孔型房间隔缺损及静脉窦型房间隔缺损；④近期有感染性疾病、出血性疾病及左心房和左心耳有血栓。

（2）外科治疗：所有单纯房间隔缺损已引起血流动力学改变者均可行外科修补手术，但有介入适应证者应首选介入封堵术治疗。患者年龄太大已有严重肺动脉高压者手术治疗应慎重。

（二）室间隔缺损

1. 临床诊断　胸骨左缘第 3～4 肋间Ⅳ～Ⅵ级全收缩期杂音伴震颤，考虑室间隔缺损可能，心电图、X 线检查可辅助诊断，超声心动图是本病最重要的确诊检查手段，可显示室间隔缺损大小、形态、周边情况、分流方向、估测分流量的大小及右心室、肺动脉压力。对于小缺损，超声心动图可能漏诊，可做心血管造影进一步明确诊断。

2. 鉴别诊断　应与肺动脉瓣狭窄、肥厚型梗阻性心肌病、原发性肺动脉高压及法洛四联症等鉴别，超声心动图检查可明确诊断和排除。

3. 治疗

（1）介入治疗

1）适应证：①对血流动力学有影响的膜周部 3～14mm 室间隔缺损，缺损口上缘距主动脉右冠瓣的距离≥2mm；②肌部缺损型＞3mm 的室间隔缺损；③外科术后残余分流；④心肌梗死后室间隔缺损或外伤性室间隔缺损。

2）禁忌证：①合并感染性心内膜炎及其他感染性疾

病；②重度肺动脉高压出现右向左分流；③巨大室间隔缺损、缺损解剖位置不良，封堵器放置后可能影响主动脉瓣或房室瓣功能；④合并出血性疾病和血小板减少；⑤心力衰竭或合并其他严重肝、肾功能不全及不能耐受操作者。

（2）外科手术治疗：不能自行愈合的缺损均可行外科修补治疗，外科手术以介入适应证以外的室间隔缺损为主。大室间隔缺损伴明显肺动脉压增高，肺血管阻力＞7Wood 单位、重度肺动脉高压出现右向左分流、合并出血性疾病和血小板减少、心力衰竭或合并其他严重肝、肾功能不全及不能耐受操作者不宜手术。

（三）动脉导管未闭

1. 临床诊断　胸骨左缘第二肋间及左锁骨下方连续性机械样杂音，常伴有震颤，可考虑动脉导管未闭（PDA）可能，心电图、X 线检查可辅助诊断，超声心动图是本病最重要的确诊检查手段，可显示动脉导管大小、形态、分流方向、估测分流量的大小及右心室、肺动脉压力。

2. 鉴别诊断　需与主动脉瓣关闭不全合并室间隔缺损、主动脉窦瘤破裂等可引起双期或连续性杂音的病变鉴别，超声心动图检查可明确诊断和排除。

3. 治疗

（1）介入治疗

1）适应证：绝大多数的动脉导管未闭均可经介入封堵，可根据不同年龄，不同未闭导管的类型选择不同的封堵器械。

2）禁忌证：①感染性心内膜炎，心脏瓣膜和导管内有赘生物；②严重肺动脉高压出现右向左分流；③合并需要外科手术矫治的心内畸形；④依赖 PDA 存活的患者；

⑤合并其他不宜手术和心导管操作的患者。

（2）外科手术治疗：采用结扎术或切断缝合术。

（四）肺动脉瓣狭窄

1. 临床诊断　胸骨左缘第二肋间响亮的收缩期喷射性杂音，向左颈部传导，常伴有震颤，P_2减弱。心电图、X线检查辅助诊断，超声心动图是最重要的确诊检查手段，检查可见肺动脉瓣增厚，定量测定瓣口面积，计算出跨瓣压力阶差，评估肺动脉瓣狭窄的严重程度。右心室造影可见明显的"射流征"。

2. 鉴别诊断　应与原发性肺动脉扩张，房、室间隔缺损，法洛四联症及三尖瓣下移畸形等鉴别，超声心动图检查可明确诊断和排除。

3. 治疗

（1）介入治疗

1）适应证：①单纯肺动脉瓣狭窄，跨肺动脉瓣压差≥40mmHg；②青少年及成人患者，跨肺动脉瓣压差≥30mmHg，同时合并劳力性呼吸困难、心绞痛、晕厥或先兆晕厥等症状。

2）禁忌证：①肺动脉瓣下漏斗部狭窄；②肺动脉瓣狭窄伴先天性瓣下狭窄；③肺动脉瓣狭窄伴瓣上狭窄；④重度发育不良型肺动脉瓣狭窄；⑤肺动脉瓣狭窄伴需外科处理的三尖瓣重度反流。

（2）外科手术治疗：球囊扩张不成功或不宜行球囊扩张者，如狭窄上下压力阶差＞40mmHg应采取手术治疗。

（五）法洛四联症

1. 临床诊断　依据：①发绀、杵状指（趾）；②心脏听诊P_2减弱以至于消失，胸骨左缘常可闻及收缩期喷射性杂音；③血常规检查可显示红细胞、血红蛋白及血细胞

11

比容均显著增高；④心电图可见电轴右偏、右心室肥大，狭窄严重可出现右心房增大，X线检查主要为右心室肥厚表现，肺动脉段凹陷，形成"靴状"，肺血管纹理减少；⑤超声心动图可显示右心增大、室间隔缺损及主动脉骑跨、右心室流出道及肺动脉瓣狭窄。

2. 鉴别诊断　应考虑与大动脉错位合并肺动脉瓣狭窄、右心室双出口及艾森门格综合征相鉴别。超声心动图对诊断及鉴别诊断有重要意义。

3. 治疗　唯一可选择的治疗方法为手术纠正畸形，手术危险性较儿童期手术大，但仍应争取手术治疗。

（六）艾森门格综合征

1. 临床诊断　依据：①轻至中度发绀，逐渐出现杵状指（趾），以后可出现右心衰竭的相关症状；②体征示心浊音界明显增大，心前区胸骨左缘第3～4肋间有明显搏动，原有的左向右分流的杂音减弱或消失；③心电图可见右心室肥厚劳损、右心房肥大；④X线检查可能有右心室、右心房增大，肺动脉干及左、右肺动脉均扩大，肺野轻度淤血或不淤血，血管纹理变细；⑤超声心动图除原有的畸形表现外，主要显示右向左分流及肺动脉高压，肺动脉扩张及相对性肺动脉瓣及三尖瓣关闭不全。

2. 鉴别诊断　主要与先天性青紫型心脏畸形鉴别。

3. 治疗　唯一有效的治疗方法是进行心肺联合移植，或肺移植同时修补心脏缺损。非手术治疗主要包括针对肺动脉高压的靶向药物治疗及并发症的防治。

【处理流程】

先心病的基层处理流程见图11-1。

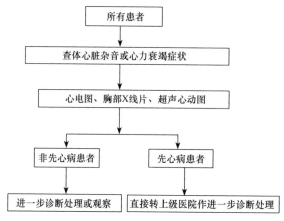

图 11-1 先心病的基层处理流程

（编委：王朝富 于波）

（责任编委：伍伟锋）

第十二章 风　湿　热

【概述】

　　风湿热是咽部 A 组 β 型溶血性链球菌感染后发生的一种自身免疫性结缔组织病，主要侵犯关节、心脏、皮肤，偶可累及神经系统、血管、浆膜、肺和肾等。本病呈自限性，可反复发作，常遗留不同程度的心脏损害，形成风湿性心脏病。

【临床表现】

　　风湿热发病前常有咽峡炎或扁桃体炎等前期感染症状，也可不明显。典型表现为发热、关节痛、心脏炎、皮下结节、舞蹈病。

　　1. 心脏炎　包括心肌炎、心内膜炎及心包炎，是风湿热最重要的临床表现。同时累及心肌、瓣膜和心包称为全心炎。

　　心肌炎表现为心肌损害，心肌酶谱升高，心律失常（窦性心动过速、期前收缩、房颤较为常见，也可出现房室传导阻滞等），甚至心力衰竭。

　　心内膜炎主要累及二尖瓣，其次为主动脉瓣，造成瓣膜狭窄或关闭不全，可闻及相关杂音，超声心动图可进一步证实。三尖瓣和肺动脉瓣少有累及。

　　心包炎可出现胸痛，严重者可有心包积液，表现为心影增大，右心回流障碍，颈静脉怒张，心音低钝，心率增快，脉压减小。心电图表现为肢导联低电压，除 aVR 和 V_1 以外的所有常规导联 ST 段呈弓背向下型抬高。超声心动图可确诊心包积液。

2. 关节炎 关节炎是急性风湿热最常见的表现，常累及 1 个以上大关节，同时或相继受累，特点是游走性，常见部位是膝、踝、肘、腕、肩关节，表现为关节的红、肿、热、痛，活动受限，数天至数周好转，不引起关节强直和畸形，但可反复发作。

3. 舞蹈病 常发生于 4～7 岁儿童。表现为不自主、无目的舞蹈样动作和共济失调，激动兴奋时加重，睡眠后消失。常伴运动无力和情绪不稳定。

4. 环形红斑 呈淡红色环形红斑，边缘隆起、中心苍白，无痛痒感，分布于躯干和四肢近端。

5. 皮下小结 为稍硬、无痛性结节，好发于关节伸侧，或枕部、前额、胸腰椎棘突的突起部位，与皮肤无粘连，可持续 2～4 周。

【诊断要点】

美国心脏病协会 1992 年修订的 Jones 诊断标准，将临床表现分为：A 组链球菌前驱感染证据、主要表现、次要表现。

1. A 组链球菌前驱感染证据 咽拭子培养或快速链球菌抗原检测阳性，链球菌抗体滴度升高或正在上升。

2. 主要表现 ①心脏炎；②多发性关节炎；③舞蹈病；④环形红斑；⑤皮下小结。

3. 次要表现 ①关节痛；②发热；③急性反应物（ESR，CRP）增高；④ PR 间期延长。

如有前驱的链球菌感染的证据，并有 2 项主要表现或 1 项主要表现加 2 项次要表现者，高度提示可能为急性风湿热。

但有下列三种情况可不必严格执行该诊断标准：①舞蹈病者；②隐匿发病或缓慢发展的心肌炎；③有风湿病史

或现患风湿性心脏病，当再感染 A 组乙型溶血性链球菌时，有风湿热复发的高度危险者。

【处理】

治疗原则包括：①清除链球菌感染病灶；②抗风湿治疗，迅速控制临床症状；③治疗并发症，改善预后。

1. 一般治疗　避免潮湿和受寒，急性期应卧床休息。有心脏受累者，待体温正常、心动过速控制、心电图改善后，继续卧床 2～3 周后恢复活动。有关节炎者，卧床至体温、红细胞沉降率正常，即可开始活动。

2. 抗生素治疗　溶血性链球菌感染持续存在或再感染，均可使风湿热进行性恶化。因此，风湿热一旦确诊，即使咽拭子培养阴性亦应给予一个疗程的青霉素治疗，以清除溶血性链球菌。一般应用青霉素，40 万～60 万 U 肌内注射，2 次 /d，疗程 2～3 周；或一次注射苄星青霉素 60 万 U（体重 27kg 以下）、120 万 U（体重 27kg 以上）。对青霉素过敏者，可选用红霉素、罗红霉素或头孢菌素类。

3. 抗风湿治疗　常用的药物有水杨酸制剂和糖皮质激素两类。对无心肌炎的患者不必使用糖皮质激素，水杨酸制剂对急性关节炎疗效确切。常用阿司匹林 3～4g/d，分 3～4 次口服。有心肌炎可用糖皮质激素，常用泼尼松 30～40mg/d，分 3～4 次口服。如有心包炎或心肌炎并急性心力衰竭可静脉滴注氢化可的松 200mg/d，病情好转后改口服激素。心尖区或主动脉瓣区新出现Ⅱ级以上收缩期杂音或新出现舒张期杂音，可按心肌炎给予激素治疗。单纯关节炎抗风湿疗程 6～8 周，心肌炎最少 12 周，必要时延长。

有舞蹈病者，首选丙戊酸钠，无效者可应用卡马西平。也可应用镇静剂，如地西泮、苯巴比妥等。有心力衰竭者，可使用利尿药、β-受体阻断药、洋地黄和血管扩张剂等药物治疗。

【预防】

风湿热是一种可以预防的疾病，其与链球菌的关系十分密切，因此防止链球菌感染的流行是预防风湿热的一项最重要措施。

1. 初次发作的预防 确诊链球菌感染后立即抗感染治疗，常用药物为苄星青霉素，120万U肌内注射，每28天一次，体重27kg以下小儿减量为60万U。肌内注射青霉素40万U，每天2次，连用10天。如青霉素过敏，可用红霉素，共用10天。

2. 复发的预防 每3～4周肌内注射苄星青霉素120万U，预防注射时限至少5年，最好持续至25岁。有风湿性心脏病者，预防期限最少10年或至40岁。对青霉素过敏者可用红霉素类药物口服，每月口服6～7天，时限同上。

（编委：于海初）

（责任编委：郭涛）

第十三章 心脏瓣膜病

第一节 风湿性心脏瓣膜病

风湿性心脏瓣膜病是由风湿热引起的心脏瓣膜的一系列病变，患风湿性心脏病后风湿活动仍可反复发作而加重心瓣膜损害，最常见是二尖瓣病变，其次是主动脉瓣病变，三尖瓣和肺动脉瓣病变较少见，约一半患者既往无明显风湿热病史。

一、二尖瓣狭窄

【定义】

由于二尖瓣结构及功能异常，使二尖瓣开放受限，左心房血流排入左心室减少。

【病因】

几乎均由风湿热所致，约 50% 患者有阳性风湿热史，罕见为先天性异常。

【建立诊断】

1. 症状 劳力性呼吸困难、心悸、咯血、咳嗽等；左心房扩大和左肺动脉扩张可引起声音嘶哑和出现吞咽困难。晚期有右心衰竭和体循环栓塞引起的临床表现。

2. 体征 二尖瓣面容，二尖瓣听诊区可闻及舒张中晚期低调的隆隆样杂音。可伴 S_1 亢进，可闻及开瓣音。

【心电图】

二尖瓣型 P 波，提示左心房增大；电轴右偏和右心室肥厚，见于肺高压时；心房颤动常见。

【胸部 X 线片】

心影正常或可见"二尖瓣型心脏",表现为左心房右心室扩大,肺动脉主干突出,主动脉球缩小,心影呈梨形,左心房明显增大时出现"双心房影",肺淤血时出现 Kerley B 线。

【超声心动图】

示左心房增大,二尖瓣回声浓密,瓣叶连接处融合变形,开放受限,二尖瓣前叶 EF 斜率减慢,前后叶同向运动。可测定二尖瓣瓣口面积、评估瓣膜病变程度及血流动力学状况。

【鉴别诊断】

左心房黏液瘤、功能性二尖瓣狭窄、急性风湿性心脏炎、三尖瓣狭窄等疾病可引起心尖区舒张期杂音,详见"第三章"。还需与老年性二尖瓣环(下)钙化导致的二尖瓣狭窄鉴别,详见"第十三章第二节"。

先天性二尖瓣狭窄:罕见,见于幼儿和儿童,常伴其他先心病,多在出生后 1 年内出现症状,以肺淤血和右心衰竭为主要表现,超声心动图可出现特征性二尖瓣"降落伞状"畸形。

【确定诊断】

中青年患者心尖区有舒张期隆隆样杂音伴 X 线"梨形"心改变或心电图示二尖瓣形 P 波,一般可初步诊断为二尖瓣狭窄,确诊有赖于超声心动图。

【处理】

1. 一般治疗　限制超体力活动,注意休息,预防感染,适当限盐。

2. 预防风湿热复发　风湿热临床表现可不典型,应长期应用苄星青霉素 120 万 U,肌内注射,1 次 /4 周。

3. **心力衰竭的处理**　早期多为急性肺水肿，晚期常出现右心衰竭。右心衰竭按照常规心力衰竭治疗。单纯性二尖瓣狭窄致急性肺水肿患者治疗基本同急性肺水肿，不同点如下：①宜选用扩张静脉为主的药物，避免使用扩张小动脉为主的扩血管药物；②洋地黄仅慎用于合并快速房颤时，用以减慢心室率。

4. **心房颤动的处理**　详见"第八章第五节"。

5. **栓塞预防**　房颤患者无禁忌证时均应用华法林抗凝治疗。华法林适应证：①左心房血栓；②曾有栓塞史；③人工机械瓣膜；④房颤。窦性心律者抗凝治疗无益。妊娠妇女避免抗凝治疗。应定期检查PT和INR，使INR控制在2.0～3.0。

6. **介入治疗（二尖瓣狭窄球囊扩张术）的适应证**　有症状的（NYHA心功能Ⅱ、Ⅲ、Ⅳ级）中、重度二尖瓣狭窄（瓣口面积≤1.5cm²），瓣膜形态适合球囊扩张，无左心房血栓，无中、重度二尖瓣关闭不全。

7. **外科治疗（二尖瓣换瓣）适应证**　NYHA心功能Ⅲ、Ⅳ级伴临床症状的中、重度二尖瓣狭窄（瓣口面积≤1.5cm²），瓣膜病变适合换瓣且无球囊扩张条件，或伴左心房血栓，或中、重度二尖瓣关闭不全等。

【危重症识别及处理】

二尖瓣狭窄出现急性肺水肿时及时药物治疗。快速心房颤动急性发作时，如出现血流动力学紊乱，应实施紧急电复律，术前、中、后应用肝素或低分子肝素抗凝。

二、二尖瓣关闭不全

【定义】

由于二尖瓣的瓣叶、瓣环、腱索、乳头肌或左心室结构异常致二尖瓣不能正常关闭，使血流由左心室反流到左心房。

【病因】

以风湿热最为常见，其他包括二尖瓣脱垂、冠心病乳头肌功能障碍、感染性心内膜炎等。

【建立诊断】

急性轻度二尖瓣反流仅有轻微劳力性呼吸困难。严重反流出现急性左心衰竭，甚至出现急性肺水肿和心源性休克。慢性轻度二尖瓣反流常无症状。严重时，可出现乏力、心悸、胸痛、昏厥、直立性低血压、劳力性呼吸困难，晚期可出现左心衰竭表现。心界向左下扩大，可触及抬举样搏动；心尖部可闻及吹风样全收缩期杂音，高调、响亮、呈一贯性，吸气时减弱。二尖瓣脱垂时，可闻及收缩中期喀喇音伴收缩晚期杂音；二尖瓣前叶损害的杂音向左腋下和左肩胛下传导；后叶损害的杂音向胸骨左缘和心底部传导。

【鉴别诊断】

需与功能性收缩期杂音的疾病、相对性二尖瓣关闭不全、室间隔缺损、左心室流出道梗阻、主动脉狭窄、三尖瓣关闭不全等鉴别，详见"第三章"。

【心电图】

轻度关闭不全，心电图可正常。急性者心电图以窦性心动过速常见。慢性者常有左心房增大、左心室肥大伴劳损表现；肺高压时出现电轴右偏和右心室肥厚；晚期可有心房颤动。

【胸部 X 线片】

心影可正常。重度关闭不全表现为左心房、右心室扩大，出现"双心房影"，左心衰竭时出现肺淤血征。

【超声心动图】

可发现左心室增大、室间隔与左心室后壁搏动增强等左心室容量负荷过重的表现，同时可明确二尖瓣关闭不全的原因，如瓣膜脱垂、赘生物、腱索和乳头肌断裂或功能不全等。脉冲多普勒超声心动图或彩色多普勒血流显像可确诊二尖瓣反流并评估其严重程度。

【确定诊断】

急性患者有突发呼吸困难，心尖区有典型收缩期杂音，胸部X线片提示心影不大而肺淤血明显，有明确病因如感染性心内膜炎、急性心肌梗死、二尖瓣脱垂等。慢性者有心尖区典型收缩期杂音，胸部X线片提示左心房、左心室扩大。超声心动图可确诊。

【处理】

1. 一般治疗和预防风湿热复发　同二尖瓣狭窄。

2. 药物治疗　无症状的慢性二尖瓣关闭不全患者，如左心房、左心室大小正常并为窦性心律，可定期随访。出现心房颤动时处理同二尖瓣狭窄，但转复并无二尖瓣狭窄急迫。出现心力衰竭时处理同普通心力衰竭。

3. 外科治疗　二尖瓣关闭不全手术适应证：①急性重度二尖瓣关闭不全伴有心衰症状。②慢性二尖瓣关闭不全伴有症状，心功能Ⅲ～Ⅳ级；或心功能Ⅱ级，心脏增大伴症状日趋加重。③无症状的慢性重度二尖瓣关闭不全，左心室射血分数<60%及左心室收缩末期内径>45mm。

【危重症识别及处理】

急性的严重二尖瓣关闭不全出现急性左心衰竭，内科治疗为减少反流和减轻肺淤血，应联合血管活性药物，必要时行主动脉球囊反搏，稳定血流动力学，为外科治疗作准备。

三、主动脉瓣狭窄

【定义】

由于主动脉瓣膜、瓣上和（或）瓣下病变使主动脉瓣开放受限，左心室流出道受阻，左心室射入主动脉血量减少。

【病因】

青少年常见于先天性主动脉病变，中年多见于风湿性心脏病，老年人群多见于退行性主动脉瓣硬化。

【建立诊断】

早期常见疲劳、头晕及乏力。典型症状为呼吸困难、心绞痛和晕厥三联症，甚至猝死。主动脉瓣区可闻及收缩中期喷射性杂音，粗糙，递增递减型，向右颈部和心尖部传导，常伴收缩期震颤。收缩压降低，脉压小，脉搏细弱，A_2 减弱或消失。

【鉴别诊断】

需与肥厚型梗阻性心肌病、主动脉扩张、肺动脉瓣狭窄、三尖瓣关闭不全、二尖瓣关闭不全等鉴别，详见"第三章"。

【心电图】

轻度狭窄者心电图可正常，典型心电图改变包括左心室肥厚伴继发性 ST 段压低和 T 波倒置以及左心房增大，可有房室传导阻滞和束支传导阻滞。

【胸部 X 线片】

心影正常或轻度增大，心力衰竭时还可见左心室明显扩大，左心房增大，肺动脉主干突出及肺淤血征象。

【超声心动图】

主动脉瓣增厚，运动幅度减小，主动脉根部扩张，左心室后壁和室间隔对称性肥厚，多普勒超声可计算最大跨瓣压差。

13

【确定诊断】

主动脉瓣区典型收缩中期喷射性杂音，超声心动图提示主动脉瓣增厚、回声增强，开放幅度小于15mm，可确定诊断。

【处理】

1. 一般治疗　注意劳逸结合，避免过度运动，预防感染性心内膜炎，风湿性主动脉瓣病变者需预防风湿活动。

2. 药物治疗　一旦出现晕厥、心绞痛和呼吸困难，内科治疗效果往往欠佳，出现心力衰竭时，以洋地黄类药物和小剂量利尿药为主。过度利尿可因低血容量致左心室舒张末压降低和心排血量减少，发生直立性低血压。不可使用作用于小动脉的血管扩张剂，以防止血压过低。应用利尿药、血管扩张剂及硝酸酯药物应特别谨慎，避免低血压出现，左心衰伴快速房颤时可以应用洋地黄药物。

3. 介入治疗　无症状的轻、中度狭窄的患者无手术指征。经皮主动脉瓣置换术（TAVI）已应用于临床，目前的主要适用人群为高龄、有心力衰竭和手术高危患者。2012年欧洲心脏瓣膜病指南推荐的适应证为：有心脏外科急诊手术条件；有症状的严重主动脉瓣狭窄，不适宜外科手术者；有症状的严重主动脉瓣狭窄，虽可外科手术，但介入治疗更为适宜者；预期生存期1年以上。

4. 主动脉瓣置换术的适应证　有晕厥、心绞痛和呼吸困难等症状的重度主动脉瓣狭窄的患者；无症状重度主动脉瓣狭窄的患者合并以下情况时：①左心室收缩功能不全；②运动时出现异常反应（如低血压）；③瓣口面积＜0.6cm²；④明显的左心室肥厚（室间隔或左心室后壁厚度＞15mm）；⑤合并室性心动过速。

【危重症识别及处理】

晕厥、心绞痛和呼吸困难常为主动脉瓣狭窄的晚期表现。一旦出现症状，药物治疗须谨慎，以避免低血压，应尽快至上级医院治疗。

四、主动脉瓣关闭不全

【定义】

主动脉瓣关闭不全是指主动脉瓣、瓣环或主动脉根部病变，引起心脏舒张期血流自主动脉反流入左心室。

【病因】

常见于风湿性心脏病，也可见于先天性主动脉瓣病变、感染性心内膜炎、梅毒性心脏病及马方综合征。

【建立诊断】

急性主动脉瓣关闭不全可较快出现急性左心衰竭和肺水肿表现。慢性轻度主动脉瓣关闭不全可多年无症状。最先出现与心排血量增多有关的心悸、心前区不适和头部强烈搏动感等症状。晚期有左心衰竭、心绞痛，一旦出现心力衰竭，进展迅速。猝死的发生率低于主动脉瓣狭窄。急性者心尖搏动可正常，常见心动过速，心尖部 S_1 减弱或消失，P_2 增强，主动脉瓣区舒张期杂音。慢性者心尖搏动向左下移位，可触及抬举性搏动，脉压明显增大；主动脉瓣区可闻及吹风样舒张早期或全舒张期杂音，为高调递减型，坐位前倾呼气末明显，可闻及 Austin Flint 杂音；常见周围血管征，如水冲脉、毛细血管搏动征以及股动脉收缩期和舒张期双期杂音。出现肺动脉高压及右心衰竭时，可出现相应临床表现。

【心电图】

急性者常见窦性心动过速和非特异性 ST-T 改变，可

13

无左心室肥厚；慢性者常出现左心房增大和左心室肥厚伴劳损，室内传导阻滞，房性和室性心律失常。

【胸部 X 线片】

典型表现为左心室增大、左心房扩大、心尖向左下移位以及升主动脉根部扩大，左心衰竭时可见肺淤血征象。

【超声心动图】

超声心动图示左心室容量负荷过重表现，并有助于判断病因。脉冲多普勒和彩色多普勒血流显像可确诊主动脉瓣反流并大致评估反流程度。

【鉴别诊断】

1. **肺动脉瓣关闭不全**　多见于二尖瓣狭窄或房间隔缺损，胸骨左缘舒张期杂音，吸气时增强。

2. **主动脉窦瘤破裂**　多为突发，有胸痛，心力衰竭进行性加重，杂音同主动脉闭塞，心导管造影、超声心动图可确诊。

3. **冠状动静脉瘘**　主动脉瓣区舒张期杂音，冠状动脉造影可确诊。

【确定诊断】

有典型主动脉瓣区舒张期杂音伴周围血管征可建立诊断，确诊依赖超声心动图。

【处理】

1. **急性主动脉瓣关闭不全**　内科治疗的目的是降低肺静脉压，增加心排血量和稳定血流动力学，有条件者可行床旁血流动力学监测，常用血管扩张剂如硝普钠、利尿药及正性肌力药物，外科手术为根本措施。

2. **慢性主动脉瓣关闭不全**

（1）内科治疗：①病因治疗。预防感染性心内膜炎，风湿性心脏病者需预防风湿活动，梅毒性应予一个疗程的青霉素治疗。②无症状轻度或中度反流者、心功能正常者无须特殊治疗，但应限制过度体力活动。③无症状的严重主动脉瓣反流，心功能正常者亦可使用血管紧张素转换酶抑制剂以延长无症状和心功能正常的时间。④出现左心衰竭时要用血管紧张素转换酶抑制剂、β-受体阻断药和利尿药，必要时用正性肌力药物。⑤纠正心房颤动和其他心律失常。

（2）外科治疗：人工瓣膜置换术应在不可逆的左心室功能不全发生之前进行，其适应证为：①出现症状及心功能不全者；②无临床症状，进行性左心室扩大，左心室射血分数（EF）<55%，左心室收缩末期内径>55mm或运动耐力下降；③重度主动脉瓣关闭不全出现心绞痛等症状，心功能尚在正常范围内。

【危重症识别及处理】

急性重度主动脉瓣关闭不全由于左心负荷突然增加，较早出现急性左心衰竭或急性肺水肿，应漂浮导管床旁监测血流动力学下药物治疗，尽快至上级医院外科治疗。

（编委：陈章荣）

（责任编委：孔祥清）

第二节　先天性和老年退行性心脏瓣膜病

一、先天性二叶主动脉瓣

先天性二叶主动脉瓣是成人先天性心脏病的常见类型之一，也是最主要的先天性主动脉瓣畸形。以男性多见，男女比例2∶1。

【病因】

大多数学者认为主动脉瓣畸形主要是由于动脉干的内

膜隆起发育不良所致，胚胎发育早期动脉干分隔为主动脉和肺动脉后，在瓣叶形成过程中出现异常，最终形成两个瓣叶的主动脉瓣，二叶主动脉瓣一般以后前位较多见。

【诊断】

1. 临床表现　当瓣膜功能受损时，表现为主动脉瓣狭窄和（或）主动脉瓣关闭不全的症状和体征。心脏听诊可在主动脉瓣听诊区闻及收缩期喷射样杂音。

2. 辅助检查　超声心动图是诊断先天性二叶主动脉瓣的主要和有效方法，也是随访的最重要工具。

【处理】

（1）发现存在二叶主动脉瓣但无明显瓣膜功能受损及临床症状时，可以定期临床随访。

（2）存在主动脉瓣狭窄和（或）关闭不全的症状及并发症，需要手术治疗。对于主动脉瓣狭窄的患者可施行经皮球囊扩张术，但术后复发率较高且存在较高概率出现扩张后瓣膜关闭不全的情况；对于瓣膜狭窄致明显临床症状，且跨瓣压力阶差＞50mmHg 时，宜行瓣膜切开术或换瓣手术；对于主动脉瓣关闭不全且伴随心脏增大者，也应考虑行外科换瓣手术治疗；对不能行外科手术或高危患者，可考虑行经皮主动脉瓣置换术。

二、先天性二尖瓣畸形

先天性二尖瓣畸形较少单独出现，常常合并有其他先天性心脏病变，可导致先天性二尖瓣狭窄和关闭不全。

【病因】

1. 先天性二尖瓣狭窄　常见原因包括先天性二尖瓣瓣膜伞状异常；瓣叶增厚变短，腱索融合，阻塞乳头肌；

结缔组织所致的二尖瓣瓣上及瓣下狭窄。

2. 先天性二尖瓣关闭不全　单侧或双侧二尖瓣瓣叶脱垂；二尖瓣瓣叶裂口或穿孔；二尖瓣双口；不合适的瓣叶组织、瓣叶组织过多或瓣叶向下移位至左心室；腱索异常插入或腱索过度延长。

【诊断】

（一）先天性二尖瓣狭窄

1. 临床表现　婴儿早期就可出现临床症状。典型症状为呼吸困难和反复发作的肺部感染；病情严重者进展至肺动脉高压，可出现充血性心力衰竭和全身发绀等表现。心脏听诊可闻及局限于心尖区的舒张中晚期低调、递增的隆隆样杂音，有时可伴有舒张期震颤；心尖区第一心音亢进，部分患者可闻及二尖瓣开瓣音。

2. 辅助检查

（1）X线检查：心脏增大，典型表现为左心房明显增大，左心缘变直，右心缘双房影，左主支气管上抬。肺动脉干、左心耳及右心室均增大时，后前位心影呈梨状，称为"二尖瓣型心脏"。

（2）心电图检查：二尖瓣狭窄致左心房增大时，可见P波增宽且呈双峰形；合并肺动脉高压并累及右心时，常有电轴右偏。

（3）超声心动图检查：是确诊先天性二尖瓣畸形的首选检查，可直接观察瓣叶形态和结构、测量瓣口面积、房室腔大小、测算血流速度及跨瓣压力差。

（二）先天性二尖瓣关闭不全

1. 临床表现　轻度二尖瓣关闭不全者可无明显症状，仅在体检时可闻及心脏杂音。症状表现为生长发育迟缓、乏力、食欲减退、体重轻等，可伴随反复出现的肺部感染。

疾病进展至重度关闭不全时可出现呼吸困难及心力衰竭。体检可发现心尖向左下扩大移位，听诊第一心音减弱，并常可闻及典型的心尖区全收缩期吹风样杂音，吸气时减弱，并向左腋下或左肩胛下区传导。

2. 辅助检查

（1）X线检查：主要表现为左心房和左心室的增大，心尖向左下移位。

（2）心电图检查：多表现为左心房和左心室肥厚，电轴左偏。

（3）超声心动图检查：是诊断先天性二尖瓣关闭不全的主要工具和依据。二维和M型超声可见左心房和左心室的增大，彩色多普勒血流成像（CDFI）可见收缩期二尖瓣口出现五彩镶嵌的湍流进入左心房。并可根据图像进行定位分析，发现病因和评估反流量。

【处理】

轻症或无明显症状者，可以评估其危险程度并定期随访。对心脏血流动力学有影响或心脏进行性增大者，需早期行外科手术治疗。

三、老年退行性心脏瓣膜病

随着生活水平的提高和人口老龄化的进展，老年退行性改变所导致的心脏瓣膜病的患病人群也逐渐增加，且已经超过风湿性心脏病，成为老年性心脏瓣膜病的首要原因。老年退行性主动脉病变最多见，特别是主动脉瓣狭窄。

【病因】

心脏瓣膜中纤维结构的非炎性、慢性退行性改变，可能病因包括：动脉粥样硬化；钙化和骨的形成；遗传因素；高血压，血糖、血脂紊乱以及吸烟等诸多因素。

【诊断】

结合患者年龄、超声心动图检查结果及近期出现以下表现，如：心脏杂音；心功能不全；心律失常，尤其是房颤或房室传导阻滞者；且排除其他可以发生瓣膜钙化的疾病如风湿性心脏瓣膜病、先天性主动脉瓣二叶畸形、梅毒性心脏病、乳头肌功能不全、腱索断裂及黏液样变性所致的瓣膜损害者，可以诊断为老年退行性心脏瓣膜病。

【处理】

老年退行性心脏瓣膜病早期无明显症状，无须特殊处理，可定期随访。疾病进展期的主要治疗策略如下。

1. 控制危险因素　他汀类药物调脂；ACEI 减轻动脉粥样硬化；控制血压和血糖；戒烟。

2. 减轻并发症　针对心力衰竭的治疗，控制心律失常，防止血栓栓塞事件的发生。

3. 介入及外科手术治疗

（1）介入治疗：经皮主动脉瓣球囊扩张术和经皮主动脉瓣置换术，注意适应证的选择。

（2）外科手术治疗：瓣膜修补术和瓣膜置换术（机械瓣或生物瓣）。

（编委：张爱元）

（责任编委：王建安）

第一节 糖尿病与心血管疾病

糖尿病是一种慢性全身代谢性疾病，其血管并发症中大血管病变主要累及主动脉、冠状动脉等，病理改变以大、中动脉粥样硬化和中、小动脉硬化为主要特征；微血管病变主要累及直径<100μm 的毛细血管和微血管网，常见于视网膜、肾、肌肉、神经、皮肤等组织的微血管病变。糖尿病血管并发症包括冠心病、脑卒中、周围动脉疾病、糖尿病肾病、视网膜病变、神经病变和心肌病。从心血管医学的角度，更恰当地说"糖尿病是冠心病等的危症"，"糖尿病是一种心血管疾病"。

【糖尿病性心血管并发症】

1. 冠心病 1 型和 2 型糖尿病均是冠心病的独立危险因素，临床常无症状，且多支血管病变常见。

2. 糖尿病性心肌病 是指发生于糖尿病患者，不能用高血压性心脏病、冠心病、心脏瓣膜病及其他心脏病变解释的心肌疾病。1 型患者多见。该病为代谢紊乱及微血管病变导致心肌广泛灶性坏死，出现亚临床的心功能异常，最终进展为心力衰竭、心律失常及心源性休克，甚至猝死。常见的临床症状和体征包括：①充血性心力衰竭：女性为男性的 2 倍。如有心肌梗死病史，则很难与心肌梗死后心力衰竭鉴别，需病理活检方能确诊。合并高血压者需与高血压性心脏病相鉴别。②心律失常：表现为心房颤动、病态窦房结综合征、房室传导阻滞、室性期前收缩及室性心动过速等。③心绞痛：由于壁内小冠状动脉阻塞而发生心绞痛。

3. 卒中　老年人发生率达 13%。糖尿病可加重颈动脉粥样硬化，导致颈动脉闭塞引起不可逆性脑损害，预后差。

4. 糖尿病性肾病　病程 18 年以上的 1 型糖尿病患者约 35% 将出现糖尿病肾损害，而 35% 新开始透析患者是 2 型糖尿病的终末期肾病（ERSD）。糖尿病接受透析治疗每年死亡率＞20%，其中，心血管疾病是 ERSD 最主要的死亡原因。糖尿病肾损害的主要临床及病理表现见表 14-1。

表 14-1　糖尿病肾病患者临床症状、体征

分期	GFR	UAE/尿蛋白	血压	主要病理改变
Ⅰ期： 肾小球高滤过期	↑	UAE 正常	正常	仅肾小球肥大
Ⅱ期： 无临床表现的 肾损害期	↑或正常	UAE 休息时正 常，应激时 ↑	多数正常	GBM 增厚、 肾小球系膜 基质增宽
Ⅲ期： 早期糖尿病肾 病期	大致正常	UAE 持续↑， 尿蛋白（－）	正常或↑	上述病变加 重、小动脉 玻璃样变
Ⅳ期： 临床糖尿病肾 病期	逐渐↓	尿蛋白（＋） →大量蛋白 尿	↑↑	上述病变更 重，部分肾 小球硬化
Ⅴ期： 肾衰竭期	↓↓↓	大量蛋白尿→ 逐渐↓	↑↑↑	肾小球硬化、 功能丧失

注：GFR，肾小球滤过率；UAE，尿白蛋白排泄率；GBM，肾小球基底膜；↑，轻度升高；↑↑，中度升高；↑↑↑，高度升高；↓，下降；↓↓↓，显著下降

【危险因素】

糖尿病患者主要危险因素及潜在因素的评价见表 14-2、14-3。

表 14-2 糖尿病患者主要危险因素的评价

危险因素	病史采集	体格检查或实验室检查
吸烟	目前和既往吸烟嗜好、吸烟期限（年）、量（支数/每天）、是否被动吸烟（工作环境或家中）	无
血压	高血压病史及治疗措施（目前和既往得性压药应用），确定影响血压的获得性因素（体重，体育活动水平、钠摄入、酒精消耗量等）	体格检查：测定立位、坐位血压、老年人24h血压监测、发现有无夜间血压下降（自主功能失调）、发作性高血压、直立性低血压等情况
血脂和脂蛋白	了解饮食习惯、酒精摄入量、锻炼习惯、调整生活习惯史，应用可能影响脂蛋白的药物史，早发心血管疾病和血脂异常家族史、甲状腺疾病、胰腺炎病史等	体格检查：破裂的黄色瘤视网膜脂血症（严重高三酰甘油血症），结节性黄色瘤破裂（β脂蛋白异常血症征象）、黄瘤（提示高脂血症和甲状腺功能低下征象） 实验室检查：测定总胆固醇、三酰甘油、高密度脂蛋白、低密度脂蛋白、白蛋白尿、血清肌酐等脂蛋白a，肝功能、肾功能、甲状腺功能、血清肌酐等
白蛋白尿	询问糖尿病史、有无夜尿增多、尿量异常及泡沫尿等情况	实验室检查：测定血清肌酐，用试纸测尿蛋白，如果阴性，第一天晨尿标本测尿蛋白/肌酐比值
血糖	高血糖及出现的年龄、糖尿病治疗的疗程、家族史及并发症情况	体格检查：评估大动脉搏动情况，有无糖尿病眼病变、糖尿病周围神经病变等 实验室检查：空腹血糖、餐后血糖、糖化血红蛋白、口服葡萄糖耐量试验、胰岛功能评估（胰岛素水平及C肽水平测定）

表 14-3　糖尿病患者的潜在危险因素评价

危险因素	病史采集	体格检查或实验室检查
体重和脂肪分布	体重的情况，超重开始的年龄，体重减轻和增加的病史，饮食锻炼习惯，影响体重社会职业因素（家庭状况、家庭成员、儿童及成人期体重情况），对控制体重的态度和积极性	测体重（kg），身高（m），计算体质量指数（BMI）并判断（BMI 25～29.9kg/m² 超重，>30kg/m² 肥胖）测腰围：腹部肥胖腰围≥90cm（男性），>85cm（女性）
体力活动	评估过去和目前体力活动水平，了解工作、参加锻炼、常规走路、慢跑和游泳的体力活动。女性询问家务劳动、看护小孩的活动量，确定经常性活动的时机和器械	运动试验确定心血管状况（如 6min 步行距离试验、心肺功能测定等）
家族史	评价心血管疾病或猝死家族史（阳性家族史：心血管疾病或猝死发生于 1 级亲属，55 岁以上男性、65 岁以上女性，确定 1 级亲属是否存在其他危险因素：高胆固醇、吸烟、高血压、糖尿病）	1 级亲属测定血糖，血脂（总胆固醇、三酰甘油、低密度脂蛋白、高密度脂蛋白）

1. **易患因素** 肥胖、体力活动少、遗传、性别和年龄增长等。

2. **胰岛素抵抗和代谢综合征** 2 型糖尿病多见。胰岛素抵抗是一种可引起多种代谢改变的多系统紊乱，其代谢危险因素是血脂异常、高血压、糖耐量异常、促血栓状态等，其相关因素有肥胖、缺乏体力活动、高龄等。

3. **致动脉硬化性血脂异常** 血脂异常包括极低密度脂蛋白（VLDL）升高、低密度脂蛋白（LDL）升高及高密度脂蛋白（HDL）降低，称为血脂三联征。糖尿病患者致动脉粥样硬化脂蛋白异常，称为糖尿病性血脂异常。血脂三联征中任何一种成分异常都可能独立致动脉粥样硬化，LDL 升高是冠心病的主要危险因素。

4. **高血压** 是主要危险因素，增加冠心病和脑卒中的危险性，并与糖尿病肾病有关。

5. **高血糖** 胰岛素抵抗血糖异常首先出现空腹血糖受损（IFG）或糖耐量异常（IGT）。

6. **促血栓状态** 代谢综合征是一种促凝状态，胰岛素抵抗常伴有凝血机制的异常，易致动脉血栓形成。

7. **吸烟** 吸烟是冠心病的主要危险因素，糖尿病患者同时吸烟，则有双重危险因素。

8. **糖尿病肾病** 微量白蛋白尿是糖尿病肾损害的最早征象，是进行性肾损害的前驱征象，预示心血管疾病的高危险性。大量白蛋白尿（尿白蛋白>300mg/d 或尿白蛋白/肌酐>300mg/g）通常说明已有明显的糖尿病肾病，随之出现肾小球滤过率下降。糖尿病发展为肾病综合征，常有明显的肾性血脂异常，最明显的是高胆固醇，肾病综合征预示进行性肾功能不全，此后将进入肾病终末期，患者需进行长期透析或肾移植。

【体格检查】

1. 常规体格检查　包括血压、脉搏、体重、腰围、臀围、全面心脏体检、神经系统检查。

2. 心血管检查　颈动脉、股动脉、周围动脉搏动（如双侧足背动脉等）、踝 / 肱动脉收缩压比（亚临床周围血管病指征）等。

3. 眼底检查　评估糖尿病视网膜疾病、糖尿病眼底病变等。

【实验室检查】

1. 血糖和糖化血红蛋白　血糖控制不佳时空腹和（或）餐后血糖明显增高，糖化血红蛋白可反映近 3 个月的血糖控制情况。

2. 血浆渗透压　糖尿病患者常增高。

3. 血液黏度　一般都增高，全血黏度（低切）≥10.00，血浆比黏度≥1.70。

4. 其他　尿白蛋白、血肌酐、血浆总胆固醇、低密度脂蛋白胆固醇、高密度脂蛋白胆固醇、血三酰甘油等为常规检查。若患者合并有急性冠状动脉综合征时应检测心肌酶谱、肌钙蛋白等，合并有心力衰竭患者可检测 BNP 或 NT-proBNP，合并肾功能不全患者应同时检测肌酐清除率、肾小球滤过率、尿微量白蛋白等。

【辅助检查】

1. 超声心动图　以左心室舒张功能异常为特征，较收缩功能异常出现早且明显，左心室舒张末内径（LVEDD）减小。当并发充血性心力衰竭时，有心脏扩大、左心室收缩功能受损等扩张型心肌病的超声心动图表现。

2. 心电图　无特异性改变。

3. 胸部 X 线片　多数心脏大小正常，伴心力衰竭或高血压的患者可见左心室增大。

4. Holter 及心率变异性检测　Holter 可用于检测无症状心肌缺血与 24h 内心率变异性（HRV）。

5. 心脏自主神经功能检测　临床上可作为评估糖尿病患者交感神经受损的程度。自主神经病变的证据：①立、卧位试验，心率差值＜10 次 /min；② Valsalva 动作指数≤1.0；③直立性低血压由卧位 5s 内起立时，收缩压下降＞30mmHg（3.99kPa），舒张压下降＞20mmHg（2.66kPa），伴头晕等症状；④病理检查心脏自主神经纤维减少、分段，局部有核状和球状增厚。

6. 心电图运动试验　评估冠心病。

7. 超声多普勒检测　检测双侧颈动脉及周围血管，评估动脉粥样硬化程度。

8. 肾 B 型超声检查　评估肾大小及结构，作为糖尿病肾病分期的依据。

9. 颅脑 CT 或颅脑 MRI 检查　评估有无脑出血及脑卒中。

10. 心导管检查及造影　评价心功能，如糖尿病心肌病患者可表现为左心室舒张末压（LVEDP）升高、舒张末容积（LVEDV）正常或增加及 LVEDP/LVEDV 比值升高，反映左心室僵硬度增加及左心室舒张功能不全。冠状动脉造影检查可作为诊断糖尿病合并冠心病的金标准。

11. 心内膜心肌活检　对疑诊糖尿病心肌病患者可进行心内膜心肌活检，发现特征性微血管病变和（或）间质糖原染色（PAS）阳性物质沉着时有助于诊断。

【鉴别诊断】

1. 糖尿病肾病与高血压肾病的鉴别　2 型糖尿病常与

高血压并存，两者均可继发肾损害，当患者出现蛋白尿等肾损害表现时即需进行鉴别。其鉴别要点如下。

（1）病史长短：糖尿病或高血压导致的蛋白尿一般均需持续患病10年以上，病史过短者难以考虑。

（2）尿蛋白量：高血压导致尿蛋白量不多，一般在1g/d左右，不会出现大量蛋白尿；而糖尿病肾病出现蛋白尿后，2~3年即可进展为大量蛋白尿，并导致肾病综合征。

（3）肾功能变化：高血压肾病常先出现远端肾小管浓缩功能障碍，后出现肾小球功能损伤；而糖尿病肾病的肾小球及肾小管功能损害往往同时出现。

（4）眼底病变：如果发现糖尿病眼底病变（尤其微血管瘤），应首先考虑糖尿病肾病。

（5）肾大小：糖尿病肾病肾体积常增大，甚至慢性肾衰竭早期部分患者肾仍大于正常；而高血压肾病肾功能正常时肾大小正常，出现慢性肾衰竭后肾缩小。

（6）肾组织病理检查：病理检查可确定诊断。

2. 糖尿病心肌病的鉴别诊断　是排他性诊断，排除高血压心脏病、先天性心脏病、扩张型心肌病、瓣膜病，尤其冠心病后方可诊断。

【处理】

糖尿病合并心血管疾病患者应常规接受糖尿病综合治疗，包括糖尿病教育、饮食治疗、体育锻炼、药物治疗（口服降糖药、胰岛素等）和血糖检测等。

1. 糖尿病合并脑卒中的处理原则　除脑卒中的一般处理原则外，血糖＞11.1mmol/L即给予胰岛素治疗；血糖＜2.8mmol/L给予10%~20%葡萄糖口服或静脉注射治疗，尽快纠正低血糖；控制糖化血红蛋白＜6.5%，在避免发生低血糖的前提下，尽量将血糖控制在正常范围内。

2. 糖尿病肾病的治疗

（1）基本原则：包括控制血糖、血压、血脂及限制蛋白质入量等。

（2）药物治疗：可应用舒洛地特、糖基化终末产物抑制剂、蛋白激酶C抑制剂、抗纤维变性等4类药物。

（3）终末期肾衰竭的治疗：肾替代治疗，包括血液透析（HD）、腹膜透析（PD）及肾移植。

（4）肾衰竭时胰岛素的应用：需调整胰岛素用量，因此时体内胰岛素可能出现着两种截然不同情况：一种可能，胰岛素降解减少，血浓度增加，故药用胰岛素应减量；另一种可能，产生胰岛素抵抗，必须加大药用胰岛素剂量。临床上应视具体情况决定。

（5）肾衰竭时口服降糖药的应用

1）磺脲类药：其多数药物（如甲苯磺丁脲、格列本脲、格列吡嗪、格列齐特等）主要经肾排泄，易体内蓄积（尤其长效药物如氯磺丙脲），诱发低血糖，故禁用。但格列喹酮（gliquidone）的代谢产物主要经粪排泄（95%经胆汁从粪排出，仅5%经肾从尿排出），仍可应用，仅在终末肾衰竭时适当减量。

2）格列奈类药：包括瑞格列奈及纳格列奈等，在轻、中度肾功能不全时仍可应用。

3）双胍类药：包括苯乙双胍、二甲双胍等，主要经肾排泄，肾功能不全时禁用。

4）α-葡萄糖苷酶抑制剂：临床常用阿卡波糖（acarbose），口服后仅约2%吸收入血，其余均从肠道排出，故肾衰竭时仍可服用。

5）噻唑烷二酮类药：临床常用罗格列酮及吡格列酮，在轻、中度肾功能不全时仍可应用。但有增加心肌缺血的危险，因此冠心病患者及其高危人群（如高龄、高血压等）要慎用。

3. 指南推荐　糖尿病合并冠心病者正规的药物治疗可以提高总的生存率，改善生活质量，降低对介入治疗的需求。冠心病或动脉硬化疾病的危险因素综合防治原则（表 14-4）亦可作为合并冠心病的糖尿病患者的治疗原则。

危险因素的防治与控制血糖同样重要。2 型糖尿病患者应加强体育锻炼及减重，抗血小板药物对糖尿病合并冠心病几乎已成常规，并可扩展到糖尿病合并动脉硬化疾病患者。糖尿病合并心血管疾病的患者，在可以耐受的情况下应常规使用 β- 受体阻断药，但在使用过程中应注意潜在的低血糖风险。

药物洗脱支架支架内再狭窄发生率大大降低，糖尿病患者多支多处病变也可选择介入治疗。

【一级预防】

早期控制代谢综合征，早期干预冠心病的危险因素。预防包括戒烟，血压控制，体育锻炼，控制血糖、体重，降血脂治疗。基本原则见表 14-4，原则中更强调了降血脂的重要性。

表14-4　AHA/ACC 对冠心病或动脉硬化疾病的危险因素的综合防治原则

危险因素的干预	方案
吸烟 目标：完全戒烟	鼓励患者及家人不吸烟 提供建议，尼古丁替代物及正规的戒烟计划
控制血压 目标：130/80mmHg	改变生活方式：血压>135mmHg 和（或）85mmHg 时，控制体重，体育锻炼，适量酒精摄入，适度限盐 药物治疗：改变生活方式3个月后血压≥140/90mmHg，或初始血压>160/100mmHg，用药应个体化
血脂控制	糖尿病患者，年龄40~75岁，LDL-C为70~189mg/dl，无动脉粥样硬化性心血管疾病证据，采用中等强度他汀类治疗。使LDL-C水平降低30%~49% 无心血管疾病或糖尿病证据，采用中等强度他汀类治疗。但LDL-C为70~189mg/dl，且动脉粥样硬化性心血管疾病10年风险>7.5%的患者，采用中等或高强度他汀类治疗。对于动脉粥样硬化性心血管疾病10年风险>7.5%的患者中，高强度他汀类药物治疗则为合理选择 建议用药： TG<200mg/dl　200mg/dl≤TG≤500mg/dl　TG>500mg/dl　HDL<35mg/dl 他汀类，树脂类　他汀类或贝特类　联合用药：他汀类+贝特类　重视控制体重，体育锻炼，戒烟
血糖控制 目标：接近正常空腹血糖，HbA$_{1c}$小于正常上限的1%	第一步：减轻体重及锻炼 第二步：口服降糖药［磺脲类和（或）双胍类，拜糖平，格列酮类］ 第三步：胰岛素治疗

（待续）

（续表）

危险因素的干预	方案
体育锻炼 目标：增加总量，每周锻炼3~4次，每次30min	通过运动试验了解运动耐量以制订计划，评估运动的风险性，鼓励每周锻炼3~4次，每次30min 轻中度运动量（散步、慢跑、骑车或其他有氧运动），作为日常活动的补充（工间休息，爬楼梯，园艺、做家务），每周5~6h获益最大，中、高危患者建议在医生监督下进行
控制体重	体质量指数≥25kg/m² 患者进行严密的饮食控制和体育锻炼（如上所述），对有高血压、高三酰甘油、高血糖的患者特别要强调降体重
抗血小板药物/抗凝药	无禁忌可口服阿司匹林80~325g/d，心肌梗死后不能口服阿司匹林者，可用华法林，使INR在2~3.5
心肌梗死后ACEI的应用	心肌梗死后稳定的高危患者应尽早应用（前壁心肌梗死，陈旧心肌梗死，Killip2级），合并左心室功能异常（射血分数<40%）或有症状的心衰应持续用药，所有高血压或有症状需药物治疗的患者
β-受体阻断药	心肌梗死后高危患者（心律失常，左心室功能不良，诱发性心肌缺血）第5~28天开始，至少应用6个月。禁忌证除外。糖尿病患者适当应用β-受体阻断药并非禁忌。可用于控制心绞痛、心律、血压
雌激素	观察发现（非临床试验）唯激素替代治疗有益。对糖尿病妇女同冠状病其他心脏危险因素一样个体化治疗尚未被证实

注：中国高血压指南中对于糖尿病患者血压控制目标为<130/80mmHg

（编委：薛玉增）
（责任编委：朱治远）

第二节　电解质紊乱导致的心血管问题

钠代谢紊乱与心血管问题

一、低钠血症

血清钠浓度＜130mmol/L，与体内总钠量无关。

【临床表现】

1. 症状　无特异性，与血钠降低程度及速度有关。

（1）轻度（血清钠浓度120～130mmol/L）：无症状，或出现味觉减退、厌食、恶心、呕吐、乏力、肌肉酸痛/痉挛。

（2）中度（血清钠浓度110～120mmol/L）：头痛、性格改变，对语言、痛觉减弱，行为异常，幻觉及二便失禁。

（3）重度（血清钠浓度＜110mmol/L）：心动过缓、高血压、低血压。严重者意识改变（嗜睡、谵妄、癫痫样发作、反射消失、昏迷）或脑疝形成（瞳孔散大、呼吸停止）。

2. 问诊要点

（1）近期是否有不适当大量饮水或输液。

（2）近来有无精神状态改变。

（3）系统性疾病史，如心、肝、肾功能障碍或甲状腺功能减退等。

（4）用药史，如利尿药、磺脲类降糖药、氯氮平、卡马西平等。

3. 体格检查

（1）脉搏（率、律）、额外心音、血压、呼吸频率、啰音。

（2）有无脱水征象或水肿征象，腹腔积液、胫前水肿。

（3）有无颈静脉怒张。

（4）有无肌力下降、腱反射减弱。

【诊断】

1. 病因诊断

（1）低容量性低钠血症：即低渗性脱水。失钠多于失水，血清钠浓度降低，血浆渗透压（<280mmol/L）降低。多见于过量使用排钠性利尿药；急性肾衰竭多尿期；肾小管性酸中毒；糖尿病酮症酸中毒；肾上腺皮质功能减退症等。

（2）高容量性低钠血症：即水中毒。水过多，血钠被稀释，总钠量可正常或增加，血清钠和细胞内液钠浓度降低。血浆渗透压<280mmol/L。常见原因有：①抗利尿激素（ADH）代偿性分泌增多：右心衰竭、缩窄性心包炎、门静脉或下腔静脉阻塞、肾病综合征、低蛋白血症、肝硬化等；②ADH分泌异常综合征（SIADH）；③肾排泄水障碍：急性肾衰竭少尿期、急性肾小球肾炎；④肾上腺皮质功能减退；⑤渗透阈重建：如孕妇；⑥ADH用量过多。

（3）等容量性低钠血症：即血钠降低，一般不伴有血容量的明显改变，或仅有轻度升高。血浆渗透压<280mmol/L。主要见于SIADH、恶性肿瘤、中枢神经系统疾病、肺部疾病等，可在不同程度上导致ADH异常释放。

2. 心电图表现　无特征性变化。

【诊断流程】

低钠血症的诊断流程见图14-1。

【处理】

1. 紧急处理

（1）注意患者生命体征和意识状态。

（2）建立静脉通路，输注生理盐水。

（3）基本检查：血电解质、肾功能、血糖、血常规、尿常规、尿电解质分析（24h尿）。

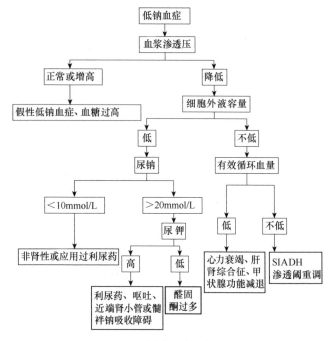

图 14-1 低钠血症诊断流程

（4）备选检查：血和尿渗透压、尿比重、心电图、血脂、血浆蛋白、胸部 X 线、颅脑 CT。

（5）血钠＜120mmol/L 或有中枢神经系统症状者行心电监护。

（6）意识障碍者给予纳洛酮，50% 葡萄糖溶液，维生素 B_1。

2. 院内治疗　总原则：先快后慢，分次完成。

（1）补钠量（mmol/L）＝0.6（女性 0.5）× 体重（kg）× ［血钠正常值（mmol/L）－血钠实测值（mmol/L）］。（1g 氯化钠含 17mmol Na^+）。

（2）急性或严重低钠血症，在 48h 内以每小时提高血清钠 1～2mmol/L 的速度输注。以 3% 氯化钠溶液滴注。

（3）慢性或很难估计病程的低钠血症，在 24h 内以每小时提高血清钠 0.5mmol/L 以内的速度输注，建议治疗时间以 48～96h 为宜。

（4）密切监测血钠，早期应 2～4h 一次，直至症状消失，然后 4～8h 一次，直至血清钠恢复正常水平。

（5）高容量性低钠血症，限制饮水 <1L/d，高盐饮食，利尿药呋塞米，必要时透析治疗。

（6）低容量性低钠血症，静脉滴注生理盐水恢复血容量，去除病因。

【可能发生的后果】

除脑细胞水肿和颅内高压临床表现外，由于血容量缩减，可出现血压低、脉细速和循环衰竭，同时有失水的体征。如果低钠血症在 48h 内发生，则有很大危险，可导致永久性神经系统受损的后果。慢性低钠血症者，则有发生渗透性脱髓鞘的危险，特别在纠正低钠血症过分或过快时易于发生。常发生在快速纠正低钠血症后的 1～6 天，表现为疲乏、发声障碍、吞咽困难、昏迷甚至死亡。

【基层医生处理要点】

（1）有低钠血症症状的患者行血电解质检测。

（2）血清钠 <120mmol/L 时，应输注氯化钠，并监测血清钠浓度变化，或有中枢神经系统症状者行心电监护。

（3）掌握补钠的量及速度要求。

（4）初步判断病因，针对病因治疗。

二、高钠血症

血清钠 >150mmol/L，机体总钠量可增高、正常或减少。

14

【临床表现】

1. 症状

（1）低容量性高钠血症：口渴、心动过速、尿量减少、皮肤、黏膜干燥，皮肤弹性减低。

（2）高容量性高钠血症：口渴、肺水肿、呼吸困难、肺部啰音、外周水肿。

（3）神经系统表现：震颤、共济失调、兴奋、谵妄、精神错乱、癫痫发作、昏迷。

（4）其他：尿崩症、肌无力。

2. 问诊要点

（1）近期水摄入情况。

（2）有无意识状态改变。

（3）颅内疾病史（如肿瘤、脑血管意外、感染、手术或外伤史）可导致中枢性尿崩。

（4）服药史和化学品中毒史（如利尿药、锂）。

3. 体格检查

（1）体温、脉搏、血压、呼吸频率及随体位变化情况，意识状态。

（2）皮肤、黏膜是否干燥，有无脱水征象。

（3）肺部呼吸音、啰音。

（4）心脏频率、节律，额外心音。

（5）神经系统肌力、腱反射。

【诊断】

1. 病因诊断

（1）低容量性高钠血症：又称高渗性脱水，失水多于失钠，血浆渗透压 > 310mmol/L。多见于发热、中暑、严重腹泻、呕吐，水摄入减少，渗透性利尿及中枢神经系统疾病影响 ADH 分泌。

（2）高容量性高钠血症：血容量及血钠均增高。见于高张盐水容量复苏时、给予大剂量碳酸氢钠、高渗液透析时、过多进食食盐、原发性醛固酮增多症和库欣综合征。

（3）等容量性高钠血症：血容量无改变而血钠升高，多见于下丘脑受损、中枢性/肾性尿崩、发热脱水、糖尿病脱水。

2. 心电图表现　无特异性。

【处理】

1. 紧急处理

（1）注意生命体征。

（2）建立静脉通路。

（3）基本检查：血电解质、肾功能、血糖、血常规、尿常规。

（4）备选检查：血和尿渗透压、尿比重、心电图、胸部X线、颅脑CT。

（5）血钠＞160mmol/L或有中枢神经系统症状者行心电监护。

2. 院内治疗

（1）低容量性高钠血症：防止水继续丢失和纠正低血容量。首选经胃肠道补充。静脉可给予0.45%的氯化钠或葡萄糖溶液。补水量（L）＝（血钠测定值－血钠正常值）×体重（kg）×4。计算所得液体不宜在当日一次补完，一般分2天补给。

（2）高容量性高钠血症：可强效利尿，肾功能受损时可透析，利尿同时补充低张液体，血容量正常后输注5%葡萄糖溶液，避免使用低渗盐溶液。

（3）等容量性高钠血症：严密监测尿量，5%葡萄糖溶液或低渗盐水纠正缺水。缺水量＝0.6×体重(kg)×（实测血钠－正常血钠）/实测血钠。

（4）对有症状的急性高钠血症，可快速给予纠正，每小时下降1～2mmol/L是适当的，但在血清钠水平下降20～25mmol/L或血钠水平已降至145mmol/L以下等情况时应停止快速纠正。对于慢性或时间不明的高钠血症，每小时下降不超过0.5mmol/L，24h下降10～12mmol/L为宜。

（5）治疗过程中密切监测血钠，早期应2～4h一次，直至症状消失，然后4～8h一次，直至血清钠下降至145mmol/L。

【可能发生的后果】

主要呈脑细胞脱水表现，如意识恍惚、烦躁不安、抽搐、惊厥、癫痫样发作、昏迷甚至死亡。如果治疗过程中血钠下降过快也可能出现脑水肿、膨出甚至脑疝的发生。

【基层医生处理要点】

（1）有高钠血症症状的患者行血电解质检测。

（2）血清钠＞160mmol/L时，应输注葡萄糖溶液，并监测血清钠浓度变化，或有中枢神经系统症状者行心电监护。

（3）掌握补水的途径、量及速度要求。

（4）初步判断病因，针对病因治疗。

（5）必要时转至有条件进行透析的医院进行透析。

钾代谢紊乱与心血管问题

一、低钾血症

血清钾浓度低于3.5mmol/L。①轻度：3.0～3.5mmol/L；②中度：2.5～3.0mmol/L；③重度：＜2.5mmol/L。

【临床表现】

1. 症状　多种多样，最危及生命的症状包括心脏传导系统和神经肌肉系统。

（1）循环系统：各种心律失常和传导阻滞，轻者窦性心动过速、房性期前收缩、室性期前收缩，房室传导阻滞；重者阵发性房性心动过速或室性心动过速，甚至心室扑动、心室颤动。周围末梢血管扩张致血压下降；心肌损害、心肌张力减低致心脏扩大，重者心衰。缺钾可加重洋地黄和锑剂中毒，导致死亡。

（2）神经肌肉系统：骨骼肌弛缓性瘫痪致全身肌无力、软瘫或肌痛，平滑肌失去张力致腹胀、便秘、麻痹性肠梗阻、尿潴留。

（3）中枢神经系统：意识淡漠、呆滞、疲乏、萎靡、烦躁、情绪激动、嗜睡、昏迷、定向力障碍。

（4）泌尿系统：多尿、夜尿增多甚至肾衰竭。

（5）消化系统：食欲减退、恶心、呕吐、腹胀、便秘。

（6）内分泌代谢系统：糖耐量减退，长期缺钾的儿童生长发育迟缓。

2．问诊要点

（1）年龄、酗酒史。

（2）肌无力程度，有无呼吸困难。

（3）既往发作史及伴随症状。

（4）最近服药史，包括利尿药、胰岛素、β-受体兴奋剂、碱性药物、导泻药及钡、生棉油等毒物。

（5）甲状腺功能亢进症病史；肾病和消化道病史。

3．体格检查

（1）脉搏、血压、呼吸频率及意识状态。

（2）心率、节律。

（3）腹部外形、肠鸣音。

（4）神经系统肌力、腱反射。

【辅助检查】

1．实验室检查　低钾血症是指血清钾浓度低于3.5mmol/L

的一种病理生理状态。①轻度：血清钾 3.0～3.5mmol/L；②中度：血清钾 2.5～3.0mmol/L；③重度：血清钾<2.5mmol/L。除检查静脉血电解质外，有条件的应做静脉血气分析，以判断机体的酸碱平衡情况。低钙、低镁和酸中毒可加重低钾血症。

2. 心电图表现　低血钾水平不同心电图表现也不同（图 14-2）：① 3.0～3.4mmol/L：T 波振幅降低，U 波振幅增加；② 2.5～2.9mmol/L：U 波增大，与 T 波可等高，呈驼峰状，ST 段轻度压低；③ 2.0～2.4mmol/L：ST 段进一步压低，T 波倒置，U 波增高的导联数增多，可出现窦性心动过速、房性心动过速、心房颤动、室性期前收缩为主，或交界性心动过速、室性心动过速、心室颤动等；④<2.0mmol/L：U 波高于 T 波，与 T 波融合，QT 间期与 QU 间期无法分辨，ST 段压低明显，T 波倒置较深，U 波增高的导联数显著增多，QRS 时限延长，心律失常显著增多，可有轻度传导阻滞。

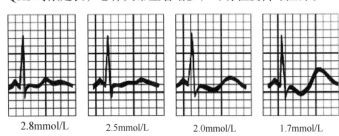

2.8mmol/L	2.5mmol/L	2.0mmol/L	1.7mmol/L

图 14-2　不同程度低钾血症的心电图改变

【诊断流程】

低钾血症诊断流程见图 14-3。

【处理】

1. 紧急处理

（1）建立静脉通路，心电图检查。

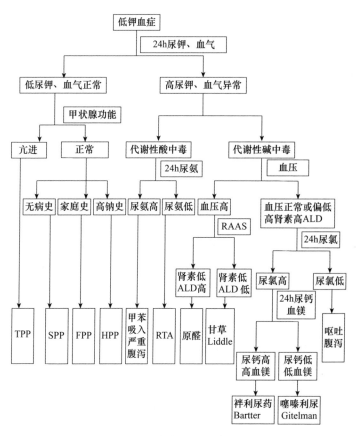

图 14-3 低钾血症诊断流程

注：TPP，甲亢性周期性麻痹；SPP，散发性周期性麻痹；FPP，家族性周期性麻痹；HPP，高钠性周期性麻痹；RTA，肾小管性酸中毒；原醛，原发性醛固酮增多症；Liddle，Liddle 综合征，亦称假性醛固酮增多症；ALD，血清醛固酮；RAAS，肾素 - 血管紧张素 - 醛固酮系统；Bartter，Batter 综合征；Gitelman，Gitelman 综合征

（2）有心脏症状、体征者行心电监护。

（3）心脏骤停患者给予基础生命支持。

（4）基本检查：血电解质（＋血钙）、血气分析。

（5）备选检查：肾功能、血糖、尿常规、尿电解质、甲状腺功能等。

2. 院内治疗

（1）补液、纠正酸碱失衡。

（2）心电监护至血钾正常、症状缓解。

（3）心室颤动、室性心动过速、心室停搏者心肺复苏。

（4）积极治疗原发病。

（5）补钾

1）补钾途径

A. 口服补钾：轻度低钾血症患者首选口服钾盐（氯化钾、枸橼酸钾、醋酸钾、谷氨酸钾）补钾，每天分次给予 4～8g（50～100mmol）即可，但必须注意钾盐可能对胃肠道产生刺激作用。

B. 静脉补钾：当严重低钾血症（＜2.0mmol/L）或者有威胁生命的症状，应静脉补钾。外周静脉补钾时浓度一般不超过 3‰，否则易引起疼痛、静脉炎甚至静脉血栓，有的还可能因渗入软组织而出现组织坏死；中心静脉补钾浓度可适当增加。如采用注射泵，常用氯化钾（1～1.5）g/ 50ml。浓度较高时，应该持续心电监护和监测血钾浓度防止心脏停搏。

C. 灌肠补钾：应用较少。

2）补钾量：轻度低钾——8g（100mmol）；中度低钾——24g（300mmol）；重度低钾——40g（500mmol）。每日补充一般以不超过 12～15g 为宜。

3）补钾速度：一般速度不宜超过氯化钾 1g/h，在呼吸肌麻痹或严重心律失常等危重情况时，补钾速度应加快，有经验者也可以心电监护下快速静脉滴注，使血清钾上升至 3.0mmol/L，随后减慢补钾速度并密切监测血钾浓度。

4）其他注意事项：①严重低钾血症治疗期间应 2～3h 测量一次血钾浓度；②见尿补钾；③静脉补钾最好将钾稀释在非葡萄糖溶液中，以免刺激胰岛素释放，使钾进入细胞内而加重低钾；④钾进入细胞内较慢，完全纠正低钾需 4～6 天，故不宜过快过多静脉补钾，也不可骤停；⑤对于难治疗性低钾血症，应注意纠正碱中毒和低镁、低钙血症。

【可能发生的后果】

（1）低钾血症可引起各种类型的心律失常，严重时可危及生命。

（2）可累及呼吸肌出现呼吸困难甚至窒息，也可出现横纹肌溶解症。

（3）可出现不可逆转的中枢神经系统改变。

（4）低钾血症的患者长时间补钾，有可能会引起高钾血症。

（5）低钾血症可引起肾功能的病变。

（6）低钾血症常伴有低钙、低镁，在补充钾的同时应适当补充钙、镁。

【基层医生处理要点】

（1）有神经肌肉系统和（或）心脏节律异常时，常规检查血电解质。

（2）当出现中至重度低钾时，应检测动脉血气。

（3）密切关注生命体征及心电图，考虑行心电监护。

（4）根据血钾水平决定补钾方法（途径、量、浓度、速度等），是否使用中心静脉技术及注射泵。

（5）密切监测血钾变化情况和肾功能。

（6）判断补钾后患者症状改善情况。

（7）初步判断病因，针对病因治疗。

（8）血钾恢复后应继续观察 48h 以上，并继续补充机体总钾。

二、高钾血症

血清钾浓度高于 5.5mmol/L，体内钾总量可增多、正常或减少。

【临床表现】

1. 症状 高钾血症的症状涉及神经、肌肉、呼吸、循环、消化等各系统，若同时合并低钠及低钙则更严重。高血钾最主要的危险是导致心室颤动、心脏停搏。

（1）心血管系统：钾浓度增高对心肌有抑制作用，表现为心音减弱、心率减慢，缓慢性心律失常如窦性心动过缓、房室传导阻滞；也可发生快速性心律失常如窦性心动过速、室性期前收缩、室性心动过速、心室颤动。

（2）神经肌肉系统：轻者常出现麻木感觉、肢体异常、肌肉酸痛、肢体苍白、四肢末梢厥冷，随后出现四肢无力、肌张力降低、腱反射消失，并出现双下肢及躯干、双上肢松弛性瘫痪，严重者出现吞咽、呼吸困难、呼吸停止；中枢神经系统可以表现为烦躁不安、意识不清。

（3）泌尿、消化及呼吸系统：有少尿或尿毒症的表现，而尿毒症时，又可因酸中毒或严重缺氧而引起血钾急骤增高致严重心律失常而死亡。高钾也可使乙酰胆碱释放增加，引起恶心、呕吐、腹痛。

2. 问诊要点

（1）引起高钾血症的病因：有无外伤、是否处于严重感染及输血史等。

（2）肢体感觉，有无疲乏无力、麻木。

（3）最近服药史，包括保钾利尿药、口服补钾液。

（4）心脏病和肾病史。

（5）既往心电图。

3．体格检查

（1）脉搏、血压、体温、呼吸频率及意识状态。

（2）心率、心律。

（3）神经系统肌力、肌张力、腱反射。

（4）肢端动静脉瘘、组织损伤、皮疹、色素沉着。

（5）腹部血管杂音和肠鸣音。

【辅助检查】

1．实验室检查　因酸碱平衡直接影响血钾浓度故应同时行动脉血气分析检查。

2．心电图表现　不同浓度高钾血症主要心电图表现见图14-4。

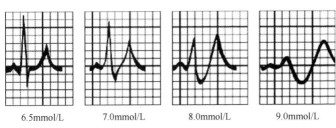

6.5mmol/L　　　7.0mmol/L　　　8.0mmol/L　　　9.0mmol/L

图14-4　不同浓度高钾血症的心电图改变

（1）血清钾5.5～6.0mmol/L：T波高耸,QT间期缩短。特征为T波尖高底窄，两支对称呈"帐篷样"。

（2）血清钾6.0～7.0mmol/L：QRS增宽，呈不定型心室内传导阻滞图形。

（3）血清钾7.0～7.5mmol/L：P波振幅减小，QRS增宽更明显。

（4）血清钾大于8.0mmol/L：心房肌已被高钾血症所抑制，此时的窦性激动经过结间束达到房室结进入心室，心电图上P

14

波虽消失，但 QRS 波群规则出现，此时称为窦室传导节律。

（5）血清钾＞10mmol/L：室性肌普遍受到抑制，室内传导异常缓慢，QRS 波群拓宽速度变慢，增宽的 QRS 波群可与 T 波融合而呈正弦形。可发生室性心动过速，心室扑动、心房颤动等。但较多出现缓慢性室性心律、心室停搏。

利用心电图可以初步判断高钾血症：①心电图诊断高钾与血清测定的血钾升高总的符合率为 60% 左右；②血钾浓度为 5.5～6.5mmol/L，心电图出现高钾表现为 40%；③血钾浓度为 6.5～7.5mmol/L，心电图出现高钾表现为 75%；④血钾浓度为 7.5～10.0mmol/L，心电图出现高钾表现为 100%。

【诊断流程】

高钾血症的诊断流程见图 14-5。

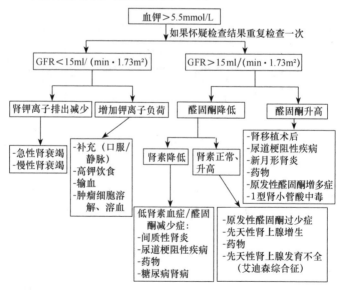

图 14-5　高钾血症的诊断流程

注：GFR，肾小球滤过率

【处理】

高钾血症处理视高钾程度、有无神经肌肉系统及心血管系统临床表现、心电图改变而定，对血钾中、重度升高者应及时治疗。

1. 紧急处理

（1）建立静脉通路，心电图检查。

（2）心律失常者行心电监护。

（3）高危人群（肾衰竭）出现上述症状拟诊高钾血症。

（4）基本检查：血电解质（＋血钙）、血气分析，疑为假性高钾者复查血钾；肾衰竭者查肾功能。

（5）备选检查：血常规、血糖、尿常规、尿电解质、肌酸激酶同工酶，怀疑洋地黄中毒者查洋地黄血药浓度。

2. 院内治疗

（1）补液、纠正酸碱失衡。

（2）心电监护至血钾正常、症状缓解。

（3）心室颤动、室性心动过速、心室停搏者行心肺复苏。

（4）限制外源性钾摄入和保钾药使用。

（5）积极治疗原发病。

（6）药物降钾和拮抗心肌毒性：① 10% 葡萄糖酸钙（或氯化钙）20ml，缓慢推注，必要时可重复。当患者用洋地黄等药物时，则不给钙剂。② 5% 碳酸氢钠 50ml，静脉推注，必要时，15～30min 可重复使用。③注射葡萄糖和胰岛素，按 3～4g 葡萄糖与 1U 胰岛素比例使用。糖尿病患者在高血糖伴高钾血症时，可单独使用胰岛素降低血钾浓度。④排钾利尿药使用，如呋塞米 20～80mg，静脉滴注，无尿患者不必使用。⑤雾化吸入喘乐宁。⑥消化道排钾疗法：使用生理盐水或阳离子交换树脂（聚苯乙烯磺酸钠）保留灌肠；口服 25% 山梨醇溶液或阳离子树脂导泻。

促使钾离子从消化道排出。⑦当血钾＞6.5mmol/L时可行血液透析疗法。

【可能发生的后果】

（1）可以引起严重心动过缓、传导阻滞甚至停搏。

（2）肌痛、肌无力、肌麻痹。

（3）吞咽困难，发声、呼吸困难。

（4）合并其他电解质紊乱。

（5）精神、意识状态改变。

【基层医生处理要点】

（1）有神经肌肉系统和（或）心脏节律异常时，常规检查血电解质。

（2）高危人群出现症状应拟诊为高钾血症。

（3）当出现高钾时，应检测动脉血气。

（4）密切关注生命体征及心电图，行心电监护。

（5）根据血钾水平决定治疗方法，重度升高时应安排透析治疗。

（6）密切监测血钾变化情况，判断下降速度和是否反跳性升高。

（7）判断治疗后症状改善情况。

（8）监测肾功能。

钙代谢紊乱与心血管问题

一、低钙血症

血总钙水平≤2.2mmol/L；血游离钙≤1.1mmol/L。

【临床表现】

1. 症状　临床表现与血钙降低的程度和速度有关，主要表现为神经肌肉兴奋性增高，从而出现相关的临床表现。

（1）心血管系统：心肌收缩力下降和低血压状态，可致心力衰竭。

（2）神经肌肉系统：口周麻木、肢体远端感觉异常、肌肉痉挛、喉痉挛、惊厥发作。

（3）对骨骼的影响：维生素 D 缺乏可引起佝偻病。

（4）低血钙危象：当血钙＜0.87mmol/L（3.0mg/dl）时，可发生严重随意肌痉挛、平滑肌痉挛。发生惊厥、癫痫样发作、严重支气管平滑肌痉挛而致哮喘时，可引起心力衰竭、心搏骤停而死亡。

2. 问诊要点

（1）近期进食情况。

（2）既往发作史。

（3）用药史，药物过敏史，放射治疗史。

（4）甲状腺、甲状旁腺病史和手术史，颈部外伤史。

（5）胰腺炎，肝、肾疾病史。

（6）维生素 D 缺乏病史。

3. 体格检查

（1）是否出现低血压。

（2）有无过度通气。

（3）有无心动过速、心律不齐。

（4）有无腱反射亢进。

（5）Chvostek 征：敲击患者耳屏前方 2cm 处的面神经，诱发同侧口角、鼻、眼及面肌收缩为阳性。

（6）Trousseau 征：使用血压计袖套绑住上臂，将压力打至收缩压之上 20mmHg 维持 2～3min，造成前臂缺血，如出现拇指内收，腕及掌指关节屈曲，指间关节伸展为阳性。

（7）其他：长期慢性低钙血症还可出现如骨痛、病理性骨折、骨骼畸形，皮肤干燥无弹性，毛发枯萎、稀疏，指甲易碎，白内障等。

【诊断】

1. 实验室检查

（1）血钙：血总钙水平测定简便易行，但由于血白蛋白对血钙的影响，须采用经白蛋白校正后的钙浓度：校正钙浓度（mmol/L）＝血总钙（mmol/L）＋0.02×[40－血白蛋白浓度（g/L）]。

（2）血磷：高血磷常提示甲状旁腺功能减退、假性甲状旁腺功能减退、肾衰竭，而低磷血症常见于维生素D代谢紊乱或肠道吸收障碍等。

（3）血碱性磷酸酶：甲状旁腺功能减退时，血碱性磷酸酶正常，肾衰竭、维生素D缺乏时血碱性磷酸酶可升高。

（4）血甲状旁腺激素（PTH）：有助于区分是否因甲状旁腺功能受损或减退引起低钙血症。

（5）肾功能：对肾病的诊断有意义。

（6）血常规：血常规异常可提示血液系统肿瘤。

2. 心电图表现　见"第三章第一节"。

3. 影像学检查　甲状旁腺功能减退患者颅脑CT可发现不同程度的基底核和大脑皮质钙化。骨X线片可了解骨病的性质与程度，确定有无骨转移瘤引起的低钙血症。

【处理】

1. 紧急处理

（1）建立静脉通道。

（2）有低钙症状者行心电监护。

（3）保持气道通畅、吸氧。

（4）防止意外损伤。

2. 院内治疗

（1）急性低钙血症：对于有手足搐搦、癫痫发作、喉痉挛等急性低血钙情况或出现低钙危象时，均需积极静脉补钙治疗。① 10% 葡萄糖酸钙静脉注射：用 10% 葡萄糖酸钙 10～20ml 稀释后缓慢静脉推注（注射时间不低于 10min），常可使症状立即消失；必要时每隔 4～6h 后重复给药。搐搦严重难以缓解者，可采用持续静脉滴注，10% 葡萄糖酸钙 100ml 加入生理盐水或葡萄糖液 500～1000ml 内，密切监测血清钙水平，使之维持在 2.0～2.2mmol/L 即可，避免发生高钙血症。②若上述方法效果不佳，应考虑有无低血镁。③若抽搐严重者，可用镇静药，如水合氯醛、巴比妥类药物。④如在 2 周内曾应用洋地黄类药物者需慎用钙剂静脉注射，必须应用钙剂时，一般采用静脉滴注。⑤症状好转后改为口服钙剂及维生素 D，可同时每日口服补充 1000～2000mg 元素钙，并服用快速起效的 $1,25(OH)_2D_3$ 或 $1\alpha(OH)D_3$，以促进钙的吸收。

（2）慢性低钙血症：应强调病因治疗，并长期口服钙剂及维生素 D 制剂。①口服钙剂。每日补充元素钙（包括葡萄糖酸钙、乳酸钙、氯化钙和碳酸钙等）1～1.5g，口服制剂钙剂在小剂量和酸性环境中吸收较好。血钙纠正到正常低值即可，要避免 24h 尿钙超过 350mg，以防尿路结石。②补充维生素 D。肾功能不全者最好选用 $1\alpha(OH)D_3$ 或 $1,25(OH)_2D_3$，而肝功能不全者使用 $1,25(OH)_2D_3$ 较为合适。③噻嗪类利尿药。非肾衰竭的慢性低钙血症者可加用噻嗪类利尿药以减少尿钙的排出。

【可能发生的后果】

（1）手足抽搐最常见。

14

（2）低钙血症可以出现低血压。

（3）支气管平滑肌痉挛而致哮喘。

（4）可出现喉痉挛、晕厥和各种类型的癫痫发作。

（5）低钙血症可以引起心律失常、心力衰竭，严重时可出现心脏停搏。

【基层医生处理要点】

（1）有手足抽搐等低钙症状时常规检查血电解质。

（2）出现低钙危象时及时补钙。

（3）注意呼吸状况，保持呼吸道通畅，防止意外损伤。

（4）密切关注生命体征及心电图，考虑行心电监护。

（5）症状改善后改为口服补钙。

（6）监测肾功能。

（7）初步判断病因，针对病因治疗。

二、高钙血症

轻度：血钙2.6～3mmol/L；中度：血钙3～3.5mmol/L；重度：血钙＞3.5mmol/L。

【临床表现】

1. 症状　临床表现与血钙升高的速度、程度及患者对高血钙的耐受能力有关。早期症状不明显，出现症状时一般血钙水平已超过3mmol/L。当高钙血症出现症状时可累及多个系统。

（1）心血管系统：血钙水平高于3.6mmol/L时，心肌收缩功能受损，自律性下降，出现心动过速或心动过缓。可出现血压升高、心脏骤停，易导致洋地黄中毒。

（2）神经系统：可使神经、肌肉兴奋性降低，出现乏力、表情淡漠和腱反射减弱等。严重时可出现精神障碍、木僵，甚至昏迷。

（3）消化系统：由于胃肠蠕动受到影响，出现食欲不振、便秘、腹胀、腹痛，可合并胰腺炎及消化性溃疡。

（4）泌尿系统：高钙血症时可导致肾尿浓缩功能下降。长期高钙血症可发生双侧尿路结石、肾钙化，甚至肾功能不全、尿毒症。

（5）骨骼系统：原发性甲状旁腺功能亢进者可出现骨痛、骨骼畸形和病理性骨折等。

（6）其他：软组织钙化可引起非特异性关节痛，皮肤钙盐沉积可出现皮肤瘙痒；结膜钙盐沉积可致眼球结膜充血、角膜浑浊。钙也可沉着于肾、血管、肺、心肌、关节等，引起相应的病变。

（7）高血钙危象：血钙超过 4.5mmol/L，可表现为严重脱水、高热、心律不齐、意识不清等，患者易死于肾衰竭、坏死性胰腺炎、心脏骤停等。

2. 问诊要点

（1）恶性肿瘤病史。

（2）甲状旁腺功能亢进病史。

（3）肾病史。

（4）呼吸系统疾病（如结节病）史。

（5）用药（维生素 D）史，药物过敏史。

3. 体格检查

（1）可出现低血压或高血压，高热。

（2）有心动过缓、心律不齐、心脏杂音。

（3）有腹部膨隆、压痛。

（4）可出现精神或意识状态改变。

（5）肌腱反射可减弱。

（6）异位钙化、皮肤弹性差。

【诊断】

1. 实验室检查

（1）血钙水平：大于 2.6mmol/L 或离子钙水平大于 1.3mmol/L 可诊断高钙血症。但由于血白蛋白对血钙的影响，须排除假性高钙血症及低蛋白血症时的"正常"血钙，可采用经白蛋白校正后的钙浓度：校正钙浓度（mmol/L）＝血总钙（mmol/L）＋0.02×［40－血白蛋白浓度（g/L）］。

（2）血 PTH：PTH 高者有助于甲状旁腺功能亢进症的诊断，PTH 低者提示维生素 D 代谢异常、非 PTH 恶性肿瘤等因素导致的高钙血症的诊断。

（3）尿液检查：有助于肾功能的判断，同时尿钙水平也有助于鉴别诊断。

（4）内分泌激素检查：如甲状腺激素升高提示甲状腺功能亢进，生长激素升高提示肢端肥大症，24h 血儿茶酚胺升高提示嗜铬细胞瘤，糖皮质激素水平降低提示肾上腺病变等。

2. 心电图表现　见"第三章第一节"。

3. X 线检查　有助于诊断甲状旁腺功能亢进及恶性肿瘤的骨转移。

【处理】

1. 紧急处理

（1）建立静脉通道。

（2）脱水或低血压者静脉补液。

（3）有严重高钙症状者行心电监护。

（4）保持气道通畅、吸氧。

（5）意识障碍者给予纳洛酮、维生素 B₁、高糖。

（6）防止意外损伤。

2. 院内治疗　对轻度高血钙、无临床症状的患者，去除病因后血钙多可下降。对有症状、体征的高血钙患者，需立即进行紧急降钙治疗。

（1）指征：①血钙＞3.5mmol/L（14mg/dl）；②有高热、严重脱水；③肾衰竭；④谵妄，昏迷；⑤心脏传导阻滞。

（2）方案：生理盐水＋利尿药（呋塞米）。①等渗盐水扩容阻滞近端肾小管重吸收钙，利尿药阻滞远端小管吸收钙；②静脉滴注300～500ml生理盐水，容量正常后利尿；③一般每日需要量2～5L；④对心脏疾病的患者，补液同时监测中心静脉压，监测每小时尿量，复查血钙和心电图。

（3）其他药物

1）双膦酸盐：为强效抗骨溶解剂，高钙血症一经明确，应尽早开始使用。帕米膦酸钠也有使用，但肾功能损害者忌用，孕妇、哺乳期妇女和婴幼儿慎用。

2）降钙素：效果不如双膦酸盐显著。常用鲑鱼降钙素，皮下或肌内注射，每6～12h重复注射，停药后24h内血钙水平回升，重复注射时应酌情增加剂量（有逸脱现象）。降钙素与双膦酸盐联合使用，可迅速降低血钙水平，且效果持久。

3）糖皮质激素：对于血液系统恶性肿瘤如淋巴瘤和多发性骨髓瘤、维生素D或A中毒或肉芽肿病导致的血钙水平升高有效，对实性肿瘤或原发性甲状旁腺功能亢进引发的高钙血症无效。常用剂量为氢化可的松200～300mg，每日静脉滴注，一般3～5天。

4）前列腺素抑制药：用于由前列腺素所致的癌性高钙血症。

5）普卡霉素（光辉霉素）：适用于恶性肿瘤或无骨骼转移时引起的高钙血症。

　　6）硝酸镓：为抗癌药，200mg/（$m^2 \cdot d$），持续滴注 5～7 天。

　　7）顺铂：每次用量为 24h 100mg/m^2，一次无效可以隔 7 天重复注射。

　　（4）透析：使用低钙或无钙透析液进行腹膜透析或血液透析，治疗顽固性或肾功能不全的高钙危象，可在 2～4h 内迅速降低血钙水平。

　　（5）病因治疗：原发性甲状旁腺功能亢进行甲状旁腺切除；治疗恶性肿瘤；药源性高钙血症停药。

【可能发生的后果】

（1）高热。

（2）高钙血症可以出现高血压。

（3）血管、肾钙化。

（4）精神或意识状态改变。

（5）心律失常甚至心脏停搏。

【基层医生处理要点】

（1）有高钙症状时常规检查血电解质及心电图。

（2）有紧急降钙指征时，及时降钙治疗。

（3）注意呼吸状况，保持呼吸道通畅，防止意外损伤。

（4）密切关注生命体征及心电图，考虑行心电监护。

（5）监测肾功能。

（6）必要时转至有条件的医院行透析治疗。

（7）根据已有的条件，初步判断病因，针对病因治疗或转院治疗。

镁代谢紊乱与心血管问题

一、低镁血症

血清镁低于正常低值（＜0.75mmol/L）。

【临床表现】

1. 症状

（1）心血管系统

1）心律失常：低血镁时可引起多种心律失常，以室性心律失常为主，严重时可引起心室颤动导致猝死。且这些心律失常经各种抗心律失常药物治疗往往无效。

2）易造成洋地黄中毒：低血镁时，洋地黄药物常常很小量就可引起中毒。

3）充血性心力衰竭：心功能不全患者应用利尿药，增加了镁的排泄，降低了血镁。通过影响钙内流和依赖镁离子的酶活性，导致心肌收缩力减弱，进一步加重心衰。

（2）神经肌肉系统：肌肉震颤、手足抽搐、反射亢进最为常见，以上肢更为明显，严重时出现呼吸肌乏力、谵妄、精神错乱、定向力障碍、幻觉、惊厥甚至昏迷。

2. 问诊要点

（1）年龄、饮食情况、伴随症状。

（2）有无消化道疾病史、血液透析病史。

（3）肌无力程度，有无呼吸困难。

（4）心脏、肾病史。

（5）药物史，有无服用洋地黄类药物。

3. 体格检查

（1）脉搏、血压、呼吸频率及意识状态。

（2）心率、心律。

（3）肌力和腱反射。

【诊断】

1. 实验室检查　常伴有其他电解质紊乱，如低血钾和低血钙等。

2. 心电图表现　早期镁缺乏的心电图特征是T波

高尖，但不窄，不像高血钾那样高又窄，QT间期正常（图14-6）。长期慢性镁缺乏表现为PR间期延长，QRS波增宽，ST段压低，T波平坦或变窄，类似低钾血症时ST-T改变，有时出现T波电交替现象（图14-7）。由于同时多会合并K^+和Ca^{2+}的障碍，因此很难肯定哪些是单纯性低镁引起。

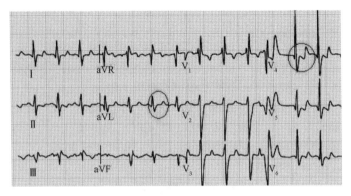

图14-6 低镁血症心电图

注：QT间期0.53s，同时电轴左偏，左心室肥厚和完全性右束支传导阻滞，ST段压低如V_4、V_5

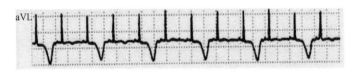

图14-7 低镁血症出现电交替现象（引自：郭继红）

【处理】

1. 紧急处理

（1）建立静脉通路，心电图检查。

（2）有心脏症状体征者行心电监护。

（3）心脏骤停患者给予基础生命支持。

（4）基本检查：血电解质（＋血钙）、血气分析。

（5）备选检查：肾功能、血糖、尿常规、尿电解质、甲状腺功能等。

2. 院内治疗

（1）一般第一天补镁的剂量为 12mg/kg 体重，使用 25% 硫酸镁溶液 20ml 加入 10% 葡萄糖液 500～1000ml 内静脉滴注。第二天剂量减半，维持 3～5 天或更长时间。

（2）如果患者有室性心动过速或心室颤动发作，应首先静脉注射 25% 硫酸镁溶液 10ml，然后按上述方法给药，同时有低血钾的患者可静脉补钾。镁的维持量为 96～120mg/d（即 25% 硫酸镁 5ml）。

（3）在补镁前应该了解患者的肾功能，若肾功能受损，镁剂应减量；尿少及血尿素氮升高的患者，补镁时要慎重。

（4）在治疗的过程中应注意血清镁浓度的测定，避免发生镁中毒，引起心脏停搏。补镁以后，随着镁缺乏症状的改善，同时注意纠正低血钾和低血钙。

【基层医生处理要点】

（1）遇到心律失常难以用药物纠正时，应及时查血清镁的浓度，排除低镁血症。

（2）心电图出现低镁血症的特征表现时，应及时复查血清镁的浓度。

（3）对于难以纠正的心衰患者，观测有无补镁指征。

（4）补镁前，一定要检测患者的肾功能。

（5）低镁时，肾仍有镁排出，故补充镁时，需持续 5～7 天才能使缺镁得到纠正。

二、高镁血症

血清镁＞1.25mmol/L。

【临床表现】

1. 症状

（1）心血管系统的影响：高血镁可抑制房室和心室内传导，并降低心肌兴奋性。当血清镁大于7.2mmol/L时，可发生完全性传导阻滞及各种心律不齐，甚至心跳骤停。

（2）中枢神经系统的影响：可有腱反射减弱或消失，甚至嗜睡或昏迷。

（3）平滑肌的影响：高镁血症对平滑肌有显著抑制作用，从而使血管平滑肌舒张。当血清镁大于2mmol/L时，即可使血压下降，造成皮肤血管扩张而发生皮肤潮红。内脏平滑肌抑制可引起嗳气、腹胀、便秘和尿潴留等。

（4）神经肌肉系统：高镁可抑制神经-肌肉兴奋的传递，表现为肌无力甚至弛缓性麻痹，严重时发生呼吸肌麻痹。

2. 问诊要点

（1）年龄、饮食情况。

（2）有无消化道疾病史、血液透析病史。

（3）肌无力程度，有无呼吸困难。

（4）伴随症状。

（5）心脏、肾病史。

3. 体格检查

（1）脉搏、血压、呼吸频率及意识状态。

（2）心率、心律。

（3）肌力和腱反射。

【诊断】

1. 实验室检查　①血、尿中电解质的测定；②肾功能的检测；③血气分析检测。

2. **心电图表现** 窦性心动过缓，各种情况的传导阻滞，心电图可出现 PR 间期延长，QRS 增宽及 QT 间期延长，因高血镁常伴有高血钾，故可出现高尖的 T 波，见图 14-8。

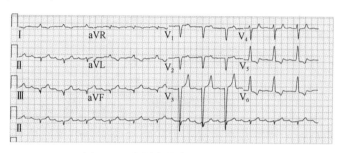

图 14-8 高镁合并高钾血症心电图

【处理】

1. **降低血镁浓度**

（1）停用含有镁的药物。

（2）纠正脱水，若心、肾功能良好，可增加水的摄入量，增加尿量，以利于镁的排出。

（3）应用排钠利尿药，促进镁自尿的排出。

（4）在急、慢性肾衰竭并发严重的高镁血症时，可考虑透析治疗。

2. **症状处理**

（1）对引起高镁血症的基础疾病进行治疗。

（2）若有呼吸抑制时，应及时应用呼吸机和吸氧。

（3）静脉注射 10% 氯化钙或葡萄糖酸钙 10ml，以拮抗高镁对心脏的有害作用。但静脉注射时要缓慢，若注射后 2min 无效，可重复上述剂量。

【基层医生处理要点】

（1）遇到不明原因血压下降及心律失常时，应及时查血清镁的浓度，排除高镁血症。

（2）在处理高镁血症的同时，应同时监测其他电解质的情况。

（3）在治疗前，应监测患者的心、肾功能，然后选择合适的治疗方案。

附：混合型电解质紊乱

在临床诊疗过程中，单纯的电解质紊乱相对较少，而很多时候是两种或以上电解质紊乱，且常伴有酸碱失衡存在，特别是在重症患者。对于这部分患者的处理，应该遵循以下原则：①首先处理可以危及生命的电解质紊乱；②先考虑电解质紊乱对心血管系统的影响，再考虑神经肌肉系统，最后考虑其他系统；③当一种电解质紊乱得到纠正，患者症状未缓解，要综合考虑其他电解质的影响；④考虑内环境酸碱失衡对电解质的影响，可同步处理酸碱失衡；⑤动态监测电解质变化情况及心电图变化情况。

（编委：徐细平）

（责任编委：曾智）

第三节　甲状腺功能紊乱导致的心血管问题

甲状腺激素几乎对所有组织的代谢过程都有影响，其中心血管系统对甲状腺激素尤为敏感，因而甲状腺功能紊乱能产生显著的心血管疾病变。甲状腺功能紊乱包括甲状腺功能亢进（甲亢）和甲状腺功能减退（甲减）。

【甲状腺激素与心血管】

在促甲状腺素（TSH）的调节下，甲状腺有独特的浓缩血清碘的特性，并通过一系列酶学步骤，主要合成甲状腺素（T4，占 85%）和小部分的三碘甲状腺原氨酸（T3，占 15%）。T3 是甲状腺激素活性形式，生物学效应包括刺激组织产热、改变各种细胞蛋白的表达和对心脏及血管平滑肌细胞的作用。

T3 通过对血管平滑肌细胞的直接作用和潜在作用，影响血管内皮一氧化氮的合成和分泌，从而降低体循环血管阻力，导致平均动脉压下降，肾素 - 血管紧张素 - 醛固酮系统激活，肾钠重吸收增加。血浆容量以及促红细胞生成素的增加导致血容量增加和心脏前负荷增加。因此，体循环血管阻力下降（多达 50%），联合静脉回流及前负荷增加，增加了心排出量。在甲状腺功能亢进症中，心排出量增加 2 倍以上。

另外，甲状腺激素通过作用心肌细胞的蛋白转录来发挥对心血管系统的作用。①甲状腺激素通过 Ca^{2+}-ATP 酶 - 受磷蛋白系统转录和转录后调节钙循环，发挥增强心肌收缩力的直接作用。②甲状腺激素通过作用于 Na^+-K^+-ATP 酶，使心脏基础氧耗增加，因此甲状腺功能亢进症患者对洋地黄敏感性下降。

【甲状腺功能亢进性心脏病】

（一）临床表现

1. 心悸 极大部分患者存在。因心率增快、收缩力增加引起。交感张力的增加以及副交感神经刺激的减少引起心率增快。在休息和睡眠时心率超过 90 次 /min；正常的昼夜心率变化消失；运动时心率增加非常显著，这种情况很常见。

2. 呼吸困难　许多甲状腺功能亢进症患者运动耐量下降并有劳力性呼吸困难。患有 Graves 病的老年患者可以出现心衰，在这种情况下心脏将不能够满足由高甲状腺激素水平带来的高代谢需要，而最终导致严重的充血性心力衰竭。

3. 心绞痛　在未经治疗的甲亢患者中心肌耗氧量可增加 70%。冠状动脉存在固定病变时，其冠状动脉血流量不能满足代谢增加的需要，频繁发生心绞痛甚至心肌梗死。

4. 收缩性高血压　心排出量增加和动脉弹性下降，在老年伴动脉血管病变的患者中可能更为显著，导致多达30% 的患者有收缩性高血压。

5. 心律失常　最常见的节律紊乱是窦性心动过速。心房颤动更常见于老年人。心电图可以是非特异性图形。

6. 其他　查体常可发现心包积液、心音有力、收缩期杂音。

（二）诊断标准

满足以下条件者可诊断为甲状腺功能亢进性心脏病。

1. 甲亢诊断明确　甲状腺素（T3、T4）水平升高和促甲状腺素（TSH）水平降低。在疾病早期，T3 首先会升高，T4 升高紧随其后。其中血清 TSH 是诊断甲状腺功能减退和甲状腺功能亢进症最常用并且最敏感的指标。

2. 伴有下列一项或一项以上心脏异常

（1）心脏增大（一侧或双侧）。

（2）明显心律失常（如阵发性或持续性心房颤动、心房扑动、阵发性室上性心动过速、室性心动过速、房室或束支传导阻滞、窦房传导阻滞等）。

（3）心力衰竭。

（4）心绞痛或心肌梗死。

（5）二尖瓣脱垂伴心脏病理性杂音。

3. 甲亢痊愈或缓解后，上述心脏异常消失或明显好转或经一段时期随访，仍未发现其他心脏病者。

（三）处理

1. 治疗甲亢　对甲亢本身的治疗一般分为抗甲状腺药物，甲状腺次全切除术和放射性 ^{133}I 治疗。甲亢者有心血管系统方面的表现时，无论是一般的心血管症状或是已发生甲亢性心脏病，首先要积极治疗甲亢，甲亢控制后绝大部分心血管系统症状可减轻或消失。

2. 改善一般的心血管症状　普萘洛尔为代表的 β- 肾上腺素受体阻断药，对甲亢患者的心血管症状如心悸、心动过速等有良好的控制作用，可在服用抗甲状腺药物的同时配合应用。

3. 甲亢性心脏病的治疗

（1）心力衰竭：卧床休息，限制钠盐摄入量，在使用洋地黄和利尿药等基础上加用 β- 受体阻断药，但甲亢患者对洋地黄相对耐药。在甲亢未控制的情况下，心衰很难完全控制，故如洋地黄疗效不佳时不要盲目加大用量，以免引起中毒。

（2）心房颤动：甲亢控制后大部分心房颤动可自行恢复为窦性心律，此时仅仅使用 β- 受体阻断药联合小剂量洋地黄类制剂（如地高辛）控制心室率。甲亢控制已 4 个月仍有心房颤动时，可用奎尼丁、电复律等行复律治疗。虽然胺碘酮转复心房颤动疗效较好，但有诱发甲亢的可能，因此不考虑用于此时心房颤动治疗。甲亢并发心房颤动时有血栓形成，发生栓塞的风险，应使用华法林行抗凝治疗，华法林使用过程中应定期复查凝血功能，维持 INR 为 2～3，根据 INR 结果调整华法林剂量。

（3）缓慢性心律失常：窦房传导阻滞、房室传导阻滞等心律失常在甲亢控制后多能自行消失，若存在严重症状时可予以阿托品或异丙肾上腺素治疗，必要时可安装临时心脏起搏器或永久起搏器支持治疗。

【甲状腺功能减退性心脏病】

甲状腺功能减退症（hypothyroidism，简称甲减）是由各种原因导致的低甲状腺激素血症或甲状腺激素抵抗而引起的全身性低代谢综合征。甲状腺功能减退症的心血管表现更加隐匿。

（一）临床表现

1. 甲减的一般临床表现　包括怕冷、体重增加、反应迟钝、嗜睡、精神抑郁、记忆力减退、少汗、食欲减退、乏力、失眠、毛发脱落、月经不调等症状。体检可见表情淡漠、面色苍白，皮肤干燥、粗糙脱屑、呈姜黄色，颜面和手脚水肿，声音嘶哑，毛发稀疏，眉毛外 1/3 脱落。

2. 动脉粥样硬化症　甲状腺激素通过多个机制包括减少胆汁分泌来改变胆固醇代谢、减少低密度脂蛋白（LDL）受体数量，使血清中总胆固醇和 LDL 胆固醇以及载脂蛋白 B 水平升高。同时合并危险因素如高血压和同型半胱氨酸水平的增加，甲状腺功能减退症患者可增加动脉粥样硬化、冠状动脉和体循环血管疾病患病率，表现为以胸痛、胸闷为主诉的心绞痛，甚至发生心肌梗死。

3. 舒张性高血压　脉压缩小。

4. 心电图　由于离子通道表达的变化，甲状腺功能减退症心电图特点是窦性心动过缓、低电压、动作电位时间和 QT 间期延长等，后者可引起室性心律失常。

（二）诊断标准

甲状腺功能减退诊断标准：有甲减的症状和体征，且实验室检查甲状腺素（T3、T4）水平降低和促甲状腺素水平（TSH）升高（促甲状腺素为一线指标）。

甲减诊断明确且满足下列 4 项中的 2 项或 2 项以上，并经甲状腺制剂补充治疗有效，排除其他病因的心脏病，便可诊断为甲状腺功能减退性心脏病：①明显心律失常（包括窦性心动过缓）；②低电压；③心肌损害；④心脏增大或心包积液等。

（三）处理

甲状腺激素替代治疗：①稳定的心脏病、临床上并不需要心脏血管重建的患者，给予"左甲状腺素钠片"治疗，开始用小剂量（12.5μg）逐渐增加，每 6～8 周增加 12.5～25μg，直到血清 TSH 正常。②具有冠心病的潜在危险，但没有临床症状或体征者，甲状腺激素替代治疗可从小剂量开始，通常为 25～50μg/d，每 6～8 周增加 25μg，直到血清 TSH 正常。③对所有患者，甲状腺激素替代治疗应该持续到血清 TSH 转为正常并且患者临床上甲状腺功能正常。

（编委：李卫）

（责任编委：程晓曙）

第四节　肾病导致的心血管问题

【临床表现】

心血管疾病变是慢性肾病患者的常见并发症和最主要死因。尤其进入终末期肾病阶段，心血管事件及动脉粥样硬化性心脏病的发生率比普通人群升高 15～20 倍，死亡率进一步升高（占尿毒症死因 45%～60%）。

1. **高血压和左心室肥厚** 大多数肾病患者存在不同程度的高血压，多由于水、钠潴留，肾素 - 血管紧张素系统激活和（或）某些舒张血管的因子产生不足所致。长期高血压引起左心室肥厚，而慢性肾病导致的贫血、血液透析内瘘的使用，会引起高动力循环状态，加重左心室肥厚。

2. **心力衰竭** 尿毒症期心力衰竭的患病率可达 65%～70%，是尿毒症患者最常见死亡原因。其原因多与水、钠潴留，高血压及尿毒症性心肌病有关。发生急性心力衰竭时可出现呼吸困难、不能平卧、肺水肿等症状，一般无发绀。另外还有劳动耐力下降、水肿等症状。

3. **血管钙化和动脉粥样硬化** 由于高磷血症、钙分布异常和"血管保护性蛋白"（如胎球蛋白 A）缺乏而引起血管钙化。动脉粥样硬化往往进展迅速，血液透析期患者的病变程度较透析前患者为重，高血压和脂质代谢紊乱是透析患者动脉粥样硬化的主要原因。

4. **缺血性心脏病** 可隐匿或表现为心绞痛或心肌梗死。

5. **尿毒症性心肌病** 可能与代谢废物的潴留及贫血等因素有关。可伴有各种心律失常的出现，与心肌损伤、缺氧、电解质紊乱、尿毒症毒素蓄积等有关。

6. **心包病变** 心包积液在慢性肾衰竭患者中常见，与尿毒症毒素蓄积、低蛋白血症、心力衰竭等有关，少数情况下可能与感染、出血等有关。轻者可无症状，重者可有心脏压塞。心包炎可分为尿毒症性和透析相关性，前者已较少见，后者的表现与一般心包炎相似，积液多为血性。

【心电图表现】

慢性肾病患者心电图可表现为左心室肥厚劳损、缺血性 ST-T 改变，各种心律失常包括室上性期前收缩、心房扑动、心房颤动、频发性室性期前收缩、不同程度房室传导阻滞，其至心室颤动等。

【处理】

积极控制血压，纠正失代偿性心力衰竭，积极有效治疗心绞痛和心肌梗死，维持电解质稳定，及时处理各种心律失常，及时处理心脏压塞等。

【可能产生的后果】

难以控制的高血压及相应并发症、顽固性心力衰竭、不稳定型心绞痛、急性心肌梗死、心脏压塞、恶性心律失常、猝死等。

【基层医生处理要点】

1. 高血压　慢性肾病患者的血压应控制在<130/80mmHg，治疗上应限制钠盐摄入，降压药物的选择包括钙通道阻断药、β-受体阻断药、利尿药、ACEI 和 ARB。后两者在严重肾功能不全（血清肌酐≥265μmol/L）又未开始血液透析、双侧肾动脉狭窄者禁忌使用。

2. 心力衰竭　推荐 β-受体阻断药和 ACEI（或 ARB）用于所有合并心力衰竭的透析患者（存在禁忌证情况除外），洋地黄类和螺内酯可以用作二线用药。超滤可以维持透析患者体液平衡、改善充血性心力衰竭症状，但并不能使心脏的低心排状态得到明显改善。慢性肾衰竭患者发生急性心力衰竭时处理原则为坐位，吸氧，镇静（吗啡3～5mg 静脉注射），快速利尿（呋塞米 40～60mg 于 2min 内静脉注射），氨茶碱，洋地黄类药物（对伴有室上性快室率心律失常者给予去乙酰毛花苷 0.2mg 稀释后缓慢静脉推注），扩血管（硝普钠避光静脉滴注，根据血压调整剂量）等紧急处理，30～45min 症状缓解后再行血液透析治疗，并尽可能达到充分透析，使急性左心衰竭完全缓解。

3. 血管钙化和动脉粥样硬化　治疗高磷血症、纠正钙磷代谢紊乱是预防动脉钙化的重要措施。积极治疗高血压和脂质代谢紊乱以延缓动脉粥样硬化的发展。

4. 缺血性心脏病 ①药物治疗：肠溶阿司匹林、氯吡格雷、他汀类降脂药、β-受体阻断药、硝酸酯类、钙通道阻断药等。②纠正贫血，使血细胞比容维持在30%以上。③对于存在冠状动脉严重狭窄和（或）几乎完全闭塞的冠心病患者，可考虑经皮冠状动脉介入治疗（PCI），但要注意选用等渗透压、低黏度的造影剂，并严格水化和限制造影剂用量，以免加重肾功能损害。④多支冠状动脉狭窄和（或）左主干病变者，冠状动脉旁路移植术（CABG）是首选，但应充分评估患者的手术风险。

5. 尿毒症性心肌病 血液透析，改善心肌细胞能量代谢，纠正心力衰竭、心律失常、电解质紊乱等。

6. 心包病变 心包积液的治疗包括血液透析，纠正低蛋白血症，对症治疗等。出现心脏压塞表现时予以心包穿刺引流。

（编委：潘三葱）

（责任编委：郭文怡）

学习培训及学分申请办法

一、《国家级继续医学教育项目教材》系国家卫生和计划生育委员会科教司、全国继续医学教育委员会批准，由全国继续医学教育委员会、中华医学会联合主办，中华医学电子音像出版社编辑出版。该教材面向全国医学领域不同学科、不同专业的临床医生，专门用于继续医学教育培训。

二、学员学习教材后，在规定时间内（以出版日期为起点，期限 1～2 年）可向本教材编委会申请继续医学教育Ⅱ类学分证书，具体办法如下：

方法一，PC 端激活：

1. 访问中华医学教育在线，网址：www.cma-cmeonline.com。
2. 点击首页右侧"图书答题"按钮。
3. 刮开本书封底防伪标涂层，输入序号绑定纸质图书。
4. 完成在线考试且成绩合格。
5. 在线申请学分证书。

方法二，手机激活：

1. 微信扫描本书封底二维码，关注并进入"中华医学教育在线"官方微信号。
2. 按照公众号弹出的提示进入纸质书绑定界面。
3. 刮开本书封底防伪标涂层，输入序号绑定纸质图书。
4. 完成在线考试且成绩合格。
5. 在线申请学分证书。

《国家级继续医学教育项目教材》编委会